护理综合技能实训

主　　编　沈翠珍

副 主 编　沈　勤　李　玲　汪国建

编　　者　（按姓氏笔画排序）

王俊杰（浙江中医药大学）

叶红芳（浙江中医药大学）

刘　巍（杭州师范大学医学院）

孙一勤（绍兴文理学院医学院）

李　玲（浙江中医药大学）

李月霞（湖州师范大学医学院）

杨莉莉（浙江中医药大学）

肖雯晖（浙江中医药大学）

汪国建（浙江中医药大学）

沈　勤（浙江中医药大学）

沈翠珍（浙江中医药大学）

陆旭亚（浙江中医药大学）

徐建宁（浙江中医药大学）

屠乐微（浙江中医药大学）

裘秀月（浙江中医药大学）

编写秘书　杨莉莉

人民卫生出版社

图书在版编目（CIP）数据

护理综合技能实训 / 沈翠珍主编. —北京：人民卫生
出版社，2016
ISBN 978-7-117-23090-2

Ⅰ．①护⋯ Ⅱ．①沈⋯ Ⅲ．①护理 - 医学院校 -
教材 Ⅳ．①R472

中国版本图书馆 CIP 数据核字（2016）第 192341 号

人卫智网	www.ipmph.com	医学教育、学术、考试、健康，
		购书智慧智能综合服务平台
人卫官网	www.pmph.com	人卫官方资讯发布平台

护理综合技能实训

主　　编：沈翠珍
出版发行：人民卫生出版社（中继线 010-59780011）
地　　址：北京市朝阳区潘家园南里 19 号
邮　　编：100021
E - mail：pmph @ pmph.com
购书热线：010-59787592　010-59787584　010-65264830
印　　刷：北京市艺辉印刷有限公司
经　　销：新华书店
开　　本：787 × 1092　1/16　印张：15
字　　数：374 千字
版　　次：2016 年 9 月第 1 版　2022 年 12 月第 1 版第 3 次印刷
标准书号：ISBN 978-7-117-23090-2/R · 23091
定　　价：36.00 元
打击盗版举报电话：010-59787491　E-mail：WQ @ pmph.com
（凡属印装质量问题请与本社市场营销中心联系退换）

前　言

随着社会的进步和现代医学的发展，人们对护理人员的素质和能力提出了更高的要求。2003年，国际护士会（ICN）提出了通科护士的核心能力。我国教育专家根据高等学校护理学专业的培养目标，提出了护理学专业本科生主要核心能力包括：护理的评估和干预能力、沟通能力、批判性思维能力、科研创新能力、专业发展能力、人际交往能力、管理能力、教育与咨询能力、对护理知识的综合能力、伦理与法律实践能力以及个人特质（诚信、同理心）等；对高等中医院校护理学专业本科生的核心能力还增加了对中医护理的评估、干预能力及对中医护理知识的综合能力。因此，高等护理院校教育应该重视在校护理学专业学生核心能力的培养，将护士核心能力的培养落实到各课程的学习中。

目前，我国高等护理教育主要采用分段、分科教育模式，虽然学生各单科理论知识能过关，但却无法将各科知识进行整合。学生在进入临床实习后，面对每位患者的复杂病情变化，常因整体观缺乏而不能全面综合考虑患者病情，不能把所学的知识和技能连贯，不能综合、灵活、合理运用知识于临床，不能有效地与患者沟通，遇到问题时手忙脚乱，导致进入医院实习和工作后心理压力大、临床适应期较长，不能实现在校学习与临床实际工作的良好对接。高等中医院校护理学专业多以培养中西医结合护理人才为特色，但由于中医护理课程与西医护理课程单独开设、单独训练、单独考核，学生很难将两者有机结合。

护理综合技能实训是护理学专业一门重要的实践能力训练课程。该课程是在护理学专业学生学习了医学基础知识、护理学基本理论和基本知识，以及进行了护理基本技能和护理专科技能的训练后开设。通过临床情景模拟，创设各种临床场景，让学生有机会锻炼临床护理能力。因此，该课程是实现学校教育与临床实践对接的桥梁，是培养合格护理人才的关键。

本实训教材采用综合性和设计性实验，以临床上患者入院、住院过程和出院为主线，体现中西医结合护理理念，设计临床典型案例，案例内容除西医护理的病史和身体评估内容外，还包括中医的舌象、脉象内容；"知识拓展"模块中除介绍常见疾病的临床治疗、护理进展外，重点介绍中医护理知识和技能在疾病护理中的应用。运用高仿真模拟人或标准化病人或学生角色扮演等形式，通过内、外、妇、儿、急救护理常见疾病情景模拟训练，使学生能够根据临床案例中患者的实际情况，进行护理基本技能、护理专科技能及中医护理技能的操作；能够运用护理程序，对患者进行评估、诊断、计划、实施、评价以及健康指导；提高对护理各专科知识的综合应用能力，将对中医护理能力的训练融合其中；培养学生批判性思维、分析问题、解决问题、创新思维及应变能力，提高团队协作和沟通交流能力；培养尊重生命，关爱病人，具有同理心和慎独修养等职业素养。

本实训教材的主要内容共六章，包括绪论、内科疾病患者护理情景模拟、外科疾病患者护理情景模拟、急危重症患者护理情景模拟、妇产科疾病患者护理情景模拟、儿科疾病患儿护理情景模拟。各章节内容包括学习目标、模拟实训演示、综合模拟人模拟场景设置、模拟实训案例题及综合性课后思考题。"模拟实训演示"模块给出具体的护理措施,供学生自学用。"模拟实训案例题"模块主要供教学用,教师可在课前要求学生分组自学,按照案例内容及相应的问题,查找资料,小组讨论,角色扮演演练等;课中学生分组汇报或演示学习内容,最后教师点评。"综合模拟人模拟场景设置"模块,主要是结合高仿真模拟人的特性,根据案例内容设置了参数;若学校有高仿真模拟人设备,可直接用本教材来进行教学,无需编写案例,全书共有模拟演示案例31个,模拟实训案例62个,方便教师教和学生学。"综合性课后思考题"多为综合性问题,以促使学生对重点疾病护理进行深入思考,进一步提升对知识的综合应用能力。

本实训教材是浙江中医药大学护理学院多年来开展教学改革的经验累积,除浙江中医药大学护理学院从事内科、外科、妇科、儿科、急救、中医护理学教学的骨干教师参加编写外,还邀请了浙江师范大学、湖州师范大学和绍兴文理学院医学院的护理骨干教师参与编写。本教材主要供高等护理学专业普通教育本科学生使用,特别适合于高等中医院校护理学专业学生使用;也可供高等专科、高等职业教育、成人教育学生和临床护理工作者使用和参考。

由于编写水平有限,疏漏之处在所难免,恳请专家、同行、学生谅解并惠予指正,使之不断完善,并致谢意。

沈翠珍

2016年7月5日

目　录

第一章

绪　论

第一节　护理综合技能实训常用教学方法——情景模拟教学

一、护理情景模拟教学的定义

1. 模拟教学法　模拟教学法是近年来在我国高等医学院校临床实验教学中常用的一种教学方法。它是指在教学中,模拟实际工作情况,设置身临其境的场景,将教学过程与"实际工作"融为一体,使学生在模拟场景中学习知识、分析问题、解决问题,进行各项技能操作,从而提高教学效果的一种方法。该方法是理论教学和临床实践的有效补充。模拟教学具有无风险性、操作的可控制性、团队合作性、能够全面培养学生的各项临床操作能力及临床思维能力等优点,得到了国际医学教育的普遍认可。

2. 情景模拟教学法　情景模拟教学是指在教学过程中,教师有意识地设置情景或案例,引导学生自主探究性学习,激发学生思考,促进学生对知识的理解,提高分析问题、解决问题的能力。情景模拟教学不同于传统讲授教学法,在情景教学中,学生是主体,教师是引导者和辅助者,使原来传统的被动学习变为主动学习,从而提高教学效果。

3. 护理情景模拟教学　护理情景模拟教学是一种综合的实践教学方法,要求教师运用设计好的各种与护理实践相近的模拟情景,指导学生利用已学的知识、技能,通过临床思维判断,解决模拟情景中涉及的各种临床问题,完成模拟情景中真实的护理实践活动。护理模拟情景教学常需多种教学方法与教学手段结合,如角色扮演、案例学习、模拟设备使用等,是学生与学生或学生与教师间互动学习的过程。

二、护理情景模拟教学相关教学理论

学习理论是揭示人类学习活动的本质和规律,解释与说明学习过程中的心理机制,指导学生学习与教师教学的心理学原理。在护理模拟情景教学时,教师需要运用多种教学相关理论进行指导,常用的学习理论包括建构主义学习理论、成人学习理论、经验学习理论等。

1. 建构主义学习理论　该理论最早由瑞士的心理学家皮亚杰于20世纪60年代提出。建构主义理论的基本观点是:①建构主义的知识观:建构主义认为,知识并不是对现实的准确表征,它只是一种解释、一种假设,科学的知识包含有真理性,但不是绝对的、唯一的答案,因此,知识存在不确定性。②建构主义学习观:建构主义认为,学习不是外部知识直接输入的过程,而是主体以已有的经验为基础,通过与外部世界的相互作用而主动建构新的理解、新的心理表征的过程。学习是一个双重建构的过程,一方面学习者以原有的知识和经验为基

1

础,对新信息进行选择、加工,建构自己特有的理解;另一方面也是原有观念发生转变和结构重组的过程。③建构主义教学观:建构主义认为,教学不仅是传授知识,更重要的是创建一个良好的、有利于知识建构的学习环境,以支持和帮助学生建构知识。学生是知识的主动建构者,而不是外界刺激的被动接收者。④建构主义对教学环境的理解:建构主义认为,学习环境由"情景创设"、"会话"、"协作"、"意义建构"四大要素组成。学习总是与一定的社会文化背景即"情景"相联系。

2. 成人学习理论 成人学习理论主要包括成人教育学、自我导向学习和转化学习三部分。①成人教育学:最早由诺尔斯(Malcolm. S. Knowles)于1968年提出,其概括了成人学习的五大特征:成人具有独立自主的自我概念;成人拥有丰富多样且人格化了的经验;成人的学习意向与其承担的社会角色及发展任务密切相关;成人的学习活动主要以解决实际问题为中心;成人学习主要受内在动机驱动。②自我导向学习:出现于20世纪70年代,比较公认的是诺尔斯的观点。自我导向学习理论主要关注成人控制自己学习的过程,尤其是其如何设定适合的学习目标,寻找适当的学习资源,决定使用何种适合的学习方法以及评价自身所取得的进步。诺尔斯认为:自我导向学习主要包括七个阶段:一是学习准备,二是发挥学习者的主动性,三是学习者明确自身的学习需求,四是学习者形成切实可行的学习目标,五是学习者制订学习计划,六是指导学习者开展学习计划,七是指导学习者对学习结果进行评估。③成人转化学习理论:转化学习包括批判性反思、交谈和行动三个核心环节。

3. 经验学习理论 由美国组织行为学教授科尔布(Kolb)于20世纪80年代提出。基本观点为:学习是始于经验,然后回归于经验,改造或者转化经验,创造知识的过程;知识是经验的构成与再构成。经验学习模式包括四个阶段:具体经验,反思与观察,抽象概括和积极实践。

第二节 护理情景模拟教学的组织

一、教学准备

(一)环境准备

情景模拟教学的最大特点是为学生创设一个与未来临床工作一致或相似的工作环境,让学生有身临其境的感觉,使学生尽可能在真实的环境中解决临床实际工作中出现的问题,以训练学生评判性思维、解决问题、团队协作及沟通交流能力等。

1. 基本的空间环境 护理情景模拟教学需要模拟临床真实的场景,因此,最基本的应该有一个比较宽敞的模拟病房。模拟病房的布置尽可能与学生未来的工作医院一致,为的是能够营造出一个高度仿真的模拟床单位的布局,包括治疗护理中常用仪器设备的摆放尽可能与医院一致。为便于学生小组学习,空间一般至少能容纳5~6名学生参与治疗和护理活动。

如果使用由电脑程序控制的高级仿真模拟人,建议要有一个配套中控电脑的机位,最好有一间可以单向观察到病房内人员活动的中控室。如果学校是新建实验室,情景模拟教学的空间应该早做规划。

2. 情景模拟教学中的基本设备

（1）常用仪器设备：在实际护理过程中，需要用到很多护理物品，教师应根据教学目标提前准备好临床护理常用的仪器设备及各种用物，如心电图机、除颤仪、负压吸引器、氧气驱动雾化器及氧疗、吸痰、静脉输液等用物。为了能给学生创造一个"真实"的情景，使模拟情景教学效果最大化，在这一阶段要强调使用尽可能真实的仪器设备，情景模拟中所用的物品和设备等应尽量与临床实际一致。

（2）模拟患者和中控电脑：因现代模拟技术提供了不同仿真水平的教学设备，使情景模拟教学得以产生和发展。目前，仿真设备可以分为低级、中级和高级仿真水平。情景模拟教学希望学生能无风险地护理一位"真实"的患者，因此，教学设备仿真性能越好，学生获得的体验越真实。教师可以根据病情变化把高仿真模拟人的功能与病情变化结合起来，将比较真实的患者呈现给学生。一般高仿真模拟人可以通过心电监护显示复杂的生命体征变化。另外，高仿真模拟人的病情变化都是由电脑程序控制的，情景模拟教学过程中，教师还可以发挥主观能动性，创造性地进行教学设计。此外教师和学生可以自行开发使用一些教学用具。

（3）录音录像设备：情景模拟教学活动的目的是展示学生在护理患者时的真实判断过程、解决问题所采取的措施，因此，教学活动结束后的反馈是非常重要的。要完成有效地反馈，录音录像设备十分必要，最好是可以及时播放，在教学活动一结束立即回放，可以让学生在记忆清晰的情况下通过有效的反思获得更大的收获。模拟教学在布局上除了要考虑环境的仿真性以外，还要特别考虑仪器的摆放位置，尤其是摄像头的安放要合理，应能够从不同角度进行拍摄，使学生们在观看自己的演示时，能够非常清楚地看到自己的表现。

（4）多媒体教学设备：这些设备一方面可以用于录像回放时学生观看，另一方面情景教学活动过程中学生会遇到一些问题，反思过程中也会发现一些新的需要学习的问题，或旧的知识中的概念、技术等需要澄清或加强，因此，反思讨论的地方，如模拟病房旁的讨论室或教室，应有多媒体教学设备，以便于知识、技能等的讲解或重新学习时使用。

（5）网络资源：如果条件允许，在情景模拟病房和讨论室，学生应该有可利用的网络资源。在很多情景教学的环节中，如果学生遇到问题或做决策需要信息资源时，应该有学习资源的支持，如局域网或互联网，使学生学会利用资源、查询信息、选择信息以作出决定。

因此，为有效利用资源，在筹建情景模拟教学实验室（病房）、开展模拟教学之前，最好先根据本学院的现有资源，列出预算清单，有的放矢地购买设备、改造实验环境，不要一味追求高、新、尖的技术或实验室设备，尽可能地结合现有条件，充分地利用资源。

（二）人员准备

人员准备包括教师团队、实验室技术人员、高级模拟人设备公司人员及学生。情景模拟教学需要团队协作，整个团队人员认识一致，努力克服教学中的各种困难。

1. 教师准备　模拟教学不同于传统的教学活动，每次教学活动都需要多方面人员的配合。模拟教学的顺利实施需要一个以学校专业教师为核心的团队协作完成，团队中的每个成员都要经过一定的专业训练，具有良好的团队合作意识和沟通技巧。尤其是该团队的领导者——学校教师，应该做好以下准备：①要有一定的教学经验，熟悉课程目标；②了解情景模拟教学基本知识，如教学特点、教学环节和教学目标的层次等；③了解各种模拟技术的特点，熟悉模拟技术的优缺点；④有一定的临床护理实践经验，能够完成模拟病例的编制和胜任指导模拟教学的反思学习过程；⑤有一定的创造性，能根据所设模拟情景的具体情况准备和制作教具；⑥有一定的组织协调能力，能够有效地组织和协调学校教师、临床教师、实验室管理人员、多媒体管理人员以及学生等参与到教学活动中。学校教师在进行情景模拟教学前，要重新审视自己所要采用的学习理论，以便更好地把教学、评价等环节统一起来。

2. 实验技术人员准备　情景模拟教学活动需使用模拟病房、高仿真模拟人、各种教学模型和医疗设备，因此实验室技术人员的参与非常重要。实验室技术人员的职责一方面是保证环境、设备的正常使用，另一方面也要承担情景模拟教学前教师、学生准备的协助工作。开展情景模拟教学前，教师需要向实验室技术人员说明教学的目的、基本过程、所需设备清单以及设备的状态等，必要时进行相关培训。技术人员在整个教学过程中要保证设备的正常使用。

二、案例编制

（一）案例编写原则

1. 符合教学大纲要求　病例编制要符合教学大纲中的教学内容、教学目标和教学重点，既要有代表性，又要有系统性，突出专业特色。所选病例既能考查学生对知识的记忆，又能考查学生发现问题、判断问题、解决问题的能力，以及对所学知识和技能的综合运用。

2. 符合学生特点　知识的积累和能力的提高是一个循序渐进的过程。因此，在编制病例时要充分了解授课对象所在的年级。对于低年级的学生，以考查学生知识掌握程度、操作是否熟练为主，引导学生养成观察病情变化的习惯，帮助他们熟悉护理程序和临床工作方法；对于高年级学生，在考查知识和操作技能的同时，应重点培养学生综合运用知识的能力、沟通交流的能力、团队合作能力等。

3. 培养临床思维能力　临床思维能力，是指运用所学的基础知识融会贯通于临床实践中，对具体临床现象进行分析和综合，最后做出符合实际判断的能力。

（二）案例编写步骤

1. 评估课程目标、实验教学条件及设置问题情景　模拟教学前，负责授课的教师团队应集体讨论、分析课程的教学目标、课程内容和教学组织形式，确定和细化课程教学的具体目标及重点。问题情景的设置在一门课程中可以相对固定，每次情景教学可以在预先协商好的疾病背景下进行具体化的病例情景编排，情节可以每次有改变，以满足教学需要。需要强调的是，情景教学病例编排的目的是锻炼学生发现问题与解决问题的实际能力，重点突出临床思维能力和技能操作的训练，因此教师在创设问题情景时除了考虑课程内容与实验教学条件外，还应重视问题情景的科学性和实践性，注意使情景教学病例所创设的情景适合教学对象的水平。同时，情景模拟病例的编制应既能反映疾病的一般过程，又能反映病情发展中可能出现的特殊现象；既涉及临床护理专科知识和技能，又涵盖基础护理的知识和技能；既体现临床护理工作程序，又能体现出疾病各个阶段的特点；既能反映患者生理方面的问题，也能反映患者心理、社会方面的问题，以培养学生全面地收集信息、运用已有知识分析问题和创造性解决问题的能力。

2. 以课堂教学目标为依据设置情景模拟教学目标　实验教学与课堂教学都是护理教学的重要组成部分，因此实验教学目标的设定应与课堂教学目标相呼应，实验教学中所涉及的重点知识和技能，应根据课堂目标中需要掌握的知识和技能情况来确定。

3. 以真实病例为基础编写病情发展情况　模拟情景与临床实际越接近,学生在此过程中的体验就越有价值,学生在真实环境中才能更好地学习"做什么"和"怎么做"。因此所用的情景案例最好来源于真实病例,用于编制病例的素材一定要来源于临床实际,而不是凭空臆造,这样一方面可使模拟情景更符合临床实际,缩短学生课堂与临床的适应时间;另一方面也避免了由于教师自身经验不足而导致的病例逻辑错误。编制病例的教师或临床护理人员应该收集真实临床病例的基本信息,包括疾病的发生、发展过程,记录相关的辅助检查结果,如血气分析检查、胸片、心电图等。必要时,征得患者同意后还可对典型临床表现进行声像采集,如录制咳嗽、喘息、患儿的哭声或患者的主诉等声音资料,通过编辑整理后收录到由电脑控制的高级仿真模拟人的程序中(如Sim-Man),并在病例演示时加以应用,以满足模拟教学对仿真性的高要求。

三、护理情景模拟教学的实施

1. 模拟角色的分配　情景模拟过程开始前,教师应协助学生分配角色,并以书面形式明确每个角色的任务,让每位角色扮演者有章可循。整个过程需要录像,以便帮助学生更好地回顾和反思模拟过程中的具体表现。

2. 病例程序的拟合　在模拟教学正式进行之前,教师除需准备好必要的用物外,关键是要将病例的相关参数如生命体征数值、变化趋势等输入到模拟人的电脑控制系统(Sim-Man软件系统)中,并按照设计流程反复模拟。

3. 病例演示　模拟护理患者的过程是根据教师预先编制好的程序,让模拟仿真患者在预设的程序控制下,表现出相应的病情变化,如心率、血压、呻吟声音等。学生根据模拟患者呈现出的病情变化,判断患者情况,决定采取何种护理行为,教师要随时根据学生的反应做出程序上的修改,如加快或减慢病情进程,或临时增加主诉等。如果学生提出因判断疾病而需要某个信息或相关检查结果,教师要根据需要提供给学生。需要强调的是,为使学生更好地投入到模拟情景中,整个情景模拟过程中涉及的所有角色的服装及所用的物品应与临床实际情况一致,通过这些"真实"使学生更容易进入角色。

4. 讨论与反思　讨论与反思要紧接着演示过程,通过回放录像进行深入的讨论,是模拟教学活动中最重要的环节,也被称为引导性反馈。引导性反馈过程要引导学生先从自身成功之处出发,看到自己正确的、好的表现,再从改进的角度看到不足。通过学生的自评、互评及教师点评,使学生明确自己在情景模拟病例演示过程中的成功、失败及所面临的挑战,从而实现在反思中促进学生综合素质全面发展的目的。引导性反馈涉及的内容可以很多,这个过程中教师不要过早地进行评判性的、结论性的点评,而要让学生在宽松的、没有负担的气氛下,客观地分析刚刚体验的经历,从情景中发现成功、教训和失败,让学生从自己的经验中学习。在时间分配上,演示过程与引导性反馈过程的时间比例一般在1:2或1:1,讨论要充分,可以随着录像的重放按时间进行逐条讨论,最好让学生完成一份病例分析作业,形式可以多样化。

5. 模拟教学效果评价　完整的情景模拟教学最后一个环节是评价,包括教学目标完成情况、病例编制是否需要改进、辅助资料是否完整、学生与教师角色是否恰当等。模拟教学结束后也可要求学生提交书面总结,主要包括模拟教学过程中的经验、不足及对模拟教学的建议。

第三节 护理情景模拟教学的评价

一、教学评价的原则

1. 客观性原则 在进行教学评价时,应该符合客观实际,不能主观臆断或掺入个人情感,对学生的学和教师的教予以客观的价值判断。

2. 整体性原则 在进行教学评价时,要对组成教学活动的各方面做多角度、全方位的评价。采用定性评价与定量评价相结合,使其相互参照,以求全面准确地评价客体的实际效果。

3. 指导性原则 在进行教学评价时,要把评价和指导结合起来,要对评价的结果进行认真分析,从不同角度找出因果关系,确认其产生的原因,并通过及时的、具体的、启发性的信息反馈,使被评价者明确今后的努力方向。

4. 科学性原则 在进行教学评价时,要从教与学相统一的角度出发,以教学目标体系为依据,确定合理的、统一的评价标准。在此基础上,使用先进的测量手段和统计方法,依据科学的评价程序和方法,对获得的各种数据进行严格的处理。

二、对情景模拟教学过程的评价

1. 设计阶段 设计阶段主要为了评价教师的模拟教学设计及病例编制过程,Jeffries在其编写的有关模拟教学的书中,介绍了模拟教学设计量表(simulation design scale, SDS)。SDS量表包含20个条目,主要从教学目标病例信息、学生支持、病例的复杂性、情景的逼真程度以及引导性反馈五个方面来评价,这个量表可为教育者提供有用的信息反馈,从而改进模拟教学设计及实施过程。

2. 实施阶段 为保证情景模拟教学活动的顺利进行,教师在设计时需要考虑实施阶段的不同环节。针对实践环节,Jeffries等发展了用于评价实践环节的模拟教学实践量表(educational practice simulation scale, EPSS)。EPSS包含16个条目,评价的内容包括主动学习、多种学习方法、预期效果及团队合作等。

3. 结束阶段 可以采用多种手段对不同层面的教学目标进行评价,如通过学生自评、学生互评、概念图等多种途径对情景模拟教学知识、技能或学生情感等方面的效果进行评价。

三、情景模拟教学效果的评价

1. 明确评价的目标 首先要明确评价的内容,它对整个评价过程起引导作用。评价的内容可以是某一具体的知识或者技能,如学生能否完成一项技术操作或照顾一种特定类型的患者;也可以是宽泛、包罗万象的思维或情感目标,如当学生处于模拟教学环境时,他们是否能表现出清晰的思维过程。

2. 确定时间流程 评价的时间流程取决于是形成性评价还是终结性评价。若为形成性评价,教师应将重点放在对过程的评价上,常在期中或相对应的章节内容学习结束后进行。形成性评价是为了评价学生在某一阶段结束后具体目标的实现情况。终结性评价是在课程全部结束后,运用模拟手段评价学生在特定行为、技巧及知识获取方面的能力,其重点是评价学生在整个学习过程中所获得的能力。

3. 确定评价起始时间 决定何时开始评价取决于是形成性评价还是终结性评价。若为形成性评价,在学生参与模拟教学那一刻起便开始进行评价,但前提是需留出时间供学生做好自我准备。若为终结性评价,则在学习结束时对学生进行测试。

4.制订评价计划 当实施情景模拟教学时,需要制订评价计划,它可以保证学生有所收获。评价计划内容包括评价类型、如何实施评价、由谁来实行、所运用的工具及评价结果的预测等。在实施评价前,只有以上全部内容明确,评价方可顺利进行。

(沈翠珍)

第二章
内科疾病患者护理情景模拟

第一节　呼吸内科疾病患者护理情景模拟训练

【学习目标】

知识目标: 1. 了解慢性阻塞性肺疾病(COPD)、哮喘的病因和发病机制。
　　　　　2. 熟悉COPD急性加重期、哮喘的治疗方法。
　　　　　3. 熟悉纤维支气管镜术的术前、术中及术后护理要点。
　　　　　4. 掌握COPD、哮喘的临床表现及入院护理评估内容。

能力目标: 1. 能对COPD、哮喘患者进行护理评估。
　　　　　2. 能指导COPD患者制订饮食计划。
　　　　　3. 能指导COPD患者进行呼吸功能锻炼。
　　　　　4. 能与COPD、哮喘患者进行有效沟通及心理疏导。
　　　　　5. 能指导哮喘患者正确使用吸入剂。

情感目标: 1. 能理解患者的心理状态,具有同理心。
　　　　　2. 有慎独精神,工作责任心强。

【模拟实训演示】

一、入院时

1. **诊疗情况**　患者鲁先生,75岁,因"反复咳嗽、咳痰、进行性气急8年,加重半月",门诊拟"慢性阻塞性肺疾病急性加重期"收住入院。

患者8年前无明显诱因下出现反复咳嗽、咳痰,伴有活动后气急,在当地医院诊断为"慢性支气管炎、阻塞性肺气肿",不规则服用甲氧那明(阿斯美)、孟鲁司特钠咀嚼片(顺尔宁),近2个月吸入舒利迭,症状改善不明显,近半个月上述症状加重,时有低热,为进一步诊治,收住入院。患者神志清,精神不振,胃纳差,睡眠一般,二便正常,体重无明显增减。吸烟50余年,1包/天,已戒烟半年,偶有饮酒。

既往史: 有"高血压"病史10余年,前列腺增生病史5年。

家族史: 否认家族遗传病史。

婚育史: 适龄结婚,有2女。配偶与子女均体健。

体格检查: T 36.8℃,P 90次/分,R 24次/分,Bp 109/64mmHg。神志清,精神不振,呼吸稍

促,口唇无发绀,球结膜无水肿,浅表淋巴结未及肿大,颈软,气管居中,颈静脉无明显怒张。桶状胸,肋间隙增宽,呼吸运动对称,双肺叩诊过清音,两肺呼吸音低,未闻及干湿啰音。HR 90次/分,律齐,各瓣膜听诊区未闻及病理性杂音。腹软,无压痛及反跳痛,肝脾肋下未及,双肾区无叩击痛,移动性浊音阴性,双下肢无明显水肿,神经系统检查(−)。舌质红,苔黄腻,脉滑。

辅助检查:血常规+超敏C反应蛋白(CRP):白细胞(WBC)5.0×10⁹/L,中性粒细胞占56.6%,淋巴细胞占27.4%,血红蛋白(Hb)128g/L,CPR 13mg/L。血气分析:pH 7.44,二氧化碳分压(PaCO$_2$)39.2mmHg,氧分压(PaO$_2$)80.7mmHg。

2. 护理要点

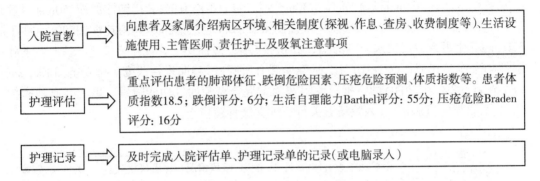

入院宣教	⇒	向患者及家属介绍病区环境、相关制度(探视、作息、查房、收费制度等)、生活设施使用、主管医师、责任护士及吸氧注意事项
护理评估	⇒	重点评估患者的肺部体征、跌倒危险因素、压疮危险预测、体质指数等。患者体质指数18.5;跌倒评分:6分;生活自理能力Barthel评分:55分;压疮危险Braden评分:16分
护理记录	⇒	及时完成入院评估单、护理记录单的记录(或电脑录入)

知识拓展

COPD相关知识进展

1. COPD概述

(1)COPD是一种常见的以持续性气流受限为特征的可以预防和治疗的疾病,气流受限进行性发展,与气道和肺脏对有毒颗粒或气体的慢性炎性反应增强有关,急性加重和并发症影响着疾病的严重程度和对个体的预后。

(2)吸入香烟烟雾和其他有毒颗粒(如生物燃料的烟雾)导致的肺脏炎症是COPD发生的重要原因,其中吸烟是世界范围内引起COPD最常见的危险因素。此外,在许多国家,大气污染、职业暴露、室内生物燃料污染也是引起COPD的主要危险因素。

(3)面对慢性咳嗽咳痰、存在呼吸困难以及长期暴露于危险因素接触史的患者,需考虑COPD这一诊断。其中,肺功能是确诊COPD的主要手段。

(4)COPD的严重程度评估主要基于患者的临床症状、急性加重的情况、肺功能结果以及有无合并症。

(5)正确的药物治疗可以减轻COPD患者的症状,减少急性发作的风险和急性发作的频率,并且可以改善患者的健康状况和运动耐量,从而提高生活质量。

(6)在平地步行时出现呼吸困难的COPD患者,可以从康复训练和保持适当的体育活动中获益。

(7)COPD急性加重是指患者在短期内呼吸道症状加重,超出日常变化情况,需要更改药物治疗方案。

(8)COPD常与其他疾病共存,这些合并症会显著影响COPD患者的预后。

2. COPD的定义和诊断金标准 COPD的定义并非慢性支气管炎和肺气肿的结合,需排除以可逆性气流受限为特征的哮喘。肺功能是临床诊断的金标准:吸入支气管舒张剂后,$FEV_1/FVC<0.70$,即为持续性气流受限。

二、住院过程中

1. 诊疗情况 患者入院后初步诊断为:慢性阻塞性肺疾病急性加重期、高血压、前列腺增生症。综合治疗方案为:二级护理,普食,血氧饱和度监测,鼻导管吸氧,完善相关检查。0.9%氯化钠注射液40ml+盐酸氨溴索30mg微泵,每日2次;0.9%氯化钠注射液250ml+多索茶碱0.2g静脉滴注,每日1次;0.9%氯化钠注射液5ml+布地奈德2mg+异丙托溴铵500μg+沙丁胺醇0.5ml雾化吸入,每日2次。胸部CT平扫检查结果:慢性支气管炎伴感染,肺气肿,左下肺局限性肺大泡,与6个月前CT片相比,感染局部有所吸收,趋向慢性改变。肺功能:FEV_1 34%,FEV_1/FVC 68%,肺功能意见:极重度阻塞为主混合型肺通气功能障碍。患者因血肿瘤指标增高,需警惕肺部肿瘤,于入院第五天行纤维支气管镜检查。

2. 护理要点

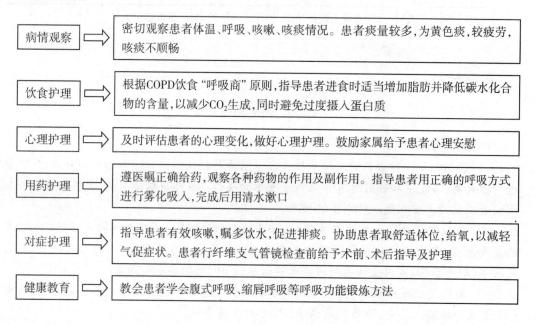

病情观察	⇒	密切观察患者体温、呼吸、咳嗽、咳痰情况。患者痰量较多,为黄色痰,较疲劳,咳痰不顺畅
饮食护理	⇒	根据COPD饮食"呼吸商"原则,指导患者进食时适当增加脂肪并降低碳水化合物的含量,以减少CO_2生成,同时避免过度摄入蛋白质
心理护理	⇒	及时评估患者的心理变化,做好心理护理。鼓励家属给予患者心理安慰
用药护理	⇒	遵医嘱正确给药,观察各种药物的作用及副作用。指导患者用正确的呼吸方式进行雾化吸入,完成后用清水漱口
对症护理	⇒	指导患者有效咳嗽,嘱多饮水,促进排痰。协助患者取舒适体位,给氧,以减轻气促症状。患者行纤维支气管镜检查前给予术前、术后指导及护理
健康教育	⇒	教会患者学会腹式呼吸、缩唇呼吸等呼吸功能锻炼方法

知识拓展

饮食中的"呼吸商"

饮食种类与人体气体交换有密切关系,食物摄入后氧化释放能量的同时会产生一定量的二氧化碳(CO_2),CO_2生成量和氧耗量之比称为呼吸商(RQ),碳水化合物的RQ高于蛋白质和脂肪,因此,患者进食时适当增加脂肪并降低碳水化合物的含量,能减少CO_2生成和减小RQ,同时避免过度摄入蛋白质,以免增加通气驱动机制负荷。

三、出院时

1. 诊疗情况 患者经过综合治疗,病情平稳,目前无主诉不适。查体:双肺呼吸音清,未闻及干湿性啰音,气管镜检查未见异常,经上级医师同意,准予出院,嘱其门诊随访。出院带药:甲氧那明(阿斯美)2片口服,每日2次。

2. 护理要点

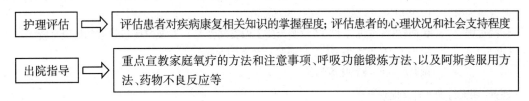

护理评估 ⟹ 评估患者对疾病康复相关知识的掌握程度;评估患者的心理状况和社会支持程度

出院指导 ⟹ 重点宣教家庭氧疗的方法和注意事项、呼吸功能锻炼方法、以及阿斯美服用方法、药物不良反应等

知识拓展

COPD的康复治疗

康复治疗对进行性气流受限、严重呼吸困难而很少活动的慢阻肺患者,可以改善其活动能力,提高生命质量。这是慢阻肺患者一项重要的治疗措施。康复治疗包括呼吸生理治疗、肌肉训练、营养支持、精神治疗和教育等多方面措施。

呼吸生理治疗包括帮助患者咳嗽,用力呼气以促进分泌物清除;使患者放松,进行缩唇呼吸及避免快速浅表呼吸,以帮助患者克服急性呼吸困难。肌肉训练有全身性运动和呼吸肌锻炼,前者包括步行、登楼梯、踏车等,后者有腹式呼吸锻炼等。营养支持的要求应达到理想体重,同时避免摄入高碳水化合物和高热量饮食,以免产生过多二氧化碳。

【综合模拟人模拟场景设置】

情景	模拟人的参数设置和台词设计	护理实践操作内容
场景一: 呼吸科病房 入院时	模拟人表现:T=36.8℃,P=90次/分,R=24次/分,Bp=109/64mmHg。呼吸稍促,活动后气急加重。心率90次/分,律齐,各瓣膜听诊区未闻及病理性杂音。腹软,肝脾肋下未及,双肾区无叩击痛,移动性浊音阴性,双下肢无明显水肿。 台词(患者主诉):我感觉气越来越急了,一活动就更气急了。咳嗽和痰也比以前多,痰的颜色从白色变成了黄色	1. 向患者进行自我介绍,核对患者身份; 2. 入院宣教; 3. 病史询问; 4. 体格检查; 5. 跌倒及压疮危险因素评估; 6. 根据评估结果,实施所需的护理措施并记录
场景二: 呼吸科病房 住院过程 (第二天)	模拟人表现:T=36.8℃,P=90次/分,R=21次/分,Bp=110/68mmHg。精神软。 台词(患者主诉):我今天还是气急,但比昨天好点。昨天护士和我说要少吃点饭,可以适当多吃点肥肉,我现在想想是不是她说错了啊?还有这个氧气开的这么小,有用吗?给我调大点行吗?	1. 病情评估; 2. 讨论患者的饮食原则及护士的宣教内容有无错误; 3. 对患者进行饮食宣教; 4. 雾化吸入; 5. 对患者进行CT及肺功能检查的健康宣教

续表

情景	模拟人的参数设置和台词设计	护理实践操作内容
	医嘱: 0.9%氯化钠注射液40ml+氨溴索30mg, 微泵, 每日2次; 0.9%氯化钠注射液250ml+多索茶碱0.2g静脉滴注, 每日1次; 0.9%氯化钠注射液5ml+布地奈德2mg+异丙托溴铵500μg+沙丁胺醇0.5ml雾化吸入, 每日2次。胸部CT平扫、肺功能检查	
场景三: 呼吸科病房 住院过程 (第四天)	模拟人表现: 精神可, 情绪较为焦虑。T=36.4℃, P=89次/分, R=22次/分, Bp=115/75mmHg。 台词(患者主诉): 护士, 我明天要去做支气管镜检查了, 有点害怕, 检查时痛吗? 会有问题吗? 做完后我能马上吃饭吗?	1. 病情评估; 2. 心理评估; 3. 支气管镜检查的健康宣教
	医嘱: 明天行支气管镜检查	
场景四: 呼吸科病房 出院时	模拟人表现: T=36.7℃, P=88次/分, R=20次/分, Bp=125/80mmHg。双肺呼吸音清, 未闻及干湿性啰音。 台词(患者主诉): 今天感觉还行, 气急好多了, 胃口也不错	1. 评估病情; 2. 介绍出院手续办理程序; 3. 出院前指导患者呼吸功能锻炼的方法; 4. 指导家庭氧疗的方法和注意事项
	医嘱: 门诊随访。出院带药: 甲氧那明(阿斯美)2片口服, 每日2次	

【模拟实训案例题1】

一、入院时

1. 诊疗情况 患者吴先生, 81岁, 已婚, 退休工人。因"反复咳嗽咳痰10余年, 气急4年, 再发5天", 门诊拟"慢性阻塞性肺疾病急性加重期"收住入院。

患者10余年前无明显诱因下出现咳嗽、咳痰, 无发热、无痰中带血、无胸痛等, 于当地医院就诊, 诊断为"慢性支气管炎", 经抗感染、解痉平喘治疗后症状好转, 出院后不规则使用噻托溴铵粉吸入剂(思力华), 病情控制欠佳, 受凉易发。此后反复因咳嗽、咳痰、气急入住我院治疗, 末次于3个月前入住我科, 予拜复乐抗感染, 多索茶碱平喘, 盐酸氨溴索口服溶液(沐舒坦)化痰对症治疗, 症状好转后出院。5天前患者上述症状再次发作, 胸闷气急明显, 伴少许咳痰, 痰质黏, 咳出不畅, 无胸痛咯血, 无恶寒发热, 无喉间喘鸣。2天前出现发热, 具体体温不详, 自服清开灵、头孢类抗生素, 症状有所缓解, 1天前恶寒发热症状加重, 遂来我院急诊就诊, 就诊时体温38.5℃, 予注射用甲泼尼龙琥珀酸钠(甲强龙)抗炎、多索茶碱平喘、先锋美他醇抗感染等治疗后症状缓解, 今为求进一步诊治, 收住入院。患者病来神志清, 精神可, 胃纳差, 睡眠一般, 二便正常, 体重无明显增减。吸烟30余年, 2~3包/天, 已戒烟10余年。偶有饮酒。

既往史: 否认高血压、糖尿病等疾病史。

家族史: 否认家族遗传病史。

婚育史: 适龄结婚, 有2女。妻、女均体健。

体格检查: T 37.6℃, P 98次/分, R 25次/分, Bp 128/71mmHg。神志清, 精神可, 呼吸稍促, 口唇略发绀, 巩膜无黄染, 浅表淋巴结未及肿大, 颈软, 气管居中, 颈静脉无明显怒张。桶状胸, 呼吸运动对称, 叩诊过清音, 双肺呼吸音粗, 两肺可闻及哮鸣音。HR 98次/分, 律齐, 各瓣膜听诊区未闻及病理性杂音。腹软, 无压痛及反跳痛, 肝脾肋下未及, 双肾区无叩击痛, 移动性浊音阴性,双下肢无明显水肿,神经系统检查(−)。舌质红,苔黄腻,脉滑。

辅助检查:CT示:慢性支气管炎、肺气肿。两肺散在支气管轻度扩张。两肺上叶多处陈旧性病灶。

2.模拟实训问题

(1)患者入院后,请对其进行护理体检。(角色扮演)

(2)患者入院后,请对其进行日常生活能力评定。(角色扮演)

(3)患者目前存在哪些护理诊断/问题?请为患者制订护理计划。(小组讨论)

(4)请为患者讲解饮食"呼吸商"原理与疾病的关系,指导患者制订饮食方案。(角色扮演)

(5)请分析吸烟与COPD的关系。(小组讨论)

二、住院过程中

1.诊疗情况　患者入院后初步诊断为:慢性阻塞性肺疾病急性加重期。进一步完善辅助检查:血气分析结果示:pH 7.38,二氧化碳分压36mmHg,氧分压88mmHg,HCO_3^- 25.6mmol/L。血常规+CPR:白细胞9.4×10^9/L,中性粒细胞89.6%,淋巴细胞2.6%,血红蛋白159g/L,血小板347×10^9/L,CPR 29mg/L。空腹血糖6.74mmol/L。综合治疗方案为:一级护理,普食,心电监护,血氧饱和度监测,鼻导管吸氧。0.9%氯化钠注射液40ml+盐酸氨溴索注射液30mg微泵,每日2次;0.9%氯化钠注射液40ml+多索茶碱0.2g,微泵,每日2次;0.9%氯化钠注射液100ml+头孢美唑钠注射液2g静脉滴注,每日2次;0.9%氯化钠注射液5ml+布地奈德4ml+喘可治注射液2ml雾化,每日2次;噻托溴铵吸入剂18μg吸入,每日1次;0.9%氯化钠注射液40ml+甲泼尼龙琥珀酸钠注射液40mg微泵,每日1次;0.9%氯化钠注射液100ml+泮托拉唑钠注射液40mg静脉滴注,每日1次。经治疗患者咳嗽、咳痰、气急较前缓解,甲泼尼龙琥珀酸钠注射液逐渐减量,8天后改为甲泼尼龙片16mg口服,每日1次。病情稳定后,护士指导其进行呼吸功能锻炼。

2.模拟实训问题

(1)请为患者吸氧。(角色扮演)

(2)请分析如何正确执行医嘱中的各种药物?(小组讨论)

(3)指导患者正确使用噻托溴铵粉吸入剂(思力华粉吸入剂)。(角色扮演)

(4)请分析甲强龙注射液及甲泼尼龙片的作用机制及用药护理要点。(小组讨论)

(5)指导患者进行呼吸功能锻炼。(角色扮演)

(6)患者目前存在哪些护理诊断?请为其制订护理计划。(小组讨论)

三、出院时

1.诊疗情况　患者住院第12天,神志清,精神可,胃纳一般,睡眠欠安,二便正常,咳嗽、咳痰较前好转,桶状胸,两肺呼吸音粗,右下肺可闻及少量哮鸣音,较前减少。经上级医师批准,准予出院。

出院带药:甲泼尼龙片(美卓乐)出院后改为12mg口服,每日1次,5天后改为8mg口服,每日1次。氨溴索片(沐舒坦)30mg口服,每日3次;噻托溴铵(思力华)吸入,每日1次,1次1吸。

2.模拟实训问题

(1)请对患者进行出院用药指导、饮食指导。(角色扮演)

(2)请为患者制订一份居家康复护理方案。(小组讨论)

【模拟实训案例题2】

一、入院时

1. 诊疗情况　患者钱女士,54岁,已婚,退休工人。因"反复咳嗽、气急40余年,再发1月",门诊拟"支气管哮喘急性发作期、高血压"收住入院。

患者40余年前无明显诱因下出现咳嗽、气急,偶伴喉间哮鸣音,于当地医院就诊,经抗感染、平喘治疗后好转,此后诸症反复发作,每逢秋冬季节及劳累后好发。2006年被诊断为"支气管哮喘",正规吸入沙美特罗替卡松气雾剂(舒利迭)1年后自行停用,之后未正规用药。2011年6月因气急再次住院治疗,予抗炎解痉等治疗后好转出院。后长期在门诊治疗,吸入沙美特罗替卡松气雾剂(舒利迭),每日2次,病情控制可。1月前患者受凉后出现咳嗽、咳痰、胸闷、气急、发热,体温最高达38.2℃,就诊社区医院予阿奇霉素、莲花清瘟胶囊治疗后较前好转,但仍感咳嗽,气急,未伴咳痰,遂来就诊,为求进一步治疗,收住入院。

患者神志清,精神可,胃纳可,睡眠差,二便正常,体重无明显增减。既往史:有高血压病史多年,最高血压达180/110mmHg,服用"缬沙坦胶囊(代文)80mg口服,每日1次",血压控制可。有"油漆、化妆品、花粉"过敏史(出现咳嗽、气急),海鲜过敏可疑,有"青霉素"皮试阳性史。家族史:父亲有哮喘疾病史,母体健。婚育史:适龄结婚,有1女,配偶及子女均体健。

体格检查:T 36.8℃,P 86次/分,R 19次/分,Bp 130/75mmHg。神志清,精神可,呼吸稍促,口唇无发绀,巩膜无黄染,浅表淋巴结未及肿大,颈软,气管居中,颈静脉无明显怒张。胸廓外形正常,呼吸运动对称,叩诊清音,双肺呼吸音粗,两肺可闻及散在呼气末哮鸣音。HR 86次/分,律齐,各瓣膜听诊区未闻及病理性杂音。腹软,无压痛及反跳痛,肝脾肋下未及,双肾区无叩击痛,移动性浊音阴性,双下肢无水肿,神经系统检查(-)。舌质红,苔薄黄,脉数。

辅助检查:暂缺。

2. 模拟实训问题
(1)患者入院后,请对其进行护理体检。(角色扮演)
(2)请根据患者的病史,分析哮喘的诱发因素及避免方法。(互动讨论)
(3)如何评估哮喘急性发作时病情严重程度?(小组讨论)
(4)患者目前存在哪些护理诊断,请为其制订护理计划。(小组讨论)

二、住院过程中

1. 诊疗情况　患者入院后初步诊断为:支气管哮喘急性发作期、高血压。入院后情绪较为焦虑,夜间睡眠差。进一步辅助检查结果示:血常规+CRP:白细胞8.3×10^9/L,中性粒细胞78.8%,嗜酸性粒细胞10%,血红蛋白112g/L,超敏C反应蛋白<1mg/L。过敏原检测:IgE 110.7IU/ml,狗毛皮屑5.69IU/ml,猫毛皮屑3.27IU/ml,虾2.53IU/ml,蟹3.76IU/ml。血气分析结果示:氧饱和度99.5%,二氧化碳分压31mmHg,氧分压68mmHg,HCO_3^-21.5mmol/L。综合治疗方案为:一级护理,普食,心电监护,血氧饱和度监测,吸氧。孟鲁司特钠10mg,一晚1次;噻托溴铵粉吸入剂18μg,吸入,每日1次;布地奈德福莫特罗粉吸入剂1喷吸入,每日1次;0.9%氯化钠注射液40ml+盐酸氨溴索注射液45mg微泵,每日2次;0.9%氯化钠注射液250ml+左氧氟沙星注射液0.5g静脉滴注,每日1次;0.9%氯化钠注射液5ml+吸入用布地奈德混悬液

2ml+异丙托溴铵气雾剂(爱全乐)2ml+特布他林(博利康尼)5mg雾化吸入,每日2次;0.9%氯化钠注射液40ml+甲泼龙琥珀酸钠(甲强龙)注射液40mg微泵,每日1次;0.9%氯化钠注射液100ml+泮托拉唑钠(泮立苏)注射液40mg静脉滴注,每日1次。经治疗患者咳嗽、气急较前缓解,甲强龙注射液逐渐减量,8天后改为甲泼尼龙片16mg口服,每日1次,泮托拉唑(泮立苏)胶囊40mg口服,每日1次。11天后改甲泼尼龙片12mg口服,每日1次。

2. 模拟实训问题

（1）请为患者进行雾化吸入。(角色扮演)

（2）请分析患者使用的各种药物的作用机制及护理要点。(口述)

（3）请指导患者正确使用思力华粉吸入剂、信必可都保吸入剂。(互动讨论)

（4）请分析患者各项辅助检查结果的临床意义。(小组讨论)

三、出院时

1. 诊疗情况　患者住院13天后自述胸闷气急症状明显改善,咳嗽不明显,无其他不适症状。查体: 神志清,精神可,生命体征平稳,两肺呼吸音较前清,可闻及散在呼气末哮鸣音。经上级医师批准,准予出院。

出院带药: 甲泼尼龙片(美卓乐)12mg口服,每日1次;孟鲁斯特(顺尔宁)10mg口服,每晚1次;替普瑞酮(施维舒)50mg口服,一日3次;泮托拉唑钠(泮立苏)40mg口服,每日1次;沙美特罗(舒利迭)250U吸入,每日2次。

2. 模拟实训问题

（1）请你对患者及家属进行出院健康指导。(角色扮演)

（2）请分析钱女士哮喘的病因及发病机制。(小组讨论)

【综合性课后思考题】

1. 哮喘患者如何进行自我病情监测?

2. 如何正确使用定量气雾剂及干粉吸入剂?

3. 长期家庭氧疗的护理风险及防范措施有哪些?

4. 长期使用吸入剂的护理风险及防范措施有哪些?

5. 请分析COPD与哮喘患者护理的异同。

6. 解释COPD患者低流量持续吸氧的机制。

（沈　勤）

第二节　心血管内科疾病患者护理情景模拟训练

【学习目标】

知识目标: 1. 了解冠心病、风心病、心力衰竭的病因和发病机制。

2. 熟悉冠心病、风心病、心力衰竭的治疗要点。

3. 掌握冠心病、风心病、心力衰竭的临床表现及入院护理评估内容。

能力目标: 1. 能对冠心病、风心病、心力衰竭患者进行护理评估。

2. 能指导心肌梗死患者进行运动锻炼。

3. 能对冠心病、风心病、心力衰竭患者进行健康教育。

情感目标: 1. 对患者关心、耐心、有同理心。

2. 有慎独精神,工作责任心强。

【模拟实训演示】

一、入院时

1. 诊疗情况 患者刘先生,55岁,已婚,干部。今晨进餐半小时后出现胸骨后持续性疼痛,并向左肩放射,伴恶心、冷汗及濒死感,用硝酸甘油舌下含服后无效,持续2小时,为求进一步诊治由家属急送入院。患者有吸烟史25年,每天1~2包。喜吃油腻食物。近2年来劳累后感胸骨后压榨性疼痛,常在休息或含硝酸甘油后5分钟内缓解。

既往史:既往有高血压史10年,血压在190/100mmHg左右,间断服用降压药,药名不详;有前列腺增生病史3年,平时服用非那雄胺片(保列治);否认有糖尿病及高脂血症病史。

家族史:父亲患有糖尿病,母亲患有高血压。

婚育史:适龄结婚,育有1子1女,妻子与子女体健。

体格检查:T 37.8℃,P 124次/分,R 20次/分,Bp 178/86mmHg,面色苍白,痛苦表情,大汗淋漓,口唇轻度发绀,颈静脉无怒张,两肺无殊,心界叩诊不大,心律齐,各瓣膜区未闻及病理性杂音。腹部平软,无明显压痛、反跳痛,肝脾肋下未触及,双下肢无水肿。

辅助检查:心电图示Ⅱ、Ⅲ、aVF导联的S-T段抬高,并有深而宽的Q波,Ⅰ、aVL导联的S-T段压低,偶见室性期前收缩。

2. 护理要点

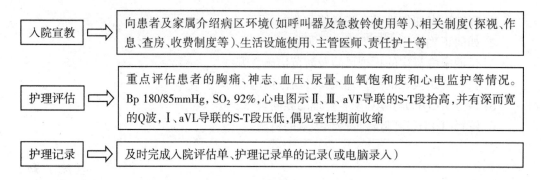

入院宣教	⇒	向患者及家属介绍病区环境(如呼叫器及急救铃使用等)、相关制度(探视、作息、查房、收费制度等)、生活设施使用、主管医师、责任护士等
护理评估	⇒	重点评估患者的胸痛、神志、血压、尿量、血氧饱和度和心电监护等情况。Bp 180/85mmHg,SO₂ 92%,心电图示Ⅱ、Ⅲ、aVF导联的S-T段抬高,并有深而宽的Q波,Ⅰ、aVL导联的S-T段压低,偶见室性期前收缩
护理记录	⇒	及时完成入院评估单、护理记录单的记录(或电脑录入)

二、住院过程中

1. 诊疗情况 患者入院后医师根据其临床表现及辅助检查,诊断为:冠状动脉粥样硬化性心脏病,急性下壁心肌梗死。诊疗方案为:心内科护理常规、一级护理、心电监护、吸氧,记24小时出入量,给予溶栓、扩冠、降压、对症等相关治疗。予以0.9%氯化钠注射液500ml+重组组织型纤溶酶原激活剂(rt-PA)阿替普酶100mg静滴,每日1次;0.9%氯化钠注射液50ml+硝酸甘油5mg微泵恒速输入,每日1次;5%葡萄糖氯化钠注射液500ml+参麦注射液50ml静滴,每日1次;0.9%氯化钠注射液10ml+前列地尔(凯时)10μg微泵恒速输入,每日1次;速尿40mg

口服,每日2次;安体舒通片80mg口服,每日3次;保列治5mg口服,每日1次。

2. 护理要点

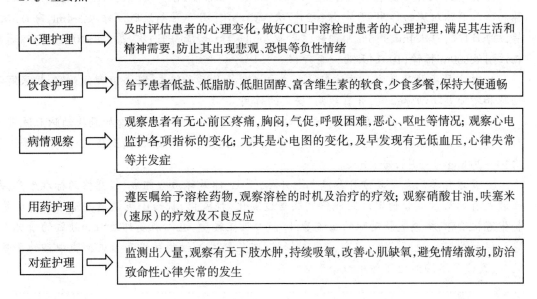

心理护理	⇒	及时评估患者的心理变化,做好CCU中溶栓时患者的心理护理,满足其生活和精神需要,防止其出现悲观、恐惧等负性情绪
饮食护理	⇒	给予患者低盐、低脂肪、低胆固醇、富含维生素的软食,少食多餐,保持大便通畅
病情观察	⇒	观察患者有无心前区疼痛,胸闷,气促,呼吸困难,恶心、呕吐等情况;观察心电监护各项指标的变化;尤其是心电图的变化,及早发现有无低血压,心律失常等并发症
用药护理	⇒	遵医嘱给予溶栓药物,观察溶栓的时机及治疗的疗效;观察硝酸甘油,呋塞米(速尿)的疗效及不良反应
对症护理	⇒	监测出入量,观察有无下肢水肿,持续吸氧,改善心肌缺氧,避免情绪激动,防治致命性心律失常的发生

三、出院时

1. 诊疗情况 患者精神尚可,胃纳可,睡眠一般,二便正常,无头晕、心慌、胸闷、气促及心前区疼痛等症状。医生查房后决定予以出院。出院带药:氯吡格雷(波立维)75mg口服,每日1次;阿托伐他汀(立普妥)片20mg口服,每日1次;泮托拉唑(泮立苏)40mg口服,每日1次;阿司匹林0.1g口服,每日1次;曲美他嗪(万爽力)20mg口服,每日3次;培哚普利(雅施达)片4mg口服,每日1次;呋塞米(速尿)片20mg口服,每日2次;螺内酯(安体舒通)片20mg口服,每日3次;非那雄胺(保列治)片5mg口服,每日1次。

2. 护理要点

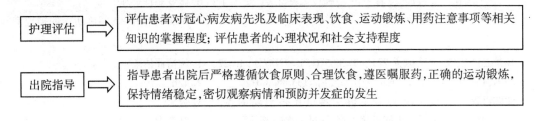

| 护理评估 | ⇒ | 评估患者对冠心病发病先兆及临床表现、饮食、运动锻炼、用药注意事项等相关知识的掌握程度;评估患者的心理状况和社会支持程度 |
| 出院指导 | ⇒ | 指导患者出院后严格遵循饮食原则、合理饮食,遵医嘱服药,正确的运动锻炼,保持情绪稳定,密切观察病情和预防并发症的发生 |

知识拓展

治疗冠心病的中成药

1. 冠心苏合丸 是古方苏合香丸经改制而成的复方丸剂,内含朱砂、苏合香油、冰片、制乳香、檀香、青木香等成分。功能:芳香开窍,理气止痛。每次1粒,每日3次,必要时加服1粒。服药后5~30分钟起作用,持续2~3小时。

2. 苏合香丸 有芳香开窍、温化痰浊、行气止痛功效,内含苏合香、麝香、冰片、香附、檀香、丁香、沉香、木香、乳香、朱砂、犀角等成分。服后半小时起作用,止痛效果明显。口服蜜丸每次1粒,每日1~2次。

3. 丹参片及丹参注射液 丹参有活血化瘀、养心除烦、镇静安神的功能。能扩张冠状动脉和增加冠脉血流的作用。丹参片1~2片/次,每日3次;丹参注射液肌注每次2~4ml,每日3次。静注每日1次,每次4ml,用5%葡萄糖注射液20ml稀释;静滴每日1次,每次8~10ml,用5%葡萄糖注射液500ml稀释,10~14天为一个疗程。

4. 复方丹参片及复方丹参注射液 主要成分为丹参和降香,降香可理气开窍,扩张冠状动脉和增加冠状动脉血流,并有镇痛、安定的作用。

5. 地奥心血康 有降低血压、减轻心脏负荷、减少心肌耗氧量、增加冠状动脉血流量并对缺血心肌具有保护作用,主要用于预防和治疗心绞痛、心肌缺血、高血压、血脂异常等。每次100~200mg(1~2片),每日3次。

6. 复方丹参滴丸 复方丹参滴丸由丹参、三七、冰片等成分组成,经严格的标准生产,每粒滴丸有效活性成分恒定。它能抑制脂类过氧化、抗氧化、抗血小板聚集并清除氧自由基,扩张冠状动脉,提高冠状动脉的血流量,降低心肌耗氧量。在心肌局部缺血和缺氧的情况下,它能保护心肌细胞、降低心肌新陈代谢损耗,阻止钙进入细胞并提高心肌细胞中钾的含量。此外,复方丹参滴丸还能防止血栓形成。

【综合模拟人模拟场景设置】

情景	模拟人的参数设置和台词设计	护理实践操作内容
场景一: 心内科病房 入院时	模拟人表现: T=37.8℃, P=124次/分, R=20次/分, Bp=178/86mmHg; 心电图: Ⅱ、Ⅲ、aVF导联S-T段抬高,并有深而宽的Q波。面色苍白,痛苦表情,大汗淋漓,口唇轻度发绀。 台词(患者主诉):胸口太疼了啊,受不了了啊	1. 向患者进行自我介绍,核对患者身份; 2. 病史询问; 3. 身体评估; 4. 心电监护; 5. 吸氧; 6. 做好心理护理; 7. 根据评估结果,实施所需的护理措施并记录
场景二: 心内科病房 住院过程 (第二天)	模拟人表现: T=37.5℃, P=92次/分, R=22次/分, HR=92次/分, Bp=135/85mmHg。 台词(患者主诉):胸口还是闷闷的疼,千万不能再疼了啊,死过一次的感觉啊	1. 病情评估; 2. 心电监护; 3. 吸氧; 4. 健康指导
医嘱:0.9%氯化钠注射液500ml+rt-PA100mg静滴,每日1次;0.9%氯化钠注射液50ml+硝酸甘油5mg微泵恒速输入,每日1次;5%葡萄糖氯化钠注射液500ml+参麦注射液50ml静滴,每日1次;0.9%氯化钠注射液10ml+前列地尔(凯时)10μg微泵恒速输入,每日1次;呋塞米(速尿)40mg口服,每日2次;螺内酯(安体舒通片)80mg口服,每日3次;非那雄胺片(保列治)5mg口服,每日1次		
场景三: 心内科病房 住院过程 (第四天)	模拟人表现:早晨10时, T=37.4℃, P=110次/分, R=24次/分, Bp=85/50mmHg。面色苍白,冷汗密布,精神萎靡。 台词(患者主诉):我感觉好冷,头晕,没力气了	1. 病情询问; 2. 心电监护; 3. 休克护理; 4. 配合医师进行抢救; 5. 讨论患者休克的可能原因

续表

情景	模拟人的参数设置和台词设计	护理实践操作内容
休克处理: 立即给予患者双凹卧位, 保暖, 吸氧, 密切监测生命体征和意识变化情况, 给予0.9%氯化钠注射液20ml+西地兰注射液0.4mg静脉推注, 0.9%氯化钠注射液20ml+去甲肾上腺素2mg静脉推注, 5%葡萄糖液20ml+盐酸多巴胺2mg静脉推注		
场景四: 心内科病房 出院时	模拟人表现: T=37.3℃, P=90次/分, R=22次/分, Bp=130/70mmHg。 台词(患者主诉): 今天没了胸闷, 胸口也不疼了, 吃得下, 睡得着, 大便每天1次, 感觉还不错	1. 评估病情; 2. 介绍出院手续办理程序; 3. 出院指导
医嘱: 出院带药: 氯吡格雷(波立维)75mg口服, 每日1次; 阿托伐他汀(立普妥)片20mg口服, 每日1次; 泮托拉唑(泮立苏)40mg口服, 每日1次; 阿司匹林0.1g口服, 每日1次; 曲美他嗪(万爽力)20mg口服, 每日3次; 培哚普利(雅施达)片4mg口服, 每日1次; 呋塞米(速尿)片20mg口服, 每日2次; 螺内酯(安体舒通)片20mg口服, 每日3次; 非那雄胺(保列治)片5mg口服, 每日1次		

【模拟实训案例题1】

一、入院时

1. 诊疗情况　患者李女士,56岁,农民。5年前因"胸闷、气促、心悸、活动后呼吸困难",经检查确诊为风湿性心脏瓣膜病,2年前曾于当地医院行二尖瓣瓣膜置换术,术后长期口服华法林等药物。患者3月前受凉后感冒,出现发热、心悸、气促和食欲下降,并逐渐出现下肢水肿。急诊拟"心力衰竭、风湿性心脏瓣膜病"收入心内科治疗。

既往史: 5年前确诊风湿性心脏瓣膜病,2年前曾行二尖瓣瓣膜置换术,术后长期口服华法林。否认冠心病等其他慢性病史;否认肝炎、结核等传染病史,否认药物、食物过敏史,否认重大手术外伤史,预防接种史不详。

家族史: 父亲已去世。母亲有高血压、冠心病。

婚育史: 患者已婚,育有1子,丈夫及儿子均体健。

体格检查: 神志清, T38.6℃, P138次/分, R22次/分, Bp115/65mmHg。双肺呼吸音粗,双肺底闻及湿性啰音,心界向两侧扩大,心尖搏动及第一心音减弱,心尖区可闻及3/6级收缩期杂音,肝脏肋下3指,移动性浊音(+)。

辅助检查: 心电图: 完全性右束支及左前分支阻滞。心脏B超: 全心扩大,左房、左室为主,二尖瓣中度反流。

2. 模拟实训问题

(1)患者被送入病房后,你作为责任护士应该如何做好交接和护理工作?(角色扮演)

(2)患者入院后,请对其进行护理体检。(角色扮演)

(3)对于该患者,你当天的护理工作重点是什么?(口述、角色扮演)

二、住院期间

1. 诊疗情况　患者入院后诊断为: 心力衰竭、二尖瓣关闭不全、心律失常、肺部感染。入院后医嘱: 心内科护理常规、一级护理、心电监护、记尿量,低盐、低脂、高维生素软食,氧气吸入、完善各项辅助检查,并给予0.9%氯化钠注射液50ml+左卡尼汀(可益能)1g静推,每日1次;0.9%氯化钠注射液50ml+前列地尔(曼新妥)注射液20μg静推,每日1次;0.9%氯化钠注射液50ml+拉氧头孢钠(赛美杰)1.0g静推,每日2次;5%葡萄糖注射液500ml+桂哌齐特(安捷利)320mg静滴,每日1次;呋塞米(速尿片)20mg口服,每日2次,经过抗感染、强心、利尿、扩血管及支持治疗后,患者胸闷气促症状略有好转。今晨,李女士在下床如厕的过程中突然出现心慌,气急,全身冷汗,立刻予以急救处理和心电监护,监护显示:频发室性早搏二联律,偶有室性心动过速。

2.模拟实训问题

(1)请简述患者用药原则及护理要点。(口述)

(2)请问患者可能出现了什么情况?(小组讨论)

(3)根据李女士发生的病情变化,应立即采取哪些急救护理措施?(角色扮演)

(4)分析患者出现这些症状的原因,针对该症状的护理要点是什么?(小组讨论)

三、出院时

1.诊疗情况 经过抗心力衰竭治疗3周后,患者主诉病情逐渐好转,无胸闷、气促及呼吸困难症状。肺部感染控制,生命体征平稳,准备出院。出院带药:氯吡格雷(波立维)75mg口服,每日1次;阿托伐他汀(立普妥)片20mg口服,每日1次;阿司匹林0.1g口服,每日1次;倍他乐克(酒石酸美托洛尔)片100mg口服,每日1次;螺内酯(安体舒通)片20mg口服,每日3次。

2.模拟实训问题 请你对患者及家属进行出院健康指导。(角色扮演)

【模拟实训案例题2】

一、入院时

1.诊疗情况 患者张先生,46岁。20年前因胸闷、气促、下肢水肿诊断为慢性心力衰竭,经强心、利尿、扩血管治疗后好转,反复迁延发作。2周前因气候骤然变冷而上述症状加重,自行服用利尿药物,症状无明显缓解,昨日夜间睡眠中突然感到呼吸受"憋"而醒,被迫坐起,额部冷汗甚多,端坐呼吸,喘息,面色灰白,口唇发绀,阵阵咳嗽,咳出粉红色泡沫状痰。急诊以"急性心力衰竭"收入院。

既往史:患者无高血压、糖尿病、肾病等内科疾病史,无结核、肝炎等传染病史,无重大手术、外伤、输血、中毒史,无药物食物过敏史。

个人史:工人,小学文化;无疫区居留史;无冶游史;无吸烟、饮酒习惯。无长期工业粉尘、毒物及放射性物质接触史。

婚育史:患者已婚,配偶身体健康,育有1女,女儿体健,家庭和睦。

家族史:父亲患有高血压,已于8年前去世,母亲患有糖尿病。有2个兄弟姐妹,无类似疾病发作。患者否认有遗传倾向的疾病。

体格检查:T36.8℃,P124次/分,R34次/分,Bp129/68mmHg;两肺闻及哮鸣音,两肺底闻及少许湿啰音;心界叩诊呈靴形增大,听诊心尖区闻及奔马律,心率124次/分,律齐,主动脉瓣区第二心音减弱,主动脉瓣区及心尖区闻及舒张期杂音。肝、脾肋下未及,下肢凹陷性水肿。

辅助检查:暂缺。

2.模拟实训问题

（1）患者入院后，如何对其进行抢救治疗？（角色扮演）

（2）请阐述患者病情变化可能的诱因和机制。（小组讨论）

（3）简述该患者的护理要点。（口述）

二、住院过程中

1.诊疗情况　患者入院后医师根据其临床表现及辅助检查,初步诊断为:风湿性心脏瓣膜病,主动脉瓣关闭不全伴二尖瓣狭窄,慢性心力衰竭,心功能Ⅳ级。医嘱予以心内科护理常规,一级护理,心电监护,血氧饱和度监测,吸氧,记24小时出入量,并予以0.9%氯化钠注射液20ml+西地兰0.8mg静推,必要时; 0.9%氯化钠注射液50ml+（曼新妥）前列地尔注射液20μg静推,每日1次;呋塞米（速尿）注射液80mg静推,每日2次。治疗后,患者症状有所好转,神志清,精神软,仍诉胸闷、活动后气促、呼吸困难。第二天患者咳嗽时上述症状明显加重,并伴有呼吸困难和发绀,心电监护提示:阵发性室性心动过速,$SO_2$85%。

2.模拟实训问题

（1）请问患者可能出现了什么情况？（小组讨论）

（2）根据张先生的病情变化,应采取哪些主要的急救护理措施。（角色扮演）

（3）分析患者可能会出现哪些致命性心律失常,心电监护及病情观察的要点是什么？（小组讨论）

三、出院时

1.诊疗情况　经过抗心律失常等积极的抢救治疗及对症处理后,患者病情明显好转,治疗3周后,现患者病情稳定,情绪稳定,生命体征正常,应家属要求,准备出院。出院带药:呋塞米（速尿）片20mg口服,每日2次;曲美他嗪（万爽力）20mg口服,每日3次;培哚普利（雅施达）4mg口服,每日1次;氯吡格雷（波立维）片75mg口服,每日1次。

2.模拟实训问题　请你对患者及家属进行出院健康指导。（角色扮演）

【综合性课后思考题】

1.请查阅文献资料,说明目前急性心力衰竭的护理进展。

2.请查阅文献资料,简述中医护理在心力衰竭中的应用进展。

3.请为演示案例中的心肌梗死患者刘先生制订康复活动计划。

4.根据行为类型与冠心病的发病关系,说明改变行为类型的具体方法。

（李　玲）

第三节　消化内科疾病患者护理情景模拟训练

【学习目标】

知识目标:1.了解消化性溃疡、肝硬化、上消化道出血的病因及诱因。

2. 熟悉消化性溃疡、肝硬化、上消化道出血的临床表现及入院评估内容。

3. 掌握消化性溃疡、肝硬化、上消化道出血的治疗和护理要点。

能力目标： 1. 能对消化性溃疡、肝硬化、上消化道出血患者进行护理评估，并观察病情变化。

2. 能对消化性溃疡、肝硬化、上消化道出血患者进行健康教育。

3. 能对消化性溃疡、肝硬化、上消化道出血患者实施整体护理。

4. 能与消化性溃疡、肝硬化、上消化道出血患者进行有效沟通。

5. 能对消化性溃疡、肝硬化、上消化道出血患者进行康复训练。

情感目标： 1. 关心、尊重患者，耐心和患者解释，有同理心。

2. 有慎独精神，工作责任心强。

【模拟实训演示】

一、入院时

1. **诊疗情况**　患者张先生，48岁，已婚，企业员工。患者2天前在无明显诱因下发现巩膜发黄，因工作繁忙，未重视。1天前患者无明显诱因下出现柏油样便，量约200g，到医院就诊。门诊拟"肝硬化、上消化道出血"收住入院。患者入院时，精神一般，胃纳可，睡眠一般，小便正常。饮白酒史20年，平均每日80~120g，入院后未再饮酒。未接种乙肝疫苗。

既往史： 否认高血压、糖尿病史。

家族史： 父亲患有糖尿病，母亲体健。

婚育史： 适龄结婚，育有1子1女，妻子与子女体健。

体格检查： T36.8℃，P78次/分，R18次/分，Bp130/82mmHg。神志清，贫血貌，消瘦，睑结膜苍白，巩膜黄染，心肺无殊，腹部膨隆，未见腹壁静脉曲张，上腹部轻压痛，无反跳痛或肌紧张，肝脾触诊不满意，移动性浊音阳性，双下肢轻度凹陷性水肿，神经系统（−）。

辅助检查（入院前一天）： 血常规：白细胞4.3×10⁹/L，血红蛋白10.2g/L，血小板98×10⁹/L。大便常规+隐血试验（OB）：便软，色黑，OB（+）。血生化检查：总蛋白58g/L，白蛋白32g/L，总胆红素96μmol/L，间接胆红素60μmol/L，门冬氨酸转移酶58U/L，余无殊。腹部B超示：肝硬化、脾肿大、腹水。乙肝三系检查：HBsAg（+）、HBsAb（+）、HBeAg（−）、HBeAb（−）、HBcAb（−）。

2. **护理要点**

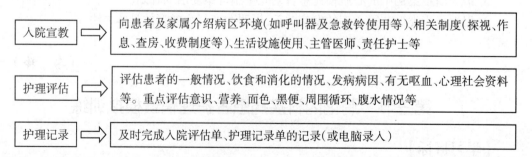

入院宣教	⇒	向患者及家属介绍病区环境（如呼叫器及急救铃使用等）、相关制度（探视、作息、查房、收费制度等）、生活设施使用、主管医师、责任护士等
护理评估	⇒	评估患者的一般情况、饮食和消化的情况、发病病因、有无呕血、心理社会资料等。重点评估意识、营养、面色、黑便、周围循环、腹水情况等
护理记录	⇒	及时完成入院评估单、护理记录单的记录（或电脑录入）

知识拓展

肝硬化的中医病因与病机

肝硬化属于中医"鼓胀"、"胁痛"、"积聚"、"黄疸"等范围,这里重点介绍鼓胀。鼓胀是因肝脾受损,疏泄运化失常,气血交阻致水气内停,以腹大胀满,皮急如鼓、皮色苍黄、脉络显露为主要临床表现的病证。鼓胀病名最早见于《内经》,其发病多与酒食不节,情志所伤,虫毒感染,它病继发等因素有关,病位主要在肝脾,久则及肾,病机为肝脾肾三脏功能失调,气滞、血瘀、水湿内停,而致鼓胀。鼓胀是临床上较为常见的多发病,治疗颇为棘手,预后一般较差,属中医"风、痨、鼓、膈"四大难症之一。

二、住院过程中

1. 诊疗情况　患者入院后,医师根据其临床表现和辅助检查,初步诊断为:上消化道出血、肝炎后肝硬化、酒精性肝硬化、肝功能失代偿期。综合治疗方案为:低盐软食,氧气吸入,0.9%氯化钠注射液100ml+泮托拉唑注射液60mg静脉滴注,每日1次;10%葡萄糖注射液400ml+甘草酸二胺注射液150ml+维生素C5.0g+肌苷注射液0.4U+10%氯化钾10ml静脉滴注,每日1次;呋塞米注射液20mg静脉推注,每日1次;0.9%氯化钠注射液100ml+生长激素释放抑制激素(施他宁)250μg/h微泵维持;复方氯化钠(林格氏液)500ml+维生素$B_6$0.2g+维生素C1.0g静脉滴注,每日1次;5%葡萄糖注射液250ml+参麦注射液40ml静脉滴注,每日1次。给予低盐饮食、止血、保肝、营养支持等对症治疗,患者入院3天未解大便。

患者入院第4天,解大便约600g左右,质稀、色黑,解大便后出现头晕、黑蒙约1分钟,家属将其抬至床上,急查血象示:白细胞3.6×10^9/L,血红蛋白92g/L,血小板96×10^9/L。立即让患者平卧,给予氧气吸入,T38.4℃,P106次/分,R22次/分,Bp85/55mmHg,做血型鉴定和血交叉试验,做好输血准备。给予0.9%氯化钠注射液40ml+生长抑素3mg,持续微泵注入;奥美拉唑注射液40mg持续微泵注入;林格氏液500ml+维生素$B_6$0.2g+维生素C1.0g静脉滴注,临时1次;5%葡萄糖注射液500ml+参麦注射液100ml静脉滴注,临时1次。约2小时后,患者生命体征平稳,舌质淡,苔薄白,脉细数,继续观察。

2. 护理要点

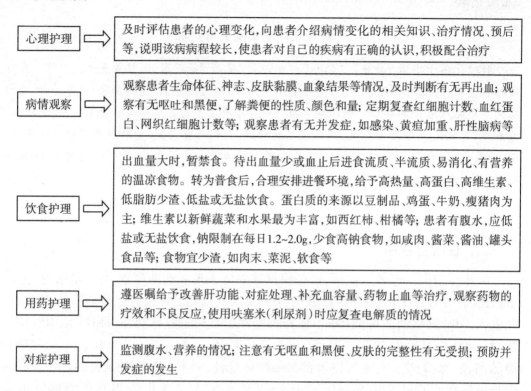

心理护理	及时评估患者的心理变化,向患者介绍病情变化的相关知识、治疗情况、预后等,说明该病病程较长,使患者对自己的疾病有正确的认识,积极配合治疗
病情观察	观察患者生命体征、神志、皮肤黏膜、血象结果等情况,及时判断有无再出血;观察有无呕吐和黑便,了解粪便的性质、颜色和量;定期复查红细胞计数、血红蛋白、网织红细胞计数等;观察患者有无并发症,如感染、黄疸加重、肝性脑病等
饮食护理	出血量大时,暂禁食。待出血量少或血止后进食流质、半流质、易消化、有营养的温凉食物。转为普食后,合理安排进餐环境,给予高热量、高蛋白、高维生素、低脂肪少渣、低盐或无盐饮食。蛋白质的来源以豆制品、鸡蛋、牛奶、瘦猪肉为主;维生素以新鲜蔬菜和水果最为丰富,如西红柿、柑橘等;患者有腹水,应低盐或无盐饮食,钠限制在每日1.2~2.0g,少食高钠食物,如咸肉、酱菜、酱油、罐头食品等;食物宜少渣,如肉末、菜泥、软食等
用药护理	遵医嘱给予改善肝功能、对症处理、补充血容量、药物止血等治疗,观察药物的疗效和不良反应,使用呋塞米(利尿剂)时应复查电解质的情况
对症护理	监测腹水、营养的情况;注意有无呕血和黑便、皮肤的完整性有无受损;预防并发症的发生

知识拓展

上消化道出血的中医辨证施护

患者的中医诊断为:血证—便血(气虚失摄)。因久病体衰,或劳累过度,中气不足,气虚不摄,血溢脉外,故见便血紫黯,食少,体倦。面色萎黄,心悸,舌质淡,脉细为气血亏虚之征。患者宜食山药粥、藕粉莲子羹、莲子桂圆粥、红枣、瘦肉等以补益脾气而固摄止血。

三、出院时

1. 诊疗情况 入院治疗12天后,患者神志清,精神一般,巩膜仍有黄染,胃纳可,睡眠一般,大小便无殊,腹部无膨隆,移动性浊音(−)。患者病情稳定,拟办理出院手续。出院后带药:呋塞米片1盒,20mg口服,每日1次;护肝片2瓶,4片口服,每日3次;拉米夫定片1瓶,100mg口服,每日1次。

2. 护理要点

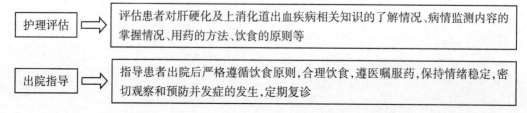

护理评估	评估患者对肝硬化及上消化道出血疾病相关知识的了解情况、病情监测内容的掌握情况、用药的方法、饮食的原则等
出院指导	指导患者出院后严格遵循饮食原则,合理饮食,遵医嘱服药,保持情绪稳定,密切观察和预防并发症的发生,定期复诊

知识拓展 ··

鼓胀的中医护理适宜技术应用

　　患者可采用一些中医护理技术来对症治疗,如可用麝香、甘遂捣烂敷贴于脐部,以利水消胀,实证加用大黄、莱菔子、芒硝等,虚证加用黄芪、附子、肉桂等;无水肿者也可行艾灸、中药药熨等;脾肾阳虚者,取神阙、关元、中极等隔姜或隔附子灸,或施以腹部热敷法、盐熨法、葱熨法等;水热蕴结者,保持大便通畅,可食蜂蜜或缓泻剂,指导患者每天饭后做顺时针腹部按摩,促进肠蠕动。

【综合模拟人模拟场景设置】

情景	模拟人的参数设置和台词设计	护理实践操作内容
场景一: 消化内科病房 入院时	模拟人表现:T=36.8℃,P=78次/分,R=18次/分,Bp=130/82mmHg。 台词(患者主诉):我昨天大便的颜色是黑的,量不多,人感觉很疲劳	1. 向患者进行自我介绍,核对患者身份; 2. 病史询问; 3. 身体评估; 4. 根据评估结果,实施所需的护理措施并记录
场景二: 消化科病房 住院过程 (第二天)	模拟人表现:T=37℃,P=80次/分,R=18次/分,Bp=130/80mmHg;今晨大便未解。 台词(患者主诉):我今天胃口不太好,大便没有解。现在就是感觉肚子胀胀的,好像有水	1. 病情评估; 2. 做好用药护理; 3. 讨论患者腹胀的原因与机制; 4. 对患者进行减轻腹水的指导

医嘱:0.9%氯化钠注射液100ml+泮托拉唑注射液60mg静脉注射,每日1次;10%葡萄糖注射液400ml+甘草酸二胺注射液150ml+维生素C1.0g+肌苷注射液0.4g+10%氯化钾10ml静脉注射,每日1次;呋塞米注射液20ml静脉注射,每日1次;生长激素释放抑制激素(施他宁)250μg静脉注射,立即;0.9%氯化钠注射液100ml+施他宁250μg/h微泵维持;林格氏液500ml+维生素B$_6$0.2g+维生素C1.0g静脉注射,每日1次;5%葡萄糖注射液250 ml+参麦注射液40ml静脉注射,每日1次

| 场景三:
消化科病房
住院过程
(第四天) | 模拟人表现:早上8时,T=38.4℃,P=106次/分,R=22次/分,Bp=85/55mmHg。
台词(患者主诉):我早上刚刚解大便的时候,突然出现头晕、眼前发黑,幸亏家属及时把我扶到床上躺下 | 1. 病情评估;
2. 尽快建立两条静脉通路,补充血容量;
3. 配血、备血;
4. 休克处理;正确执行医嘱并做好用药护理 |

医嘱:平卧、保暖、禁食;建立静脉通路,补充血容量;验血型、血交叉、配血、备血;给予止血措施:0.9%氯化钠注射液40ml+生长抑素3mg持续微泵注入;0.9%氯化钠注射液40ml+奥美拉唑注射液40mg,持续微泵注入;林格氏液500ml+维生素B$_6$0.2g+维生素C1.0g,静脉滴注,临时1次;5%葡萄糖注射液500ml+参麦注射液40ml静脉滴注,临时1次

情景	模拟人的参数设置和台词设计	护理实践操作内容
场景四: 消化科病房 出院时	模拟人表现: T=36.9℃, P=78次/分, R=18次/分, Bp=130/80mmHg。 台词(患者主诉): 我感觉还行, 肚子也不怎么 胀了, 胃口也可以, 大便有规律, 每天早上1次, 颜色是黄的, 其他没什么不舒服	1. 评估病情; 2. 介绍出院手续办理程序; 3. 出院指导

医嘱: 出院带药: 呋塞米片20mg口服, 每日1次; 护肝片4片口服, 每日3次; 拉米夫定片100mg口服, 每日1次

【模拟实训案例题1】

一、入院时

1. 诊疗情况　王先生, 36岁, IT工程师。1年前开始间断性出现上腹部疼痛, 呈钝痛, 空腹时加重, 进食后可缓解, 无夜间痛, 同时伴有反酸、嗳气、烧心, 未服药。3天前饮酒后腹痛加重, 呈绞痛, 向后背部放射, 伴有恶心, 无呕吐。胃镜示: 十二指肠球部溃疡, 为进一步诊治收住入院。

既往史: 否认糖尿病、高血压病史, 否认肝炎及结核病史, 无药物过敏史。

家族史: 父亲有高血压, 母亲体健。有1个妹妹, 体健。

婚育史: 患者已婚, 育有1子, 妻儿体健, 家庭和睦。

体格检查: T37.0℃, P82次/分, R16次/分, Bp125/78mmHg。神志清楚, 皮肤黏膜未见异常, 全身浅表淋巴结未触及肿大。双肺呼吸音清, 未闻及干湿啰音, 心率82次/分, 律齐, 各瓣膜听诊区未闻及病理性杂音。腹平软, 上腹部压痛, 无反跳痛及肌紧张, Murphy征(-), 肝肋下未触及。双下肢无水肿。

辅助检查: 胃镜: 食管黏膜光滑, 胃窦、胃体黏膜光滑, 色泽红白相间, 以红为主; 十二指肠球部前壁可见1.0cm×1.2cm大小的溃疡, 底覆厚白苔, 周边充血水肿明显; 幽门螺旋杆菌(Hp)(+)。

2. 模拟实训问题

(1)患者入院时, 你作为责任护士应该如何接待患者?(角色扮演)

(2)患者入院后, 请对其进行护理体检。(角色扮演)

(3)该患者入院当天的护理重点是什么?(口述、角色扮演)

二、住院过程中

1. 诊疗情况　患者入院后医师初步诊断为十二指肠溃疡, 入院后的综合治疗方案: 一级护理, 软食; 完善各项辅助检查; 药物治疗: ①奥美拉唑20mg口服, 每日1次; ②胶体果胶铋0.1g口服, 每日3次; ③甲硝唑0.2g口服, 每日3次; ④10%葡萄糖250ml+雷尼替丁150mg静脉滴注, 每日2次; ⑤0.9%氯化钠250ml+益萨林(阿莫西林钠)2.0g静脉滴注, 每日1次。

第2天上午, 经过根除Hp、抗炎、纠酸及保护胃黏膜等治疗, 上腹痛、烧心、反酸等稍有缓解。

第3天中午, 患者食用笋干烧肉后又出现上腹疼痛症状, 下午上厕所1次, 解出黑便, 患者

自觉疲倦。

2.模拟实训问题

（1）请评估患者的病情。（角色扮演）

（2）患者可能出现了什么情况？请判断病情危重程度。（小组讨论）

（3）分析患者出现病情变化的原因,针对该症状的护理要点是什么？（口述）

三、出院时

1.诊疗情况　住院第10天,神志清,T37.0℃,P80次/分,R16次/分,Bp125/75mmHg。体重60kg,胃纳可,大小便正常。经过综合治疗,患者病情逐渐好转,无腹痛、反酸及烧心等症状,情绪稳定。各项实验室指标基本正常,大便隐血(－),生命体征平稳,准备出院。出院带药：奥美拉唑2盒,20mg口服,每日1次；雷尼替丁胶囊2盒,150mg口服,每日2次。

2.模拟实训问题　请你对患者及家属进行出院健康指导。（角色扮演）

【模拟实训案例题2】

一、入院时

1.诊疗情况　患者李先生,42岁,工程师。近5年来常有食欲不振、厌油腻,加重三月余。5年前患者无明显诱因下出现食欲不振,未重视,自服助消化中成药,症状无好转,曾到市某三级医院就诊,具体不详。患者1天前无明显诱因下呕咖啡样物2次,含有血凝块,总量约600ml,无黑便。门诊拟"上消化道出血"收治入院。

既往史：15年前患有乙型肝炎,经治疗后病情稳定。6年前复查肝功能和肝炎病毒标志,除表面抗原、核心抗体及e抗体阳性外,其余结果均正常。5年前腹部超声检查提示肝硬化。2年前胃镜检查提示食管静脉曲张。无长期大量饮酒史。

家族史：父母健在。有1个姐姐和1个弟弟,均体健。

婚育史：患者已婚,育有1子1女,妻子、子女体健,家庭和睦。

体格检查：T36.8℃,P88次/分,R18次/分,Bp90/55mmHg。嗜睡状态,压眶反射存在。面色晦黯,皮肤、巩膜黄染。双手可见肝掌,颈部及前胸可见数枚蜘蛛痣。心肺无殊。腹部膨隆,可见腹壁静脉曲张,肝肋下未触及,脾肋下3cm,移动性浊音阳性,肠鸣音亢进,神经系统检查(－)。

辅助检查：血常规：红细胞计数3.0×10^{12}/L,白细胞计数1.1×10^9/L,血红蛋白70g/L,网织红细胞90×10^9/L。肝功能：丙氨酸氨基转移酶（ALT）80U/L,总胆红素（TBIL）28.9μmol/L,HBsAg（＋）。大便隐血:（＋＋＋）。腹部B超检查：肝硬化、脾肿大、腹腔积液。

2.模拟实训问题

（1）根据所获得的病史资料,还需要进一步收集患者哪些病史资料？（角色扮演）

（2）请对患者进行身体评估。（角色扮演）

（3）如何判断患者的出血量？（口述）

二、住院过程中

1.诊疗情况　患者入院后医师初步诊断为病毒性乙型肝炎、肝硬化失代偿期、上消化道出血,综合诊疗计划:一级护理,暂禁食;心电、血压监测q2h记录;氧气吸入,卧床休息;完善各项辅助检查;药物治疗:①5%葡萄糖注射液250ml+奥美拉唑40mg静脉滴注,每日2次;②生长激素释放抑制激素(施他宁)1000μg,40μg/h静脉滴注,微泵维持;③5%葡萄糖注射液400ml+5%碳酸氢钠100ml+10%氯化钾10ml静脉滴注,每日1次;④林格氏液500ml+维生素B$_6$0.2g+维生素C1.0g静脉滴注,每日1次;⑤5%葡萄糖注射液250ml+参麦注射液20ml静脉滴注,每日1次;腹腔穿刺放腹水,临时1次。

患者入院当晚仍呕血2次,量约1000ml,征得患者及家属同意给予三腔二囊管压迫止血。负压引流器引流出血性的胃内容物300ml。入院第2天,患者神志清,精神萎靡,三腔管中的胃管引流液颜色逐渐由暗红色转为淡咖啡色。体格检查:T38.0℃,P100次/分,R22次/分,Bp100/50mmHg。患者6小时前出现烦躁不安,乱扔东西。1小时前患者处于熟睡状态,可以唤醒,但不能正确回答问题,瞳孔对光反射迟钝,腱反射亢进及肌张力增强,扑翼样震颤(+)。

2. 模拟实训问题

(1)患者病情发生了哪些变化?(口述)

(2)护理人员应立即采取哪些护理措施?(角色扮演)

(3)护士应如何做好三腔二囊管插管期间的护理?(口述)

(4)患者目前存在的主要护理问题有哪些?应采取哪些相应的护理措施?(小组讨论)

(5)腹腔穿刺治疗时如何观察病情?(口述)

三、出院时

1. 诊疗情况　住院第12天,患者T37.0℃,P86次/分,R16次/分,Bp126/76mmHg。已拔除三腔二囊管,神志清,精神一般,食少,睡眠尚可,无其他不适。经过止血、对症支持等治疗,大便隐血试验连续3天阴性,肝功能正常,病情好转,情绪稳定,准备出院。出院带药:肌酐片2盒,2片口服,每日3次;维生素C片2盒,1片口服,每日1次。

2. 模拟实训问题

(1)如何判断上消化道出血是否停止?(小组讨论)

(2)患者病情稳定后,护士如何开展健康教育?(角色扮演)

(3)请你对患者及家属进行出院健康指导。(角色扮演)

【综合性课后思考题】

1. 如何做好肝性脑病患者的饮食护理?

2. 如何做好三腔二囊管压迫止血期间的病情观察?

3. 请查阅文献资料,简述中医药在肝硬化护理方面的研究进展。

4. 请为实训案例中的溃疡患者王先生制订一周饮食计划。

5. 腹腔穿刺治疗的护理要点有哪些?

(裘秀月)

第四节　肾内科疾病患者护理情景模拟训练

【学习目标】

知识目标: 1. 了解肾病综合征、慢性肾脏病的病因和发病机制。

2. 熟悉慢性肾脏病的定义和分期。

3. 掌握肾病综合征、慢性肾脏病的临床表现及入院护理评估内容。

能力目标: 1. 能对肾病综合征、慢性肾脏病患者进行护理评估。

2. 能对肾病综合征、慢性肾脏病患者进行预防疾病复发的健康教育。

3. 能对长期服用大量激素的肾病综合征患者进行用药指导。

4. 能指导慢性肾脏病患者制订优质低蛋白饮食计划。

情感目标: 1. 对患者要有同理心,能换位思考患者罹患疾病后的感受。

2. 有慎独精神,工作责任心强。

3. 具备一定的沟通技能,能与患者建立良好的护患关系。

【模拟实训演示】

一、入院时

1. **诊疗情况**　患者华先生,30岁,已婚,职员。因"反复泡沫尿5年余,加重伴发热、乏力2天"入院。患者5年前体检发现尿蛋白(++),隐血(++),偶有泡沫尿,于当地医院就诊,给予中药治疗(具体不详)后复查尿蛋白(+),2012年来我院门诊,给予泼尼松(强的松)15mg,口服,一日1次,1个月后减量为5mg,每日1次,口服2月后停药,当时复查尿蛋白(-),隐血(-),血肌酐正常。2014年发现泡沫尿增多,查尿常规:蛋白(++),生化:血肌酐140μmol/L,于当地医院诊治,给予中草药治疗(具体不详),效果不佳,之后复查尿常规:蛋白(++),隐血(++),生化:血肌酐波动于298~375μmol/L。1月前,出现晨起恶心、干呕,未予重视,3天前因受凉后出现干咳,未在意,今晨起发热,体温38.2℃,咽痛、乏力,无恶寒,无皮疹、口腔溃疡、关节痛、腹痛等。为进一步复查与治疗,门诊拟"慢性肾脏病(CKD)3期"收住入院。

患者神志清,精神可,胃纳差,睡眠一般,二便尚可。体重近来1个月减轻2.5kg。否认吸烟史、饮酒史。

既往史:否认高血压、心脏病史;否认肝炎、结核等传染病史。

家族史:父母体健。

婚育史:适龄结婚,育有1子;妻子与儿子体健。

体格检查: T39.0℃,P88次/分,R20次/分,Bp158/83mmHg。神志清,精神可,皮肤巩膜无黄染,无皮疹、出血点,浅表淋巴结未及肿大,气管居中,双肺呼吸音清,未闻及明显湿啰音。HR88次/分,律齐,各瓣膜听诊区未闻及杂音。腹软,无压痛及反跳痛,肝脾肋下未及,双肾区无叩击痛,双下肢无明显水肿,神经系统检查未见阳性体征。舌质红,苔薄白,脉细。

辅助检查:生化:血肌酐375μmol/L,血钾5.42mmol/L。

2. 护理要点

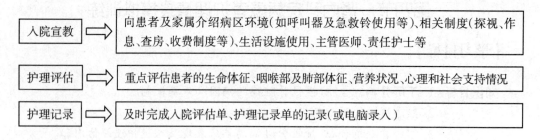

知识拓展 ···

慢性肾脏病的营养评估

定期、规范地评估CKD患者的营养状况至关重要。营养评估的首要原则是采取综合方法评估营养状态。具体包括蛋白质能量摄入情况、生化参数（血白蛋白、前白蛋白、转铁蛋白、肌酐和肌酐指数等）、人体测量（体重指数、三头肌皮褶厚度、臂中肌直径、周径和面积）、身体组成测定（脂肪及瘦肌肉重量）、功能状态（握力等）、主观综合性营养评估法等。

主观综合性营养评估法（SGA）：是美国肠外肠内营养学会（ASPEN）推荐的临床营养状况评估工具。

主观综合性营养评估法

指标	A级	B级	C级
体重变化（近2周）	无变化或增加	减少<5%	减少>5%
膳食变化	无变化或增加	轻微减少	显著减少
胃肠道症状	无/食欲不减	轻微恶心、呕吐	严重恶心（持续2周）、呕吐
应激反应	无/低度	中度	高度
活动能力改变	无/减退	能起床走动	卧床休息
肌肉消瘦	无	轻度	重度
皮褶厚度（mm）	>8	<8	<6.5
踝部水肿	无	轻度	重度

注:（1）体重变化，考虑过去6个月或近2周的，若过去5个月变化显著，但近一个月无丢失或增加，或近2周经治疗后体重稳定，则体重丢失一项不予考虑。

（2）胃肠道症状至少持续2周，偶尔一两次不予考虑。

（3）应激参照:大面积烧伤、高烧、或大量出血属高应激，长期发烧、慢性腹泻属中应激，长期低烧或恶性肿瘤属低应激。

（4）评价结果中，有五项以上属于C级或B级，可定为重度或中度营养不良。

二、住院过程中

1. 诊疗情况　患者入院后医生初步诊断为: 慢性肾脏病（CKD）3期、高血压2级（极高危），上呼吸道感染。综合治疗方案为: 一级护理,低盐优质低蛋白普食。完善相关检查: 如三大常规、生化类、乙肝三系、凝血类、血沉、24小时尿蛋白定量、肾小管功能类、甲状旁腺激素、心脏B超、血气分析、电解质、肝胆胰脾双肾B超、心电图等。0.9%氯化钠注射液100ml+美洛西林钠舒巴坦钠(开林)3.75g静脉滴注,每日2次;硝苯地平控释片(拜新同)30mg口服,每日1次;0.9%氯化钠注射液250ml+谷胱甘肽(阿拓莫兰)3g静脉滴注,每日1次;0.9%氯化钠注射液10ml+前列地尔(曼新妥)10μg静脉推注,每日1次;复方α-酮酸片(科罗迪)4片口服,每日1次;吲哚美辛(消炎痛栓剂)1/2片塞肛,立即。患者住院第4天后体温恢复正常,诉乏力、干呕、咽痛减轻。体检检查: T36.6℃, P78次/分, R20次/分, Bp125/68mmHg。住院第8天加用雷公藤多苷10mg口服,每日3次。患者住院后不能接受疾病诊断,出现沮丧、悲观失望、压抑等情绪,夜间失眠。

2. 护理要点

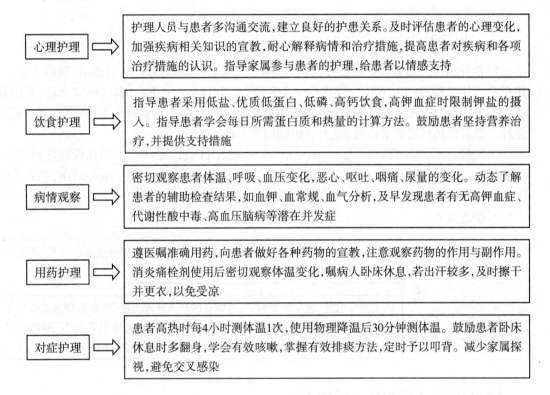

心理护理	护理人员与患者多沟通交流,建立良好的护患关系。及时评估患者的心理变化,加强疾病相关知识的宣教,耐心解释病情和治疗措施,提高患者对疾病和各项治疗措施的认识。指导家属参与患者的护理,给患者以情感支持
饮食护理	指导患者采用低盐、优质低蛋白、低磷、高钙饮食,高钾血症时限制钾盐的摄入。指导患者学会每日所需蛋白质和热量的计算方法。鼓励患者坚持营养治疗,并提供支持措施
病情观察	密切观察患者体温、呼吸、血压变化,恶心、呕吐、咽痛、尿量的变化。动态了解患者的辅助检查结果,如血钾、血常规、血气分析,及早发现患者有无高钾血症、代谢性酸中毒、高血压脑病等潜在并发症
用药护理	遵医嘱准确用药,向患者做好各种药物的宣教,注意观察药物的作用与副作用。消炎痛栓剂使用后密切观察体温变化,嘱病人卧床休息,若出汗较多,及时擦干并更衣,以免受凉
对症护理	患者高热时每4小时测体温1次,使用物理降温后30分钟测体温。鼓励患者卧床休息时多翻身,学会有效咳嗽,掌握有效排痰方法,定时予以叩背。减少家属探视,避免交叉感染

知识拓展

CKD患者的饮食护理

1. CKD患者饮食中蛋白质和热量的计算方法

(1)计算标准体重:身高-105=标准体重。

(2)计算每日所需热量:全天所需总热量=标准体重×每日摄入热量标准(30~35kcal/kg)。

(3)计算每日蛋白质摄入量:每日蛋白质摄入量=标准体重×每千克体重每日蛋白质摄入量。慢性肾脏病GFR<60ml/min,推荐蛋白质摄入量0.6g/(kg·d),其中优质蛋白应占50%以上,尽量少食植物蛋白,如花生、豆类及其制品,因其含非必需氨基酸多。米、面中所含的植物蛋白也要设法去除,可部分采用麦淀粉作主食。

2. 慢性肾脏病与高磷食物　CKD患者的肾功能受损,引起血清磷升高,高磷血症则进一步损害肾脏,并继发低钙血症、甲状旁腺功能亢进症等,故应限制患者进食含磷高的食物。常见含磷丰富的食物有:动物内脏、海产品、奶制品、肉类、坚果类等。

3. 慢性肾脏病患者减少钾摄入的技巧

(1)避免食用高钾食物,如鲜蘑菇、赤小豆、绿豆、黄豆、豆腐皮、海带、紫菜、榨菜、萝卜干、花生、含钾盐等。

(2)蔬菜用开水烫过捞起后再烹饪,避免食用生菜和菜汤。

(3)避免食用浓缩汤及用肉汁拌饭。

(4)避免饮用咖啡、茶、运动饮料等。

(5)少食坚果类、巧克力、番茄酱、水果干以及药膳汤。

三、出院时

1. 诊疗情况 患者经积极治疗及护理,病情好转,神志清,精神可,胃纳可,睡眠一般,二便正常。体格检查:T36.6℃,P78次/分,R18次/分,Bp125/68mmHg。双肺呼吸音清,未闻及明显干湿性啰音。HR78次/分,律齐,各瓣膜听诊区未闻及杂音。双肾区无叩击痛,双下肢无浮肿。患者病情好转要求出院,经上级医师同意后准予出院。

出院带药:拜新同30mg口服,每日1次;科罗迪2.52g口服,每日3次;阿托伐他汀钙片(立普妥)20mg口服,每晚1次;碳酸氢钠片1.0g口服,每日3次;雷公藤多苷10mg口服,每日3次。医嘱:注意休息,避免感冒,避免肾毒性药物使用。

2. 护理要点

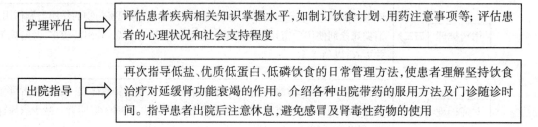

| 护理评估 ⟹ | 评估患者疾病相关知识掌握水平,如制订饮食计划、用药注意事项等;评估患者的心理状况和社会支持程度 |

| 出院指导 ⟹ | 再次指导低盐、优质低蛋白、低磷饮食的日常管理方法,使患者理解坚持饮食治疗对延缓肾功能衰竭的作用。介绍各种出院带药的服用方法及门诊随诊时间。指导患者出院后注意休息,避免感冒及肾毒性药物的使用 |

【综合模拟人模拟场景设置】

情景	模拟人的参数设置和台词设计	护理实践操作内容
场景一: 肾内科病房入院时	模拟人表现:T=39.0 ℃,P=88次/分,R=20次/分,Bp=158/83mmHg。神志清,精神可,心肺(﹣),肝脾肋下未及,神经系统检查(﹣)。 台词(患者主诉):5年前体检时发现有尿蛋白(++),隐血(++),当时在老家服了中药,后复查尿蛋白(+),2012年来医院门诊,医生让口服泼尼松(强的松)3片,每日1次,1个月后减量为1片,每日1次,2个月后感觉没什么不舒服就停药了。1年前发现尿液里泡沫很多,查尿蛋白(++),在当地医院看中医,但没什么效果。1月前,早晨起来有恶心、干呕,3天前受凉后出现咳嗽、咳白色黏痰,未在意,今早晨发热,38.2℃,咽痛	1. 向患者进行自我介绍,核对患者身份,入院宣教; 2. 病史询问及体格检查; 3. 根据评估结果,实施所需的护理措施并记录; 4. 对患者进行饮食指导

情景	模拟人的参数设置和台词设计	护理实践操作内容
医嘱:一级护理,低盐优质低蛋白普食。0.9%氯化钠注射液100ml+美洛西林钠舒巴坦钠(开林)3.75g静脉滴注,每日2次;拜新同30mg口服,每日1次;0.9%氯化钠注射液250ml+阿拓莫兰3g静脉滴注,每日1次;0.9%氯化钠注射液10ml+曼新妥10μg,静脉推注,每日1次;复方α-酮酸片(科罗迪)4片口服,每日3次;吲哚美辛(消炎痛栓剂)1/2颗塞肛,立即		
场景二: 肾内科病房 住院过程 (第八天)	模拟人表现:T=36.6℃,P=78次/分,R=20次/分,Bp=125/68mmHg。 台词(患者主诉):护士,医生今天又给我加了一个药,哎,我这辈子变成一个药罐子了,做人真没意思……	1. 病情评估; 2. 对患者进行用药指导; 3. 对患者进行心理护理
医嘱:雷公藤多苷10mg口服,每日3次		
场景三: 肾内科病房 出院时	模拟人表现:T=36.6 ℃,P=78次/分,R=18次/分,Bp=125/68mmHg。双肺呼吸音清,未闻及明显干湿性啰音。HR78次/分,律齐,各瓣膜听诊区未闻及杂音。双肾区无叩击痛,双下肢无浮肿。 台词(患者主诉):护士,我今天出院了,谢谢你们的照顾!	1. 评估病情; 2. 介绍出院手续办理程序; 3. 出院前向患者宣教保护肾功能的方法及用药知识
医嘱:拜新同30mg口服,每日1次;复方α-酮酸片(科罗迪)2.52g口服,每日3次;立普妥20mg口服,每晚1次;碳酸氢钠片1.0g口服,每日3次;雷公藤多苷10mg口服,每日3次。注意休息,避免感冒,避免肾毒性药物使用		

【模拟实训案例题1】

一、入院时

1. 诊疗情况　患者王女士,62岁,已婚,退休职工。因"反复腰酸乏力4年余,加重10天",门诊拟"慢性肾脏病(CKD)5期"收入院。

患者4年前无明显诱因下出现腰酸乏力,伴泡沫尿增多,遂前往门诊就诊,查尿蛋白(+),血肌酐460μmol/L,双肾B超示"右肾切除术后,左肾弥漫性病变",诊断为"慢性肾功能不全",予降压、改善循环等治疗后好转。4年来患者在门诊规律治疗,病情稳定,定期复查血肌酐维持在500μmol/L上下。患者自诉10天前复查血肌酐630μmol/L,近期乏力明显,今患者为求进一步诊治,收住入院。

患者神志清,精神可,胃纳差,睡眠一般,大便通畅,泡沫尿。体重无明显增减。否认吸烟史、饮酒史。

既往史:16年前被诊断为"右肾结核",予右肾切除术。有高血压病史15余年,最高血压200/100mmHg,现口服乐定、波依定降压,血压控制尚可。

家族史:否认家族遗传病史。

婚育史:适龄结婚,育有2子。妻、儿均体健。

体格检查:T36.8℃,P64次/分,R16次/分,Bp121/81mmHg。身高158cm,体重51kg。神志清,精神可,皮肤巩膜无黄染,无皮疹出血点,浅表淋巴结未及肿大,气管居中,双肺呼吸音清,未闻及明显干湿啰音。HR64次/分,律齐,各瓣膜听诊区未闻及明显病理性杂音。腹软,无压痛及反跳痛,肝脾肋下未及,双肾区无叩击痛,移动性浊音阴性,双下肢无明显水肿,神经系统检查未见阳性体征。舌质黯淡,舌体胖、边有齿痕,苔薄白腻,脉沉弦。

辅助检查:生化:甘油三酯3.29mmol/L,血肌酐630μmol/L,尿素氮28.93mmol/L,血钾4.5mmol/L。

2.模拟实训问题

(1)患者入院后请对其进行全面营养评估。(角色扮演)

(2)患者入院后,请对其进行护理评估(病史询问)。(角色扮演)

(3)请分析患者入院前辅助检查结果的临床意义。(小组讨论)

(4)患者目前存在哪些护理诊断?如何护理?(小组讨论)

二、住院过程中

1.诊疗情况　患者入院后医生初步诊断为:慢性肾脏病(CKD)5期、高血压3级(极高危),右肾切除术后。入院后患者主诉胃脘部不适,既往胃镜提示胃窦部炎症,生化检查结果示:尿酸430.7μmol/L,肌酐689.35μmol/L,甘油三酯3.80mmol/L。血常规:血红蛋白92g/L。尿常规:蛋白质(+),隐血(±)。肾小管功能:β_2微球蛋白1145.4μmol/L,微量白蛋白325.4mg/L。综合治疗方案为:二级护理,上肢血管保护,低盐优质低蛋白普食,完善相关检查。碳酸氢钠片1g口服,每日3次;红源达胶囊0.15g口服,每日2次;复方α-酮酸片(科罗迪片)2.52g口服,每日3次,非洛地平缓释片(波依定缓释片)5mg口服,每日2次;骨化三醇胶丸(罗盖全)胶囊0.5μg口服,每晚1次;盐酸可乐定片150μg口服,每日3次;酒石酸美托洛尔注射液(倍他乐克片)25mg口服,每日2次;0.9%氯化钠注射液10ml+前列地尔注射液(凯时)10μg静注,每日1次;0.9%氯化钠注射液250ml+丹参川芎嗪注射液20ml静滴,每日1次;0.9%氯化钠注射液100ml+阿拓莫兰注射液1.2g静滴,每日1次;0.9%氯化钠注射液100ml+泮托拉唑钠(泮立苏)注射液40mg静滴,每日1次。中药灌肠每晚1次。

2.模拟实训问题

(1)请分析患者辅助检查结果的临床意义。(小组讨论)

(2)请对患者进行"上肢血管保护"的健康教育。(角色扮演)

(3)请为患者制订一天的低盐、优质低蛋白饮食食谱,并教会患者食谱制订方法,向患者说明饮食治疗的必要性和重要性。(小组讨论、角色扮演)

(4)请为患者进行中药灌肠。(操作演示)

(5)分析各种药物的作用机制及用药护理要点。(小组讨论)

三、出院时

1.诊疗情况　患者住院9天后自诉一般情况可,无胸闷气急、头晕乏力,胃脘部不适较前好转,要求出院,经上级医师同意准予出院。医师建议患者择期来院行内瘘手术。

出院带药:碳酸氢钠片1g口服,每日3次;红源达胶囊0.15g口服,每日2次;复方α-酮酸片(科罗迪片)2.52g口服,每日3次;非洛地平缓释片(波依定缓释片5mg口服,每日2次;罗盖全胶丸(罗盖全胶囊)0.5μg口服,每晚1次;盐酸可乐定片(可乐定片)150μg口服,每日2次;倍他乐克片25mg口服,每日2次;前列地尔(凯时)20μg口服,每日1次;泮立苏40mg口服,每日1次;百令胶囊4颗口服,每日3次。中草药7贴,直肠给药。

2.模拟实训问题

（1）请你对患者及家属进行出院饮食指导。（角色扮演）

（2）请你对患者及家属进行出院用药指导。（角色扮演）

（3）请你对患者及家属进行延缓肾衰竭进展的健康指导。（角色扮演）

（4）讨论内瘘手术前、手术后的护理要点。（小组讨论）

（5）若患者内瘘手术成功后行血液透析，其饮食要求有何变化？（小组讨论）

【模拟实训案例题2】

一、入院时

1.诊疗情况 患者李女士，46岁，已婚，工人。因"反复双下肢水肿10天余"，门诊拟"肾病综合征"收入院。

患者10天前无明显诱因下出现尿中泡沫增多伴有双下肢水肿，晨起眼睑轻度水肿，无乏力，无夜尿增多。自述服用当地中草药后下肢水肿明显好转。但尿中泡沫仍较多，眼睑仍轻度水肿，遂来我院就诊。为求进一步治疗，行肾脏穿刺活检术明确诊断，门诊拟"肾病综合征"收住入院。

患者神志清，精神可，胃纳差，睡眠一般，大便通畅，泡沫尿。体重无明显增减。否认吸烟史、饮酒史、食物药物过敏史。

既往史：有高血压病史数年，最高血压未知，间断服用降压药，具体不详。自述曾有子宫肌瘤切除史、腰椎间盘突出手术史。

家族史：否认家族遗传病史。

婚育史：适龄结婚，育有1子。夫、儿均体健。

体格检查：T36.8℃，P70次/分，R18次/分，Bp133/80mmHg。神志清，精神可，皮肤巩膜无黄染，无皮疹、出血点，浅表淋巴结未及肿大，气管居中，双肺呼吸音清，未闻及明显干湿啰音。HR70次/分，律齐，各瓣膜听诊区未闻及明显病理性杂音。腹软，无压痛及反跳痛，肝脾肋下未及，双肾区无叩击痛，移动性浊音阴性，双下肢无明显水肿，神经系统检查未见阳性体征。舌质淡，苔薄白，脉细。

辅助检查：血常规未见明显异常。血清免疫球蛋白G>18.37mg/dl。生化：葡萄糖6.66mmol/L，尿酸491.5μmol/L，总蛋白63.52g/L，白蛋白36.36g/L。凝血类未见明显异常。

2.模拟实训问题

（1）患者入院后，请对其进行护理体检。（角色扮演）

（2）请分析患者入院前辅助检查结果的临床意义。（小组讨论）

（3）请分析肾病综合征有哪些典型临床表现及可能发生的并发症。（小组讨论）

二、住院过程中

1.诊疗情况 入院后辅助检查结果示：生化：尿酸491.5μmol/L，肌酐86.76μmol/L，甘油三酯5.2mmol/L，总蛋白63.52g/L，白蛋白36.36g/L。尿常规示：蛋白质(++)，隐血(++)。肾小管功能：β_2微球蛋白243.1μg/L，微量白蛋白>892.6mg/L。治疗上给予0.9%氯化钠注射液100ml+头孢他啶1g静脉滴注，每日2次；0.9%氯化钠注射液100ml+还原型谷胱甘肽（阿拓莫兰注射液)1.2g静滴,每日1次;碳酸氢钠片1g口服,每日3次;苯溴马隆片1片口服,每日1次;住院第2天患者在B超引导下行肾穿刺活检术,经过顺利,取肾组织送光镜、免疫荧光、电镜等检查。术后嘱患者绝对卧床休息24小时,0.9%氯化钠注射液100ml+头孢西丁钠2g静脉滴注,每日2次;0.9%氯化钠注射液100ml+卡络磺钠60mg,静脉滴注,每日2次;0.9%氯化钠注射液10ml+蛇毒血凝酶(巴曲亭)1U,静脉推注,每日2次。术后血压120/85mmHg。术前患者情绪紧张,夜间睡眠较差。

2. 模拟实训问题

(1)请分析患者辅助检查结果的临床意义。(小组讨论)

(2)请做好该患者的用药护理。(角色扮演)

(3)肾穿刺活检术的术前、术中、术后护理要点有哪些?(小组讨论)

(4)如何做好患者的心理护理?(角色扮演)

三、出院时

1. 诊疗情况 患者住院6天,一般情况可,查体基本无殊,经上级医师同意准予出院。肾脏穿刺病理结果需2周后出报告,嘱患者及时到肾内科门诊随诊,以进一步制订诊疗方案。

2. 模拟实训问题

(1)请你对患者及家属进行出院健康指导。(角色扮演)

(2)查阅文献,讨论肾病综合征的饮食护理和治疗进展。(小组讨论)

【综合性课后思考题】

1. 简述慢性肾脏病终末期的临床表现。

2. 请查阅文献资料,简述慢性肾脏病营养治疗的新进展。

3. 肾病综合征水肿患者如何准确测量和记录体重?

4. 肾病综合征患者使用激素治疗时的护理要点有哪些?

5. 比较慢性肾脏病透析与非透析患者的饮食护理要点的异同。

(沈 勤)

第五节 内分泌科疾病患者护理情景模拟训练

【学习目标】

知识目标:1.了解糖尿病、甲状腺功能亢进的病因和发病机制。

2. 熟悉糖尿病的主要并发症和甲状腺功能亢进的治疗要点。

3. 掌握糖尿病、甲状腺功能亢进症的临床表现及入院护理评估内容。

能力目标:1. 能对糖尿病、甲状腺功能亢进症患者进行护理评估。

2. 能指导糖尿病患者制订饮食计划。

3. 能指导糖尿病患者进行运动锻炼。

4. 能与糖尿病患者进行有效沟通;能对甲状腺功能亢进症患者进行心理疏导。

5. 能对糖尿病、甲状腺功能亢进症患者进行健康教育。

情感目标: 1. 对患者关心、耐心,有同理心。

　　　　　2. 有慎独精神,工作责任心强。

【模拟实训演示】

一、入院时

1. **诊疗情况**　患者董先生,52岁,已婚,公司主管。因"口干、多饮2年余,视物模糊20天"入院。患者2年前无明显诱因下出现口干、多饮,饮水量不详,无多食、多尿及体重下降等症状,未予以诊治。20天前出现视物模糊症状,为求进一步诊治收住入院。患者入院以来,精神一般,胃纳好,主诉双下肢瘙痒,睡眠一般,大小便正常。否认吸烟史,有饮酒史20余年,约2两/日。

既往史: 否认高血压、心脏病史; 否认肝炎、结核等传染病史。

家族史: 父亲患有糖尿病。

婚育史: 适龄结婚,育有1子1女;妻子与子女均体健。

体格检查: 神志清,T37.0℃,P82次/分,R18次/分,Bp135/80mmHg。体重85kg,身高172cm,体质指数(BMI)28.7kg/m^2。体型肥胖,平日生活自理,全身皮肤黏膜完整,浅表淋巴结未及肿大,心肺检查阴性,未闻及病理性杂音,腹软,无压痛及反跳痛,肝脾肋下未及,双肾区无叩击痛,双下肢无浮肿。双侧足背动脉搏动减弱,双下肢浅感觉减弱,10g尼龙丝检查(+),神经系统检查(−)。

辅助检查(入院前1天): 白细胞5.6×10^9/L,红细胞4.5×10^{12}/L,血红蛋白125g/L,血小板185×10^9/L。空腹血糖13.2mmol/L,糖化血红蛋白9.5%,酮体(−)。总胆固醇6.7mmol/L、甘油三酯3.02mmol/L。

2. **护理要点**

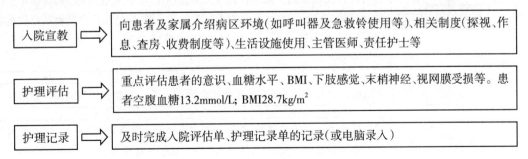

入院宣教 ⇒	向患者及家属介绍病区环境(如呼叫器及急救铃使用等)、相关制度(探视、作息、查房、收费制度等)、生活设施使用、主管医师、责任护士等
护理评估 ⇒	重点评估患者的意识、血糖水平、BMI、下肢感觉、末梢神经、视网膜受损等。患者空腹血糖13.2mmol/L; BMI28.7kg/m^2
护理记录 ⇒	及时完成入院评估单、护理记录单的记录(或电脑录入)

知识拓展 ···

尼龙丝检查

1. **检查方法**　尼龙丝检查是最常用的压力觉测试方法。5.07cm的单丝垂直于受试点皮肤用力压1~2秒,力量刚好使尼龙丝弯曲,可产生一个10g的力量。尼龙丝一头接触于患者的大足趾、足跟和前足底内外侧,用手按尼龙丝另一头轻轻施压,使尼龙丝弯曲,患者能感到足底尼龙丝则为正常。这是评价神经病变最简单的方法,可使其发现率达40%以上,并能发现早期病变。

2. 检查注意事项　①将尼龙丝垂直于测试点的皮肤表面。用力使尼龙丝弯曲,此时所受压力为10g。尼龙丝靠近、接触皮肤、移去整个过程应大约持续2秒左右。测定下一点前应停止2~3秒。②测定部位是大脚趾、中趾、小趾、趾骨头1、3、5处及足跟和足背,每只脚测定10个点,患者仅感觉到8个或不足8个,视为异常。③尼龙丝检查应避开有溃疡、瘢痕和坏死组织的部位。检查时,不要让尼龙丝在皮肤上滑动。

二、住院过程中

1. 诊疗情况　患者入院后医师根据其临床表现及辅助检查,初步诊断为:2型糖尿病、代谢综合征。综合治疗方案为:糖尿病饮食、降糖、活血、营养神经、改善微循环等相关治疗。针对视物模糊的症状,请眼科会诊。医嘱:西洛他唑100mg口服,每日2次;门冬胰岛素注射液(诺和锐)特充14U、12U、8U三餐前注射、甘精胰岛素(来得时)10U睡前注射。二甲双胍0.5g口服,每日3次,氟伐他汀(来适可)40mg口服,每晚1次。

入院第5天,晚上8时,患者主诉头晕、胸闷、出汗多,护士立即测血糖:3.8mmol/L。立即给予患者50%葡萄糖注射液50ml口服。测生命体征:T36.4℃,P94次/分,R22次/分,Bp115/75mmHg。15分钟后测血糖4.5mmol/L,嘱患者食用馒头1个,约50g。1小时后测血糖5.7mmol/L,继续观察。

2. 护理要点

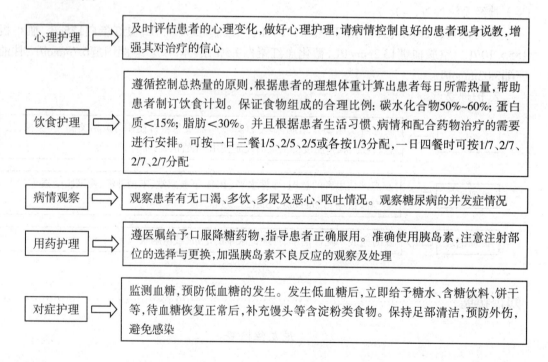

心理护理	及时评估患者的心理变化,做好心理护理,请病情控制良好的患者现身说教,增强其对治疗的信心
饮食护理	遵循控制总热量的原则,根据患者的理想体重计算出患者每日所需热量,帮助患者制订饮食计划。保证食物组成的合理比例:碳水化合物50%~60%;蛋白质<15%;脂肪<30%。并且根据患者生活习惯、病情和配合药物治疗的需要进行安排。可按一日三餐1/5、2/5、2/5或各按1/3分配,一日四餐时可按1/7、2/7、2/7、2/7分配
病情观察	观察患者有无口渴、多饮、多尿及恶心、呕吐情况。观察糖尿病的并发症情况
用药护理	遵医嘱给予口服降糖药物,指导患者正确服用。准确使用胰岛素,注意注射部位的选择与更换,加强胰岛素不良反应的观察及处理
对症护理	监测血糖,预防低血糖的发生。发生低血糖后,立即给予糖水、含糖饮料、饼干等,待血糖恢复正常后,补充馒头等含淀粉类食物。保持足部清洁,预防外伤,避免感染

知识拓展

血 糖 指 数

血糖指数用于比较不同碳水化合物对人体餐后血糖反应的影响,定义为进食恒量的某种碳水化合物类食物后(通常为1份50g碳水化合物的食物),2~3小时内的血糖曲线下面积相比空腹时的增幅除以进食某种标准食物(通常为葡萄糖)后的相应增幅。低血糖指数食物包括燕麦、大麦、大豆、裸麦面包、苹果、牛奶、柑橘等。低血糖指数饮食可降低糖尿病患者血糖,使Ⅱ型糖尿病发病风险降低。但不同个体对碳水化合物的反应也有所不同。

三、出院时

1. 诊疗情况　患者入院第11天,T36.7℃,P82次/分,R18次/分,Bp125/80mmHg,体重83kg。精神尚可,胃纳可,睡眠一般,大小便正常,无口干、多饮、多食、视力模糊等症状。患者病情稳定,拟办理出院手续。出院带药:甘精胰岛素(来得时)12U皮下注射,每晚1次;盐酸二甲双胍0.5g口服,每日3次;氟伐他汀40mg口服,每晚1次。

2. 护理要点

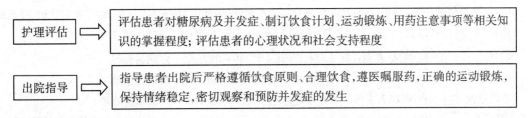

| 护理评估 | → | 评估患者对糖尿病及并发症、制订饮食计划、运动锻炼、用药注意事项等相关知识的掌握程度;评估患者的心理状况和社会支持程度 |
| 出院指导 | → | 指导患者出院后严格遵循饮食原则、合理饮食,遵医嘱服药,正确的运动锻炼,保持情绪稳定,密切观察和预防并发症的发生 |

知识拓展

糖尿病患者的中医护理

糖尿病属于中医"消渴"的范畴,其基本病机是阴津亏耗,燥热炽盛,而以阴虚为本,燥热为标,两者互为因果。其治疗原则为清热润燥、养阴生津。

患者饮食在控制总热量的基础上,以清热养阴生津为宜,多食苦瓜、菠菜、番茄、萝卜、鳝鱼、猪胰、黑豆等。燥热伤肺者,可以生山药250g煎水代茶饮,或食山药粥以益气养阴;胃热炽盛者,多饮番茄汤、石斛汤、萝卜汤,或予地骨皮50g煎水代茶饮,以清胃泻火,养阴增液;肾阴亏虚者,宜选用地黄粥、枸杞粥、桑椹汁等滋阴养肾之品,药膳可用老鸭芡实汤等;阴阳两虚者,宜补益脾肾、益气养阴,可食猪胰黄芪汤、猪肾杜仲汤等。

【综合模拟人模拟场景设置】

情景	模拟人的参数设置和台词设计	护理实践操作内容
场景一： 内分泌科病房 入院时	模拟人表现：T=37.0 ℃；P=82次/分；R=20次/分；HR=82次/分；Bp=135/80mmHg；空腹血糖14.2mmol/L。双侧足背动脉搏动减弱，双下肢浅感觉减弱。10g尼龙丝检查(+)。 台词(患者主诉)：我感到口干，今天上午喝水3大杯；看东西不是很清楚	1. 向患者进行自我介绍，核对核实患者身份； 2. 病史询问； 3. 身体评估； 4. 测血糖； 5. 尼龙丝检查、下肢感觉检查； 6. 根据评估结果，实施所需的护理措施并记录
场景二： 内分泌科病房 住院过程 (第二天)	模拟人表现：T=36.8 ℃；P=80次/分；R=18次/分；HR=80次/分；Bp=130/80mmHg；空腹血糖5.7mmol/L。双下肢浅感觉减弱。10g尼龙丝检查(+)。 台词(患者主诉)：我今天胃口不太好，大便早上解了1次。现在就是老感觉腿痒，老想抓，皮肤也干燥，不知道怎么回事	1. 病情评估； 2. 注射胰岛素； 3. 做好用药护理； 4. 讨论患者下肢浅感觉减弱的原因与机制； 5. 对患者进行糖尿病足的预防指导
医嘱：西洛他唑100mg口服，每日2次；门冬胰岛素注射液(诺和锐)特充14U、12U、8U三餐前注射、甘精胰岛素(来得时)10U睡前注射；氟伐他汀(来适可)40mg口服，每晚1次。监测三餐餐后、睡前血糖		
场景三： 内分泌科病房 住院过程 (第五天)	模拟人表现：晚上8时，T=36.4 ℃，P=94次/分，R=22次/分，Bp=115/75mmHg。血糖3.8mmol/L。 台词(患者主诉)：我刚刚起床走了几步突然头晕得厉害、胸口闷、不舒服，没走几步出了一身汗	1. 病情询问； 2. 监测血糖； 3. 低血糖处理； 4. 讨论患者出现低血糖的可能原因
医嘱：低血糖处理：立即给予患者50%葡萄糖50ml口服，食用馒头1个，约50g。监测血糖，继续观察		
场景四： 内分泌科病房 出院时	模拟人表现：T=36.7 ℃，P=82次/分，R=18次/分，Bp=125/80mmHg，体重83kg。 台词(患者主诉)：我感觉还行，胃口也不错，医院提供的饭菜都能吃光，大便也好解，每天早上1次。没什么不舒服的	1. 评估病情； 2. 介绍出院手续办理程序； 3. 出院指导
医嘱：出院带药：甘精胰岛素(来得时)12U皮下注射，每晚1次；盐酸二甲双胍0.5g口服，每日3次；氟伐他汀(来适可)40mg口服，每晚1次		

【模拟实训案例题1】

一、入院时

1. 诊疗情况　患者朱女士，54岁，大学教师。因"发热伴呕吐1天，神志不清1小时"入院。5年前因"口干、多饮、多尿"，经检查确诊为糖尿病，一直服用拜糖平(阿卡波糖)治疗，服用药物不规律,未控制饮食,查空腹血糖波动在16~18mmol/L。患者于昨天下午淋雨后开始打喷嚏,发热伴呕吐3次,今天上午逐渐出现神志不清,由家属送到医院急诊室,查血糖31.65mmol/L,尿酮(++),予静脉滴注胰岛素。急诊拟"糖尿病酮症酸中毒"收入内分泌科治疗。

既往史:糖尿病病史5年,血糖控制欠佳。高血压病史3年,平时服用降压药(具体不详)。否认冠心病等其他慢性病史,否认肝炎、结核等传染病史,否认药物、食物过敏史,否认重大手术外伤史,预防接种史不详。

家族史:父亲已去世,母亲有高血压、糖尿病。有两个弟弟,体健。

婚育史:患者已婚,育有两个女儿,丈夫和女儿体健,家庭和睦。

体格检查:神志清,T38.6℃,P138次/分,R22次/分,Bp115/65mmHg。嗜睡,有时躁动不安,双侧瞳孔等大等圆,对光反射灵敏。全身皮肤干燥,浅表淋巴结未及肿大,双肺呼吸音粗,可闻及湿啰音。心律齐,HR138次/分,腹软,无压痛及反跳痛,肝脾肋下未及,双肾区无叩击痛,双下肢轻度浮肿,神经系统检查(-)。

辅助检查:(上午于急诊)尿常规:尿糖16mmol/L,尿酮体1.5mmol/L;血常规:白细胞24.7×10^9/L,中性粒细胞占91.5%;血生化:血糖19.5mmol/L,K^+2.95mmol/L,Na^+151.0mmol/L;血酮:β-羟丁酸5.38mmol/L,血尿素氮13.74mmol/L;血气分析:HCO_3^-20.1mmol/L,$PaCO_2$34.5mmHg,pH7.14。

2.模拟实训问题

(1)急诊室护士将患者送入病房,你作为责任护士应该如何做好交接和护理工作?(角色扮演)

(2)患者入院后,请对其进行护理体检。(角色扮演)

(3)对于该患者,你当天的护理工作重点是什么?(口述、角色扮演)

二、住院过程中

1.诊疗情况　患者入院后医师初步诊断为Ⅱ型糖尿病、糖尿病酮症酸中毒、肺部感染。入院后综合治疗方案:①暂禁食、完善各项辅助检查、监测血糖。②药物治疗:0.9%氯化钠注射液250ml+普通胰岛素25U+10%氯化钾7.5ml静滴;0.9%氯化钠注射液2000ml静滴;0.9%氯化钠注射液20ml+头孢哌酮钠他唑巴坦钠(仙必他)2g静注。6小时后患者的血糖下降至13.9mmol/L,改为5%葡萄糖注射液500ml+普通胰岛素20U+10%氯化钾10ml静滴,继续观察。

第2天上午,患者神志清,精神差,T37.1℃,P94次/分,R20次/分,Bp125/80mmHg,身高160cm,体重62kg。全身皮肤黏膜完整,双肺呼吸音粗,可闻及湿啰音。心律齐,HR94次/分,腹软,肠鸣音4次/分,双下肢轻度浮肿,双侧足背动脉搏动正常,双下肢浅感觉减弱。10g尼龙丝检查(+)。主诉乏力、咳嗽,咳少许白色黏液痰,胃纳一般,大小便正常,其余无特殊不适。医嘱:诺和锐特充14U、12U、8U三餐前皮下注射,来得时甘精胰岛素10U睡前皮下注射。

第4天晚上临睡前,患者起床上厕所后出现头晕、心悸、出汗等不适。

2.模拟实训问题

(1)请为患者测毛细血管血糖。(角色扮演)

(2)请为患者注射甘精胰岛素"来得时"。(角色扮演)

（3）请简述患者用药原则及注意事项。（口述）

（4）请对患者进行体格检查（重点为糖尿病专科体检）。（角色扮演）

（5）请问该患者第2天的主要护理问题、护理要点有哪些？（口述、角色扮演）

（6）请问患者第4天晚上可能出现了什么情况？（互动讨论）

（7）分析患者第4天晚上出现这些症状的原因，针对该症状立即采取的措施有哪些？（口述）

三、出院时

1. 诊疗情况　患者入院第14天，神志清，T36.8℃，P84次/分，R18次/分，Bp120/80mmHg。体重59kg，胃纳可，大小便正常。经过综合治疗，患者病情逐渐好转，情绪稳定，各项实验室指标基本正常，3次尿酮（－），血糖控制良好，肺部感染控制，生命体征平稳，准备出院。出院带药：门冬胰岛素注射液（诺和锐）特充14U、12U、8U三餐前皮下注射。

2. 模拟实训问题　请你对患者及家属进行出院健康指导。（角色扮演）

【模拟实训案例题2】

一、入院时

1. 诊疗情况　患者张先生，34岁，小学教师。因"反复发作性四肢乏力2年余，加重伴胸闷2天"入院。患者2年前饮酒后第二日晨起出现四肢乏力，无恶心呕吐、无畏寒发热，到当地卫生所测血清钾1.8mmol/L，给予静脉补钾，乏力好转后回家，未进一步明确原因。1年前无特殊诱因下再次出现乏力，程度较轻，当地卫生所给予口服补钾后症状好转，未做进一步检查。2天前患者曾去打篮球、逛街，昨天晨起出现四肢不能动弹，说话费力，感胸闷，无畏寒发热，无意识丧失，由家人送至急诊室。查急诊生化常规+心肌酶谱：血清钾（K^+）1.35mmol/L，血清钠（Na^+）135.2mmol/L，血清氯（Cl^-）98.8mmol/L，肌酸激酶同工酶27.8U/L。给予口服及静脉补钾后，患者乏力改善，无胸闷不适等，半小时后查（急）电解质：K^+4.85mmol/L，Na^+137.7mmol/L，Cl^-108.3mmol/L。现为进一步诊断和治疗，收住入院。患者神志清，精神可，胃纳睡眠一般，尿频，大便2~3次/日。既往食欲好，怕热多汗、容易被激怒、体重2个月来减轻5kg，自认为工作压力大引起，未引起重视。

既往史：患者过去体质良好；无高血压、糖尿病、冠心病、肾病等内科疾病史；无结核、肝炎等传染病史，无重大手术、外伤、输血、中毒史；无药物、食物过敏；按国家规定接种疫苗。

个人史：小学教师，大专学历。无疫区居留史；无冶游史；无吸烟、饮酒习惯；无长期工业粉尘、毒物及放射性物质接触史。

婚育史：患者已婚，配偶身体健康，育有1子，儿子体健，家庭和睦。

家族史：父亲体健，母亲患有糖尿病。有3个兄弟姐妹，无类似疾病发作。患者否认有遗传倾向性疾病。

体格检查：T37.1℃，P90次/分，R18次/分，Bp125/75mmHg。神志清，无突眼，甲状腺未触及肿大，无压痛，双肺呼吸音粗，未闻及干湿啰音，心率90次/分，律齐，腹平软，肝脾肋下未及，无压痛及反跳痛，四肢肌力V级，有手指震颤，双下肢无水肿，神经系统检查（－）。

2. 模拟实训问题

（1）患者入院后,请对其进行护理体检。（角色扮演）

（2）患者在打篮球等剧烈运动后为什么会发生上述临床表现,请阐述可能的机制。（互动讨论）

（3）如何做好患者补钾的护理。（口述）

二、住院过程中

1. 诊疗情况　患者入院后医师初步诊断为低钾型周期性麻痹。综合诊疗计划:①一级护理,心电监护,钠钾平衡饮食,记24小时尿量。②完善相关检查:如甲状腺功能、糖化血红蛋白,促肾上腺皮质激素（ACTH）,肾素-血管紧张素-醛固酮检查等。③药物治疗:0.9%氯化钠注射液500ml+长春西汀注射液30mg静滴,每日1次;0.9%氯化钠注射液40ml+注射用泮托拉唑钠（阿漠乐注射液）40mg微泵静注,每日1次。

入院第3天,患者神志清,精神可,T37.3℃,P92次/分,R19次/分,Bp120/75mmHg。HR92次/分。胃纳好,尿频,大便2~3次/天,睡眠一般,无胸闷心悸、无恶心呕吐,无四肢乏力等。实验室检查报告显示:血K^+4.70mmol/L。糖化血红蛋白5.5%。甲状腺功能:血清总三碘甲腺原氨酸（TT_3）4.54nmol/L,血清总甲状腺素（TT_4）168.79nmol/L,游离三碘甲腺原氨酸（FT_3）16.03pmol/L,血清游离甲状腺素（FT_4）32.82pmol/L,促甲状腺激素（TSH）0.001IU/ml,甲状腺球蛋白抗体（TGAb）94.63IU/ml,甲状腺过氧化物酶抗体（TPOAb）680.68IU/ml。促肾上腺皮质激素（ACTH）（上午8点采血）:ACTH8.00pmol/L。CT平扫未见明显异常改变,心电图正常,尿常规正常。目前诊断甲状腺功能亢进症、低钾型周期性麻痹。治疗给予赛治片10mg口服,每日2次;普萘洛尔（心得安片10mg口服,每日3次;多烯磷脂酰胆碱胶囊（易普复胶囊）2片口服,每日3次;利可君片20mg口服,每日3次。

2. 模拟实训问题

（1）入院后医师首先怀疑患者可能是甲亢引起的低钾型周期性麻痹。请阐述低钾性周期性麻痹与甲亢的关系。（互动讨论）

（2）请简述药物的作用机制及护理要点。（口述）

（3）请对患者解释其辅助检查的项目及各项指标的临床意义。（角色扮演）

（4）请简述患者的主要护理问题及护理要点。（互动讨论）

三、出院时

1. 诊疗情况　住院第10天,患者T37.1℃,P90次/分,R19次/分,Bp120/80mmHg。神志清,精神好,胃纳好,睡眠一般,主诉无特殊不适。经过抗甲亢、对症支持治疗,患者病情明显好转,情绪稳定,准备出院。出院带药:赛治片10mg口服,每日2次;普萘洛尔（心得安片）10mg口服,每日3次。

2. 模拟实训问题　请你对患者及家属进行出院健康指导。（角色扮演）

【综合性课后思考题】

1. 简述胰岛素泵使用的优点及注意事项。

2. 请为实训案例中的糖尿病患者朱女士制订一周饮食计划。

3. 请介绍2~3种指导甲亢患者控制情绪的方法。

（杨莉莉）

第六节 血液科疾病患者护理情景模拟训练

【学习目标】

知识目标: 1. 了解白血病、再生障碍性贫血的病因和发病机制。

2. 熟悉白血病、再生障碍性贫血的主要治疗方法。

3. 掌握白血病、再生障碍性贫血的临床表现及入院护理评估内容。

能力目标: 1. 能对白血病、再生障碍性贫血患者进行护理评估。

2. 能遵医嘱正确给药并进行用药指导。

3. 能对白血病、再生障碍性贫血患者实施整体护理。

态度目标: 1. 对患者关心、爱护,力所能及地解决患者及家属的各项需要。

2. 工作责任心强,工作中严谨细致,仔细观察病情的发展变化以便及时应对。

【模拟实训演示】

一、入院时

1. 诊疗情况 患者丁先生,28岁,因"发热、呼吸困难、乏力、咽痛1周,少尿2天"入院。患者1周前受凉后出现畏寒发热,体温最高达到38.5℃,伴有乏力、咽痛、呼吸困难,2天前出现尿少,尿黄,24小时尿量仅500ml,为进一步诊治收入院。

既往史: 患者既往体质较好,无高血压、冠心病病史。

家族史: 父亲死于脑梗死,母亲死于冠心病。

婚育史: 适龄结婚,育有1子1女,妻子及子女均体健。

体格检查: 神志清,T39℃,P100次/分,R20次/分,Bp120/75mmHg。精神萎靡,中度贫血貌,皮肤巩膜无黄染,右下肢可见散在性瘀点,全身浅表淋巴结未及,胸骨下段明显压痛,心肺检查阴性,肝脾肋下未及,移动性浊音阴性,其他无异常。

辅助检查: 白细胞$140×10^9$/L,红细胞$2.6×10^{12}$/L,血红蛋白65g/L,血小板$59×10^9$/L,见到幼稚白细胞。尿素氮10.2mmol/L,肌酐135mmol/L,尿酸16.2mg/dl,乳酸脱氢酶1329IU/L。尿液检查见大量白细胞,形似原始细胞。胸片显示双肺浸润,提示白血病细胞浸润或感染。双侧肾脏超声显示,肾脏大小正常,无肾盂积水。骨髓活检提示: AML,FAB分型M5,无染色体异常。

2. 护理要点

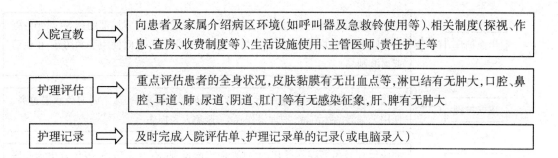

入院宣教	⇒	向患者及家属介绍病区环境(如呼叫器及急救铃使用等)、相关制度(探视、作息、查房、收费制度等)、生活设施使用、主管医师、责任护士等
护理评估	⇒	重点评估患者的全身状况,皮肤黏膜有无出血点等,淋巴结有无肿大、口腔、鼻腔、耳道、肺、尿道、阴道、肛门等有无感染征象,肝、脾有无肿大
护理记录	⇒	及时完成入院评估单、护理记录单的记录(或电脑录入)

知识拓展

白血病的预防

①避免接触过多的X射线及其他有害的放射线。对从事放射工作的人员需做好个人防护。孕妇及婴幼儿尤其应注意避免接触放射线。②防治各种感染,特别是病毒感染。如C型RNA病毒。③慎重使用某些药物。如氯霉素、保泰松、某些抗病毒药物、某些抗肿瘤药物及免疫抑制剂等,应避免长期使用或滥用。④避免接触某些致癌物质,做好职业防护及监测工作。如在生产酚、氯苯、硝基苯、香料、药品、农药、合成纤维、合成橡胶、塑料、染料等过程中,注意避免接触有害、有毒物质。⑤对白血病高危人群应做好定期普查工作,特别注意白血病预警信号及早期症状。

二、住院过程中

1. 诊疗情况　患者入院后被诊断为:急性粒细胞白血病(M_5)。诊疗方案为:血液科护理常规、一级护理、0.9%氯化钠注射液250ml+盐酸头孢吡肟(头孢吡肟)1g静滴,每日2次;5%葡萄糖注射液500ml+替考拉宁400mg静滴,每日1次;0.9%氯化钠注射液250ml+美罗培南800mg静滴,每8小时1次;5%碳酸氢钠150ml静滴,每日1次;0.9%氯化钠注射液250ml+拉布立酶15mg静滴,每日1次。血细胞分离、静脉血液透析。入院第十四天,患者白细胞计数下降至 $60 \times 10^9/L$,肌酐降至63mmol/L,尿素氮降至7.3mmol/L,停止血液透析。入院第五天开始用0.9%氯化钠注射液20ml+阿糖胞苷150mg静滴,每日1次,持续7天静脉输注,化疗过程中给予0.9%氯化钠注射液20ml+盐酸昂丹司琼注射液8mg静脉注射,每日1次,入院第二十八天,外周血白细胞计数 $30 \times 10^9/L$ 。

2. 护理要点

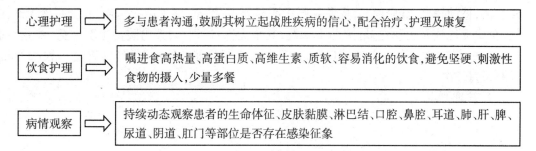

心理护理	⇒	多与患者沟通,鼓励其树立起战胜疾病的信心,配合治疗、护理及康复
饮食护理	⇒	嘱进食高热量、高蛋白质、高维生素、质软、容易消化的饮食,避免坚硬、刺激性食物的摄入,少量多餐
病情观察	⇒	持续动态观察患者的生命体征、皮肤黏膜、淋巴结、口腔、鼻腔、耳道、肺、肝、脾、尿道、阴道、肛门等部位是否存在感染征象

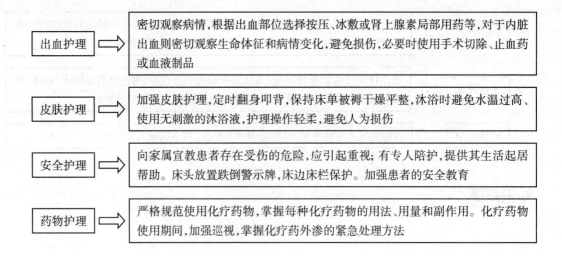

出血护理	密切观察病情,根据出血部位选择按压、冰敷或肾上腺素局部用药等,对于内脏出血则密切观察生命体征和病情变化,避免损伤,必要时使用手术切除、止血药或血液制品
皮肤护理	加强皮肤护理,定时翻身叩背,保持床单被褥干燥平整,沐浴时避免水温过高、使用无刺激的沐浴液,护理操作轻柔,避免人为损伤
安全护理	向家属宣教患者存在受伤的危险,应引起重视;有专人陪护,提供其生活起居帮助。床头放置跌倒警示牌,床边床栏保护。加强患者的安全教育
药物护理	严格规范使用化疗药物,掌握每种化疗药物的用法、用量和副作用。化疗药物使用期间,加强巡视,掌握化疗药外渗的紧急处理方法

知识拓展

细胞因子诱导的杀伤细胞免疫疗法

1. 原理　取患者外周血40~50ml,在无菌及严格监控条件下进行细胞诱导和培养,获得细胞因子诱导的杀伤(cytokine-induced killers, CIK)细胞,10余天后通过静脉将增殖数百倍的细胞回输至患者体内,直接杀伤患者体内残余的白血病细胞,解除机体免疫抑制,增强患者的免疫功能,降低复发率和转移率,延长白血病患者的生存期并提高其生活质量,对化疗患者及恶性血液病患者均有较好的疗效。

2. 优点　①安全性:利用人体自身细胞杀死白血病细胞及恶性血液病细胞,无毒副作用;②针对性:DC细胞识别,直接吞噬白血病细胞及恶性血液病细胞,CIK细胞非特异性杀伤白血病细胞;③持久性:启动机体免疫系统,恢复机体免疫功能,持久杀伤白血病细胞及恶性血液病细胞;④全面性:重建和提高患者全身的机体免疫功能,全面识别、搜索、杀伤白血病细胞及恶性血液病细胞,有效防止白血病及恶性血液病的复发;⑤彻底性:提高机体免疫能力,彻底清除体内残留白血病细胞、恶性血液病细胞和微小残留病灶。

三、出院时

1. 诊疗情况　入院44天,患者精神尚可,胃纳可,睡眠一般,大小便正常,主诉无发热、咳嗽,无胸闷、气急,无咳嗽、咳痰。体格检查:T37℃,P86次/分,R23次/分,Bp120/75mmHg。神志清,精神较好,贫血面容,皮肤黏膜无明显瘀点、瘀斑,胸骨后无压痛,心肺听诊无殊,腹软,全腹无压痛及反跳痛,肝脾肋下未及,其余无殊,计划第2天出院。出院带药:头孢克肟0.1g口服,每日2次;利血生20mg口服,每日3次;多烯磷脂酰胆碱胶囊(易善复)1粒(228mg)口服,每日3次。

2. 护理要点

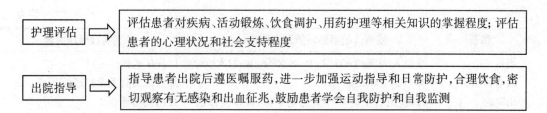

| 护理评估 | 评估患者对疾病、活动锻炼、饮食调护、用药护理等相关知识的掌握程度；评估患者的心理状况和社会支持程度 |
| 出院指导 | 指导患者出院后遵医嘱服药，进一步加强运动指导和日常防护，合理饮食，密切观察有无感染和出血征兆，鼓励患者学会自我防护和自我监测 |

知识拓展

白血病的中医病机和分型

中医一般认为急性白血病的发病机制是热毒之邪，入侵骨髓，以致气血两虚或肾阴虚损、肾阳衰微。热毒之邪又可导致血热妄行或热伤血络等各种出血证。

急性白血病的辨证分型为气血两虚、阴虚内热、热入营血、癥瘕瘰疬四个证型。①气血两虚型：面色苍白，头晕乏力，心悸易惊，动辄尤甚，自汗或盗汗，衄血，纳呆，舌质淡胖，苔薄，脉细而数。②阴虚内热型：低热或手脚心烘热，午后潮热，口干喜饮，舌质红，脉细数。③热入营血型：高热，或有神志改变，皮肤黏膜瘀斑、紫癜，眼底出血，脉细或弦，滑数。④癥瘕瘰疬型：除一般白血病症状外，有明显的淋巴结肿大、肝脾大或其他浸润肿块。

【综合模拟人模拟场景设置】

情景	模拟人的参数设置和台词设计	护理实践操作内容
场景一： 血液科病房 入院时	模拟人表现：T=39℃，P=100次/分，R=20次/分，Bp=120/75mmHg；精神萎靡，中度贫血貌，右下肢可见散在性瘀点，胸骨下段明显压痛。 台词（患者主诉）：我感到发冷，没有胃口，人很累，不想动	1. 向患者进行自我介绍，核对核实患者身份； 2. 病史询问； 3. 身体评估； 4. 密切观察病情； 5. 遵医嘱用药； 6. 根据评估结果，实施所需的护理措施并记录
医嘱：0.9%氯化钠注射液250ml+头孢吡肟1g静滴，每日2次；5%葡萄糖注射液500ml+替考拉宁400mg静滴，每日1次；0.9%氯化钠注射液250ml+美罗培南800mg静滴，每8小时1次；5%碳酸氢钠150ml静滴，每日1次；0.9%氯化钠注射液250ml+拉布立酶15mg静滴，每日1次，血细胞分离、血液透析		
场景二： 血液科病房 住院过程 （第三天）	模拟人表现：晚上8时，T=38.4℃，P=94次/分，R=22次/分，Bp=150/95mmHg。喷射性呕吐，双眼球结膜充血。 台词（患者主诉）：我感觉恶心，想吐，头疼得厉害	1. 病情询问； 2. 心电血压监护； 3. 颅内高压处理； 4. 讨论患者颅内高压的可能原因
颅内高压处理：立即给予患者20%甘露醇注射液250ml静滴，30分钟内滴完。监测生命体征和瞳孔变化，输注血小板2u，临时；输注凝血酶原复合物300IU，每日1次		

续表

情景	模拟人的参数设置和台词设计	护理实践操作内容
场景三： 血液科病房 出院时	模拟人表现：T=37℃，P=86次/分，R=23次/分，Bp=124/70mmHg。 台词（患者主诉）：今天感觉不错，胃口比以前好多了，睡眠、大小便也正常，身上也没出血点了，是不是可以出院了？	1. 评估病情； 2. 介绍出院手续办理程序； 3. 出院指导
医嘱：出院带药：硫酸羟脲（羟基脲1000mg口服，每日1次；头孢克肟0.1g口服，每日2次；伊马替尼400mg口服，每日1次		

【模拟实训案例题1】

一、入院时

1. 诊疗情况 患者葛先生，39岁，个体业主。因"皮肤瘀点1月，盗汗半月"而入院。患者1月前无明显诱因下发现皮肤散在瘀点，无发热，后瘀点渐多，在某医院就诊，拟为"皮肤病"，给予皮肤抗过敏药治疗无效。半月前渐起盗汗。2天前去某省级医院就诊，查血常规三系异常，骨髓象怀疑为白血病而收住入院。

既往史：患者既往体健，否认肝炎、结核等传染病史，无外伤手术史，无输血史。今年2月体检时发现白细胞12.7×10^9/L，中性粒细胞82%，未予以重视。

体格检查：T37.0℃，P80次/分，R20次/分，Bp120/80mmHg。神志清，精神可，全身皮肤有较多瘀点，浅表淋巴结无肿大。巩膜无黄染，胸骨无压痛，心肺无殊，腹平软，肝肋下未及，剑突下2cm，脾肋下刚及，质软，双下肢无浮肿，其余无殊。

辅助检查：血象：白细胞11.7×10^9/L，幼稚细胞70.46%，血红蛋白106g/L，血小板计数26×10^9/L。凝血全套阴性。骨髓象：AML M3（原始细胞31%）。

2. 模拟实训问题

（1）请对患者进行病史评估。（角色扮演）

（2）患者入院后请对其进行护理体检。（角色扮演）

（3）对于该患者，你当天护理工作的重点是什么？（小组讨论）

（4）请简述所用药物的作用机制及副作用。（口述）

（5）请问患者主要的护理诊断（或问题）有哪些？（小组讨论）

二、住院过程中

1. 诊疗情况 患者入院后医师根据其临床表现及辅助检查，初步诊断为：急性早幼粒细胞白血病（AML，M_3）。入院后医嘱：①0.9%氯化钠注射液500ml+三氧化二砷（亚砷酸）150mg，静滴，每日1次；②0.9%氯化钠注射液500ml+肌苷氯化钠（全助）1.0g，静滴，每日1次；③0.9%氯化钠注射液250ml+环磷腺苷葡胺（吉马）注射液10ml，静滴，每日1次；④0.9%氯化钠注射液250ml+门冬氨酸鸟氨酸注射液（瑞甘）5.0g，静滴，每日1次。入院后当日傍晚，患者双眼出现血丝，逐渐加重，立即遵医嘱予以输注血小板10u，效果不佳，患者出现意识障碍，喷射性呕吐。

2. 模拟实训问题

（1）分析患者目前出现了何种情况？发生的原因是什么？（小组讨论）

（2）根据患者的病情变化，应立即采取哪些护理措施？（角色扮演）

三、出院时

1. 诊疗情况　患者住院3个月，经其胞弟捐献骨髓移植后，现精神尚可，胃纳可，睡眠一般，大小便正常，无皮肤瘀点、发热、寒战，无腹痛、腹泻等症状。患者病情稳定准备出院。出院带药：吗替麦考酚酯胶囊（骁悉）1g口服，每日2次；新赛斯平100mg口服，每日1次；泼尼松龙（强的松龙片）15mg口服，每日2次；护肝片4片口服，每日3次。

2. 模拟实训问题　请你对患者及其家属进行出院健康指导。（角色扮演）

【模拟实训案例题2】

一、入院时

1. 诊疗情况　患者王小姐，20岁，学生，因"乏力、头昏伴皮肤黏膜出血半年"而入院。半年来，王小姐经常感到乏力，动则心慌、气急，有时头晕眼花伴记忆力减退，四肢皮肤常常出现"乌青块"，晨起刷牙时常有齿龈出血，月经量多，为进一步诊治收住入院。

既往史：半年前因腹泻曾自服氯霉素治疗而痊愈；否认冠心病等其他重大病史；否认肝炎、伤寒、结核等传染病史，否认药物、食物过敏史，否认重大手术外伤史，预防接种史不详。

体格检查：T37.0℃，P90次/分，R18次/分，Bp120/76mmHg。意识清，重度贫血貌，四肢内侧皮肤可见块状瘀斑，浅表淋巴结未及，颈软，气管居中，两肺呼吸音清，未闻及干湿性啰音，心律齐，无杂音，腹平坦，无压痛，肝脾肋下未及，余无殊。

辅助检查：白细胞2.3×10^9/L；红细胞2.8×10^{12}/L；血红蛋白50g/L；血小板23×10^9/L。

2. 模拟实训问题

（1）请对患者进行病史问诊。（角色扮演）

（2）患者入院后请对其进行护理体检。（角色扮演）

（3）对于该患者，你当天的护理工作重点是什么？（口述、角色扮演）

（4）请简述患者使用药物的作用机制及护理要点。（口述）

（5）请问患者主要的护理诊断（或问题）有哪些？（小组讨论）

二、住院过程中

1. 诊疗情况　患者入院后医师根据其临床表现及辅助检查，初步诊断为：慢性再生障碍性贫血。综合治疗方案为：血液内科护理常规，一级护理，口腔呼吸道护理，十一酸睾酮胶丸（安特尔）400mg口服，每日1次；重组人促红素注射液（益比奥）6000U皮下注射，隔天1次；荷莫塞0.5g静脉滴注，每日1次；巴曲亭2U静脉推注，每8小时1次；瑞白200μg静脉滴注，每日1次；输注红细胞2u，临时；入院后第五天，患者双下肢皮肤出现大片瘀斑，遵医嘱予以输注血小板10u。患者解鲜血样便200ml左右。晚上10点，护士为患者测血压为80/50mmHg。

2. 模拟实训问题

（1）请为患者进行口腔护理和会阴护理。（角色扮演）

（2）分析患者现在出现了何种情况？针对该症状的护理要点是什么？（小组讨论）

（3）请说明上述药物的作用及副作用。（口述）

三、出院时

1. 诊疗情况 5周后，患者病情稳定准备出院，出院带药：十一酸睾酮胶丸（安特尔片）400mg口服，每日1次；盐酸小檗胺片（升白安）56mg口服，每日3次。

2. 模拟实训问题 请你对患者及其家属进行出院健康指导。（角色扮演）

【综合性课后思考题】

1. 简述骨髓移植前后的护理措施。

2. 请查阅文献资料，简述白血病护理的新进展。

3. 请制订控制及预防白血病患者感染的健康宣教计划。

4. 请查阅文献资料，简述中医适宜技术在白血病中的应用现状。

（李 玲）

第七节 神经内科疾病患者护理情景模拟训练

【学习目标】

知识目标： 1. 了解脑梗死、脑出血的病因和发病机制。

2. 熟悉脑梗死、脑出血的主要治疗方法。

3. 掌握脑梗死、脑出血的临床表现及入院护理评估内容。

能力目标： 1. 能对脑梗死、脑出血患者进行护理评估。

2. 能遵医嘱正确给药并进行用药指导。

3. 能对脑梗死、脑出血患者实施整体护理。

4. 能与语言障碍患者进行有效沟通。

5. 能指导吞咽障碍患者进行康复训练。

情感目标： 1. 对患者态度温和，具有同理心。

2. 有慎独精神，工作责任心强。

【模拟实训演示】

一、入院时

1. 诊疗情况 患者全先生，75岁。因"口齿不清伴走路不稳一周"，门诊拟"急性脑梗死"收住入院。患者一周前在无明显诱因下出现口齿不清伴走路不稳，无头晕，无明显视物模糊,无明显恶心呕吐,未至医院就诊。在家休息后自觉行走不稳好转,口齿仍不清。今日到我院就诊,查头颅MRI示"①脑干偏左侧局部急性脑梗死;②两侧大脑半球白质区及基底节区多发性缺血灶;③轻度脑萎缩"。为进一步诊治,收住入院。患者病来神志清,精神可,饮食、大小便可,夜寐差,体重无明显减轻。有饮酒史30年,饮白酒,平均2两/天;无吸烟史。

既往史:既往体质一般,否认高血压、糖尿病、冠心病、胃溃疡等其他内科重大疾病病史;否认肺结核、肝炎等其他传染病病史;否认外伤、中毒、手术、输血史;否认药物、食物过敏史。

家族史:否认家族遗传病史。婚育史:适龄结婚,有2女。配偶与子女均体健。

体格检查:T36.8℃,P76次/分,R23次/分,Bp165/95mmHg。神志清,精神可,查体配合。皮肤巩膜无黄染,浅表淋巴结未及肿大。心率76次/分,律齐,各瓣膜听诊区未闻及病理性杂音。两肺呼吸音清,未闻及干湿啰音。腹软,无压痛,无反跳痛,肝脾肋下未及。双下肢不肿。舌质淡,苔薄白,脉细涩无力。专科体检:神志清,对答切题,言语不清。两侧瞳孔等大,直径3mm,对光反射灵敏,眼动充分,左眼颞侧视觉缺损。双侧鼻唇沟未变浅,伸舌居中。颈软,无抵抗,四肢肌力Ⅴ级,肌张力不高,四肢腱反射(+),左侧巴氏征可疑,右侧巴氏征(-)。共济试验无异常。深浅感觉无异常。

辅助检查:头颅MRI:①右侧枕叶、顶叶及胼胝体急性脑梗死(以枕叶为主)。②两侧大脑半球白质区、桥脑及基底节区多发性缺血灶伴部分腔隙性梗死。③脑萎缩。

2. 护理要点

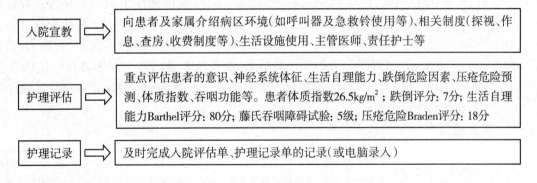

知识拓展

吞咽功能的评估

脑梗死患者吞咽障碍较为明显,主要由球麻痹或假性球麻痹引起。吞咽障碍评定方法有洼田饮水试验法或藤氏吞咽障碍7级评定法两种。

洼田饮水试验:让患者按习惯喝下30ml温水,根据饮水结果进行分级。Ⅰ级:能不呛咳地1次饮下30ml温水。Ⅱ级:分2次不呛咳地饮下。Ⅲ级:能1次饮下,但有呛咳。Ⅳ级:分2次以上饮下,有呛咳。Ⅴ级:屡屡呛咳,难以全部咽下。

藤氏吞咽障碍7级评定法:

7级(正常)	摄食咽下没有困难
6级(轻度问题)	摄食时有必要改变食物的形态,如因咀嚼不充分需要吃软食,但是口腔残留的很少,不误咽
5级(口腔问题)	主要是吞咽口腔期的中度或重度障碍,需要改善咀嚼的形态,吃饭的时间延长,口腔内残留食物增多,摄食吞咽时需要他人的提示或者监视,没有误咽
4级(机会误咽)	用一般的方法摄食吞咽有误咽,但经过调整姿势或一口量的食物咽下代偿后,可以充分防止误咽
3级(水的误咽)	有水的误咽,使用误咽防止法也不能控制,改变食物形态有一定的效果,吃饭只能咽下食物,但摄取的能量不充分。多数情况下需要静脉营养
2级(食物误咽)	有误咽,改变食物的形态没有效果,水和营养基本上由静脉供给,长期管理应积极进行胃造瘘
1级(唾液误咽)	连唾液都产生误咽,有必要进行持续的静脉营养,由于误咽难以保证患者的生命稳定性,并发症的发生率很高

二、住院过程中

1. 诊疗情况　患者入院后初步诊断为: 急性脑梗死。综合治疗方案为: 神经内科一级护理,低盐低脂饮食。完善各项辅助检查: 三大常规、生化类、肿瘤类、凝血类、肺部CT、心电图、头颅MRI+MRA、颈动脉B超、心脏B超等。0.9%氯化钠注射液250ml+马来酸桂哌齐特注射液320mg静脉滴注,每日1次;丁苯酞软胶囊0.2g口服,每日3次;阿托伐他汀钙片20mg口服,每晚1次;阿司匹林肠溶片0.1g口服,每晚1次。指导患者避风寒,调情志,慎起居,忌生冷辛辣饮食。住院第5天护理评估结果: 患者神志清, T37℃, P80次/分, R20次/分, Bp138/90mmHg。跌倒评分: 7分;生活自理能力Barthel评分: 80分;藤氏吞咽障碍试验: 6级;压疮危险Braden评分: 18分。

2. 护理要点

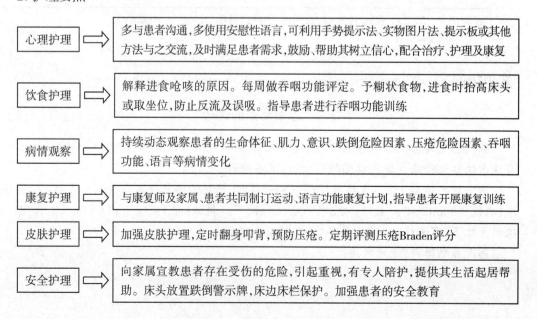

心理护理	→	多与患者沟通,多使用安慰性语言,可利用手势提示法、实物图片法、提示板或其他方法与之交流,及时满足患者需求,鼓励、帮助其树立信心,配合治疗、护理及康复
饮食护理	→	解释进食呛咳的原因。每周做吞咽功能评定。予糊状食物,进食时抬高床头或取坐位,防止反流及误吸。指导患者进行吞咽功能训练
病情观察	→	持续动态观察患者的生命体征、肌力、意识、跌倒危险因素、压疮危险因素、吞咽功能、语言等病情变化
康复护理	→	与康复师及家属、患者共同制订运动、语言功能康复计划,指导患者开展康复训练
皮肤护理	→	加强皮肤护理,定时翻身叩背,预防压疮。定期评测压疮Braden评分
安全护理	→	向家属宣教患者存在受伤的危险,引起重视,有专人陪护,提供其生活起居帮助。床头放置跌倒警示牌,床边床栏保护。加强患者的安全教育

知识拓展 ·····

吞咽功能康复训练

1. **基础训练** ①加强面部肌群运动、舌体运动和下颌骨的张合运动：让患者空咀嚼、皱眉、闭眼、鼓腮、吹气、微笑，张颌、闭颌运动，伸舌作左右、前后、舌背抬高运动或阻力运动。②咽部冷刺激：用冰冻的棉棒轻轻刺激患者软腭、腭弓、舌根及咽后壁，提高其敏感性。③空吞咽训练：让患者作空吞咽口水、小冰块及果冻训练，促进患者吞咽模式的恢复。④呼吸功能及咳嗽训练，建立排出气管异物的各种防御反射等。

2. **摄食训练** ①体位选择：患者尽可能取坐位。②食物形态选择：柔软，密度及性状均一；有适当黏稠度，不易松散；通过口腔和咽部时容易变形；不易粘在黏膜上。③进食一口量：进食时把握好一口量，可从3~4ml开始，逐渐增加（正常一口量约20ml），一口量过多易导致食物从口中漏出或引起咽部食物残留导致误咽；过少则会因刺激强度不够，难以诱发吞咽反射。④进食速度：速度应适当放慢，每顿饭一般应在30~40分钟内吃完为宜。⑤咽部残留食物的去除：吞进食物后多次空吞咽。进食后加强口腔护理，及时去除咽部残留食物，减少误吸的发生。

三、出院前

1. **诊疗情况** 入院15天，患者神志清楚，言语口齿较前清晰，T37℃，P80次/分，R20次/分，Bp130/80mmHg。经上级医师同意，准予出院，嘱其门诊随访。出院带药：硫酸氢氯吡格雷片75mg口服，每日1次；阿托伐他汀钙片20mg口服，每晚1次；丁苯酞软胶囊0.2g口服，每日3次；银杏叶片19.2mg口服，每日3次。

2. **护理要点**

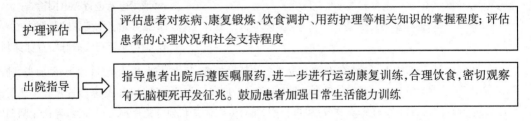

护理评估 ⟹	评估患者对疾病、康复锻炼、饮食调护、用药护理等相关知识的掌握程度；评估患者的心理状况和社会支持程度
出院指导 ⟹	指导患者出院后遵医嘱服药，进一步进行运动康复训练，合理饮食，密切观察有无脑梗死再发征兆。鼓励患者加强日常生活能力训练

知识拓展 ·····

脑梗死患者的中医护理

脑梗死属中医"中风"范畴，其主要病因为年老体弱，积损正衰、劳倦内伤、脾失健运、痰浊内生、五志所伤，情志过极。常见的诱因为气候骤变，烦劳过度，情绪过激，跌仆努责等。临床根据其有无神志障碍分为中经络与中脏腑，中脏腑又根据其正气盛衰、邪气深浅分为闭证与脱证。本病病位在心、脑，与肝、肾密切相关，其主要病机为阴阳失调，气血逆乱。拔罐、穴位按摩、艾灸、穴位敷贴等中医护理技术对缓解患者相关症状有一定疗效。

中风患者的常用中医护理技术：骤然中风昏迷时针刺人中、十宣、合谷等穴；脱证加灸气海、关元、膻中等穴。口噤不开者，可用乌梅、南星研磨擦舌，或用开口器。失语者针刺廉泉、哑门、绝骨、承浆、大椎穴。口眼㖞斜者，可针刺人迎、地仓、颊车、下关等穴，或用白附子、蝎尾、僵蚕研末，用酒调后涂药于患处，以祛风活血通络。半身不遂者可按摩、针灸肩髃、曲池、外关、合谷、阳陵泉、足三里、下关、委中、阴陵泉、三阴交等穴位，使气血运行通畅。盗汗明显可用五倍子粉醋调外敷神阙穴。尿潴留者，可艾灸关元穴、中极穴，或用葱白切碎炒热，以布包敷脐。便秘者可用缓泻剂或开塞露，必要时灌肠。

【综合模拟人模拟场景设置】

情景	模拟人的参数设置和台词设计	护理实践操作内容
场景一： 神经内科病房 入院时	模拟人表现：T=36.8℃，P=76次/分，R=23次/分，Bp=165/95mmHg。神志清，对答切题，言语不清。心肺无殊。两侧瞳孔等大，直径3mm，对光反射灵敏，双侧鼻唇沟未变浅，伸舌居中。颈软，无抵抗，四肢肌力V级，肌张力不高，四肢腱反射（+），左侧巴氏征可疑，右侧巴氏征（−）。共济试验无异常，深浅感觉无异常。台词（患者主诉）：医生，我走路走不稳，会不会瘫痪啊？（言语含糊）	1. 向患者进行自我介绍，核对患者身份，入院宣教； 2. 病史询问及体格检查； 3. 跌倒及压疮危险因素、体质指数、吞咽功能、生活自理能力评估； 4. 根据评估结果，实施所需的护理措施并记录
场景二： 神经内科病房 住院过程 （第二天）	模拟人表现：T=36.8℃，P=78次/分，R=18次/分，Bp=138/90mmHg。精神软。 台词（家属代诉）：护士，今天病人吃饭时容易呛，不容易一下子吞下去	1. 病情评估； 2. 讨论患者为何会出现吞咽困难？分析其机制及护理对策； 3. 对患者进行吞咽功能训练指导； 4. 请为患者进行心电图检查； 5. 指导患者如何预防跌倒； 6. 请为患者行浅静脉留置针穿刺

医嘱：神经内科一级护理，低盐低脂饮食。完善各项辅助检查：三大常规、生化类、肿瘤类、凝血类、肺部CT、心电图、头颅MRI+MRA、颈动脉B超、心脏B超等。0.9%氯化钠注射液250ml+马来酸桂哌齐特注射液320mg静脉滴注，每日1次；丁苯酞软胶囊0.2g口服，每日3次；阿托伐他汀钙片20mg口服，每晚1次；阿司匹林肠溶片0.1g口服，每晚1次

场景	模拟人的参数设置和台词设计	护理实践操作内容
场景三： 神经内科病房 住院过程 （第四天）	模拟人表现：精神可，情绪较为抑郁。住院第3天晚上10点，Bp=170/95mmHg，T=36.8℃，P=88次/分。 台词（患者主诉）：护士，我说话还是…说…说不清楚，什么时候会好呀？	1. 病情评估； 2. 心理评估； 3. 语言训练指导； 4. 患者血压170/95mmHg，分析其是否需要立即给予降压药？

医嘱：同前，无变化

情景	模拟人的参数设置和台词设计	护理实践操作内容
场景四: 神经内科病房 出院时	模拟人表现:患者神志清楚,言语口齿较前清晰, T=37℃,P=80次/分,R=20次/分,Bp=130/80mmHg。 台词(患者主诉):护士,我说话好多了,走路也 感觉比以前稳,请问我今天能出院吗?	1. 评估病情; 2. 介绍出院手续办理程序; 3. 出院前向患者宣教预防卒中再发; 4. 请向患者及家属做好用药指导
医嘱:门诊随访。出院带药:硫酸氢氯吡格雷片75mg口服,每日1次;阿托伐他汀钙片20mg口服,每晚1次; 丁苯酞软胶囊0.2g口服,每日3次;银杏叶片19.2mg口服,每日3次		

【模拟实训案例题1】

一、入院时

1. 诊疗情况 患者夏先生,50岁。因"右下肢肢体无力15小时余"门诊拟"脑梗死"收住入院。患者昨夜19点在厨房摔倒后出现右下肢无力伴头晕、冷汗、黑矇,无视物旋转,无口齿不清,无头痛,无抽搐,无意识障碍,无恶心呕吐,无口角歪斜。今来院就诊,门诊行头颅CT提示"右侧颞顶叶、基底节区脑软化灶形成"。现为求进一步诊治,收住入院。患者神志清,精神可,饮食、大小便可,夜寐可,体重无明显减轻。有饮酒史30年,饮白酒,平均2两/天;无吸烟史。

既往史:1年前曾发生过右侧脑梗死,表现为左侧肢体乏力,在当地医院行溶栓治疗后,症状好转后出院。出院后未规则服药。10岁时有脑炎病史,否认"高血压、糖尿病、冠心病"病史。

家族史:否认家族遗传病史。婚育史:适龄结婚,有1女,配偶与子女均体健。

体格检查:T36.8℃,P80次/分,R18次/分,Bp123/90mmHg。神志清,精神可,查体配合。皮肤巩膜无黄染,右下肢浅表静脉曲张破溃结痂,周围皮肤黝黑。浅表淋巴结未及肿大。心率80次/分,律齐,各瓣膜听诊区未闻及病理性杂音。两肺呼吸音清,未闻及干湿啰音。腹软,无压痛,无反跳痛,肝脾肋下未及。双下肢无水肿。舌质红,苔黄腻,脉弦滑。专科查体:神志清,口齿欠清。两侧瞳孔等大,直径3mm,对光反射灵敏,眼动充分。双侧鼻唇沟对称,伸舌居中。颈软,无抵抗,四肢肌张力不高,左上肢肌力Ⅳ级,右上肢肌力Ⅴ级,左下肢肌力Ⅴ级,右下肢肌力0级,双上肢腱反射(++),右下肢腱反射(+),左下肢腱反射(++),左侧巴氏征(−),右侧巴氏征(+)。共济试验无异常,双侧浅感觉对称。

辅助检查:头颅CT提示:右侧颞顶叶、基底节区脑软化灶形成。

2. 模拟实训

(1)接到急诊室的入院通知后,你作为夏先生的责任护士在病房应做好哪些准备工作?(角色扮演)

(2)患者入院后请对其进行护理体检。(角色扮演)

(3)请对患者进行跌倒、生活自理能力、吞咽能力、压疮危险等评估。(角色扮演)

(4)对于该患者,你当天的护理工作重点是什么?(口述、角色扮演)

二、住院过程中

1. 诊疗情况　患者入院后初步诊断为：急性脑梗死，右侧基底节区陈旧性脑梗死。综合治疗方案为：神经内科一级护理，普食，完善各项辅助检查，浅静脉留置。甘露醇注射液125ml静脉滴注，每日1次；0.9%氯化钠注射液250ml+马来酸桂哌齐特注射液320mg静脉滴注，每日1次；0.9%氯化钠注射液250ml+舒血宁注射液20ml静脉滴注，每日1次；硫酸氢氯吡格雷片75mg口服，每日1次；阿托伐他汀钙片20mg口服，每晚1次；阿司匹林肠溶片0.1g口服，每晚1次。患者入院后当晚18时出现小便失禁，左上肢体象障碍及感觉消失，左下肢肌力0级，并出现意识模糊，考虑脑梗死进行性加重，随时有可能再次梗死危及生命，预后欠佳。予口头告知病重，心电监护，告知家属病人病情及相关风险。治疗上加用0.9%氯化钠注射液100ml+依达拉奉注射液30mg静脉滴注，每日2次；氯化钾缓释片0.5g口服，每日2次；丁苯酞软胶囊0.2g口服，每日3次。住院第3天晚上10点，护士为患者测血压为170/95mmHg，T36.8℃，P88次/分。住院第5天后病情逐渐好转，神志清，在原治疗基础上加康复训练及针灸诊疗。

2. 模拟实训

（1）请分析各种药物的作用机制及用药护理要点。（小组讨论）

（2）请为患者行浅静脉留置及心电监护。（角色扮演）

（3）请分析该患者入院当晚病情观察的要点。（小组讨论）

（4）该患者如何预防压疮的发生？（小组讨论、角色扮演）

（5）请为患者摆放良肢位。（角色扮演）

（6）患者住院后存在哪些护理诊断？请为其制订护理计划。（小组讨论）

三、出院前

1. 诊疗情况　患者住院第25天，病情好转，可站立及缓慢行走。体格检查：神志清，口齿欠清。两侧瞳孔等大，直径3mm，对光反射灵敏，眼动充分。双侧鼻唇沟对称，伸舌居中。颈软，无抵抗，四肢肌张力不高，左上肢肌力Ⅳ级，右上肢肌力Ⅴ级，左下肢肌力Ⅳ级，右下肢肌力Ⅳ级，双上肢腱反射（++），右下肢腱反射（++），左下肢腱反射（+），左侧巴氏征（±），右侧巴氏征（+）。共济试验无异常。双侧浅感觉对称。经上级医师批准，准予出院。

出院医嘱：注意避风寒、调饮食、畅情志，加强肢体功能锻炼。2周后神经内科门诊随诊。出院带药：硫酸氢氯吡格雷片75mg口服，每日1次；阿托伐他汀钙片20mg口服，每晚1次；丁苯酞软胶囊0.2g口服，每日3次；银杏叶片19.2mg口服，每日3次。

2. 模拟实训

（1）请为患者制订一份居家康复护理方案。（小组讨论）

（2）请对患者及其家属进行出院健康指导。（角色扮演）

【模拟实训案例题2】

一、入院时

1. 诊疗情况　患者余女士，53岁。因"右侧肢体活动不利13小时"，门诊拟"脑出血"收住入院。患者昨夜9点半在工厂加班时突然出现右侧肢体乏力,行走不能,伴麻木不适。无意识障碍,无言语不利。家属立即送至医院急诊,当时出现右上肢肌力明显减弱,下肢肌力稍减。行头颅CT检查示"左侧丘脑出血,血肿大小约1.7cm×1.4cm",生化类、血常规、凝血功能无明显异常。予"甘露醇降颅压,奥美拉唑钠护胃,脑复康改善脑代谢"等治疗,症状无明显改善。今为求进一步治疗,拟"脑出血"收住入院。

患者既往体质一般,发现血压升高11月余,血压最高160/80~90mmHg左右,未服用药物。否认糖尿病、胃溃疡等其他特殊内科疾病史;否认输血、中毒、外伤、手术史;否认药物食物过敏史;否认吸烟酗酒史。

家族史: 否认家族遗传病史。

婚育史: 适龄结婚,有1女。配偶与子女均体健。

体格检查: T37.0℃,P81次/分,R18次/分,Bp159/104mmHg。神志清,精神软,查体配合。皮肤巩膜无黄染,浅表淋巴结未及肿大。心率81次/分,律齐,各瓣膜听诊区未闻及病理性杂音。两肺呼吸音清,未闻及干湿啰音。腹软,无压痛,无反跳痛,肝脾肋下未及。双下肢不肿。舌质淡,苔白腻,脉弦滑。专科查体:神清语利,反应尚可,对答切题。两侧瞳孔等大,直径3mm,对光反射灵敏,眼动充分,无视野缺损。右侧鼻唇沟稍浅,伸舌右偏。颈软,左侧肢体肌力5级,右上肢肌力3$^+$级,右下肢肌力5$^-$级,四肢腱反射对称,四肢肌张力不高,右侧巴氏征(+),右侧偏身感觉减退。

辅助检查: 生化示:血糖6.29mmol/L,乳酸脱氢酶319U/L,肌酸激酶712U/L,肌酸激酶同工酶31U/L。血常规: 白细胞$8.0×10^9$/L,血红蛋白132g/L,血小板$302×10^9$/L,凝血类正常。头颅CT: 左侧丘脑出血,目前大小约1.7cm×1.4cm。

2. 模拟实训

(1)接到急诊室的入院通知后,责任护士在病房应做好哪些准备工作?(角色扮演)

(2)患者入院后请对其进行护理体检。(角色扮演)

(3)请对患者进行跌倒、生活自理能力、吞咽能力、压疮危险等评估。(角色扮演)

(4)对于该患者,你当天的护理工作重点是什么?(口述、角色扮演)

二、住院过程中

1. 诊疗情况 患者入院后初步诊断为: 脑出血、2级高血压(极高危)。

综合治疗方案为: 神经内科一级护理,低盐普食,完善各项辅助检查,浅静脉留置。甘露醇注射液125ml,静脉滴注,每日2次;苯磺酸氨氯地平片10mg口服,每日1次;0.9%氯化钠注射液100ml+兰索拉唑注射液30mg静脉滴注,每日2次。入院第3天,患者因吞咽障碍,医嘱予鼻饲留置,中餐鼻饲流质时发现抽吸出的胃液为咖啡色。

2. 模拟实训

(1)请分析各种药物的作用机制及用药护理要点?(小组讨论)

(2)请为患者插鼻饲管并鼻饲流质。(角色扮演)

(3)请分析该患者入院当晚病情观察的要点。(小组讨论)

(4)分析患者为什么会出现咖啡色胃液?针对该症状的护理要点是什么?(小组讨论)

(5)患者住院后存在哪些护理诊断?请为其制订护理计划。(小组讨论)

三、出院前

1. 诊疗情况 患者经治疗半月,右侧肢体活动不利改善。体格检查: 神清语利,反应尚可,对答切题。两侧瞳孔等大,直径3mm,对光反射灵敏,眼动充分,无视野缺损。右侧鼻唇沟稍浅,伸舌右偏。颈软,左侧肢体肌力5级,右上肢肌力4$^+$级,右下肢肌力5$^-$级,四肢腱反射对称,四肢肌张力不高,右侧巴氏征(+),右侧偏身感觉减退,经上级医师批准,准予出院。

出院医嘱: 注意避风寒、调饮食、畅情志,加强肢体功能锻炼。2周后神经内科门诊随诊。出院带药: 苯磺酸氨氯地平片10mg口服,每日1次。

2. 模拟实训

(1)请为患者制订一份居家康复护理方案。(小组讨论)

(2)请对患者及其家属进行出院健康指导。(角色扮演)

(3)请对患者解释"FAST"自我检测法。(角色扮演)

【综合性课后思考题】

1. 请分析脑出血和脑梗死临床表现的异同。

2. 脑梗死主要病因有哪些? 如何指导人群预防脑梗死和脑出血?

3. 脑梗死及脑出血患者使用甘露醇的意义及如何用药护理?

4. 脑梗死急性期患者如何进行血压调控?

5. 什么是卒中"FAST"自我检测法?

(沈 勤)

第八节 感染科疾病患者护理情景模拟训练

【学习目标】

知识目标: 1. 了解病毒性肝炎、艾滋病的病因和发病机制。

2. 熟悉病毒性肝炎、艾滋病的主要治疗方法。

3. 掌握病毒性肝炎、艾滋病的临床表现及入院护理评估内容。

4. 掌握病毒性肝炎、艾滋病的主要传播途径。

能力目标: 1. 能对病毒性肝炎、艾滋病患者进行护理评估。

2. 能遵医嘱正确给药并进行用药指导。

3. 能对病毒性肝炎、艾滋病患者实施整体护理。

4. 能分析病毒性肝炎、艾滋病感染患者的传染性。

5. 能对病毒性肝炎、艾滋病患者及家属做好疾病康复指导。

情感目标: 1. 对患者关心、耐心,有同理心,不歧视传染病患者。

2. 有慎独精神,工作责任心强。

【模拟实训演示】

一、入院时

1. 诊疗情况　患者刘先生,43岁。因"乏力伴尿黄1月,皮肤巩膜黄染2周"收治入院。患者1月余前因劳累频感乏力,小便颜色偏黄,食用带渣食物后有胃部不适,无其他不适主诉。2周前患者出现皮肤巩膜黄染,无明显皮肤瘙痒,无畏寒发热,无眼干口干,无咳嗽咳痰,无胸闷气促,无腹痛腹泻等其他不适。患者于当地医院就诊检查乙肝三系示"乙肝表面抗原(HBsAg)阳性,e抗原(HBeAg)阳性",生化示"ALT245U/L、天冬氨酸氨基转移酶(AST)201U/L",超声示"肝脏弥漫性病变"。患者既往有20年乙肝病史,具体治疗不详,病情控制未明。现为进一步诊治于本院就诊,门诊拟"病毒性肝炎:乙型肝炎"收住入院。

既往史:患者过去体质一般。自诉既往有"乙肝"病史20年,病情控制不详;按国家规定接种疫苗;有青霉素过敏史,症状为皮试阳性。无高血压史、糖尿病史、心脏病史、肾病史;无肺结核史及其他传染病史;无手术史;无外伤史;无输血史;无中毒史;无长期用药;无成瘾药物史。

家族史:家族中有类似患者。父亲体健。母亲患乙肝、心脏病。兄弟姐妹健康。患者否认二系三代有遗传病史,否认有遗传倾向的疾病。

体格检查:神志清,精神可。T36.8℃,P80次/分,R20次/分,Bp120/78mmHg。定向力、计算力可,慢性肝病面容,全身皮肤巩膜黄染,浅表淋巴结未及肿大,颈软,颈静脉无充盈,双肺呼吸音清,未闻及明显干湿性啰音。心律齐,未闻及病理性杂音,腹软,肝脾肋下未及,肝区叩击痛阳性,肾区无叩痛,全腹无压痛及反跳痛,移动性浊音阴性,双下肢无浮肿,神经系统检查阴性。舌质红,苔黄腻,脉弦滑。

2. 护理要点

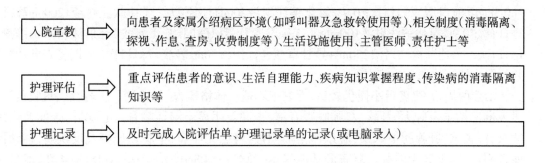

知识拓展 ···

乙型肝炎病毒标记物检测及其临床意义

1. 表面抗原(HBsAg)与表面抗体(抗HBs)　HBsAg阳性见于HBV感染者。HBV感染后3周血中首先出现HBsAg。急性HBV感染可以表现为自限性,但慢性HBV感染者HBsAg阳性可持续多年。HBsAg阴性并不能完全排除HBV的现症感染,因为可能有S基因突变株存在。抗HBs阳性主要见于预防接种乙型肝炎疫苗后或过去感染HBV并产生免疫力的恢复者。少数见于低滴度HBV感染者。

2. e抗原（HBeAg）与e抗体（抗HBe） HBeAg一般只出现在HBsAg阳性的血清中。HBeAg是在HBV复制过程中产生的一种可溶性蛋白抗原，因此HBeAg阳性提示HBV复制活跃，传染性较强。抗HBe在HBeAg消失后出现。抗HBe阳性临床上有两种可能性：一是HBV复制的减少或停止，此时患者的病情趋于稳定且传染性较弱；二是HBV前C区基因发生变异，此时HBV仍然复制活跃，有较强的传染性，甚至病情加重。

3. 核心抗原（HBcAg）与其抗体（抗HBc） HBcAg主要存在于受感染的肝细胞核内，也存在于血液中Dane颗粒的核心部分。如检测到HBcAg，表明HBV有复制，有传染性。抗HBcIgM是HBV感染后较早出现的抗体，在发病第一周即可出现，持续时间差异较大，高滴度的抗HBcIgM对急性期或慢性乙型肝炎急性发作诊断有帮助；抗HBcIgG型是过去感染的标志，可保持多年。

4. 乙型肝炎病毒脱氧核糖核酸（HBV-DNA） 反映HBV感染最直接、最特异和最灵敏的指标，阳性提示HBV的存在、复制，传染性大。

二、住院过程中

1. 诊疗情况 患者入院后，乙肝三系定量检查HBV-DNA提示：HBV-DNA1.27×10^{6}IU/ml，乙肝表面抗原＞250.00IU/ml，乙肝表面抗体0.00mIU/ml，乙肝核心抗体12.16S/CO，乙肝e抗原15.67PEIU/ml，乙肝e抗体4.70S/CO，乙肝表面抗原（稀释）4005.80IU/ml。甲丙丁戊抗原抗体测定：甲肝IgM阴性，丙肝核心抗原阴性，丙肝抗体IgG阴性，丁肝（Ag）阴性，丁肝（IgG）阴性，丁肝（IgM）阴性，戊肝（IgM）阴性，戊肝（IgG）阴性；肝功能：ALT258U/L，AST192U/L，总胆红素（TBIL）141μmol/L，直接胆红素（DBIL）93μmol/L，间接胆红素（IBIL）48μmol/L，谷氨酰转肽酶（r-GT）67U/L。入院诊断为：（西医）慢性乙型肝炎，中医：阳黄-热重于湿。入院后予传染病内科Ⅱ级护理，低盐低脂软食，完善相关检查进一步明确病情，医嘱予恩替卡韦分散片0.5mg饭前口服，每日1次；0.9%氯化钠注射液20ml+还原型谷胱甘肽注射液1200mg静推，每日1次；0.9%氯化钠注射液100ml+丁二磺酸腺苷蛋氨酸（腺苷蛋氨酸）注射液1000mg静滴，每日1次；5%葡萄糖注射液250ml+异甘草酸镁注射液50mg静滴，每日1次；择期复查肝功能，并根据病情变化调整治疗方案。

治疗两周后，患者诉小便仍较黄，无其他不适。体格检查：神志清，全身皮肤、巩膜黄染，浅表淋巴结未及肿大，颈软，双肺呼吸音清，未闻及明显干湿性啰音。心律齐，未闻及病理性杂音，腹软，肝脾肋下未及，肝区叩击痛阳性，肾区无叩痛，全腹无压痛及反跳痛，移动性浊音阴性，双下肢无浮肿。复查肝功能提示：总蛋白64.8g/L，清蛋白（ALB）32.4g/L，球蛋白（GLOB）32.4g/L，白球蛋白比例1.0，ALT179U/L，AST110U/L，ALP96U/L，CHE3332U/L，总胆汁酸99μmol/L，总胆红素141μmol/L，直接胆红素93μmol/L，间接胆红素48μmol/L，谷氨酰转酞酶67U/L。继续保肝、抗乙肝病毒治疗。

2. 护理要点

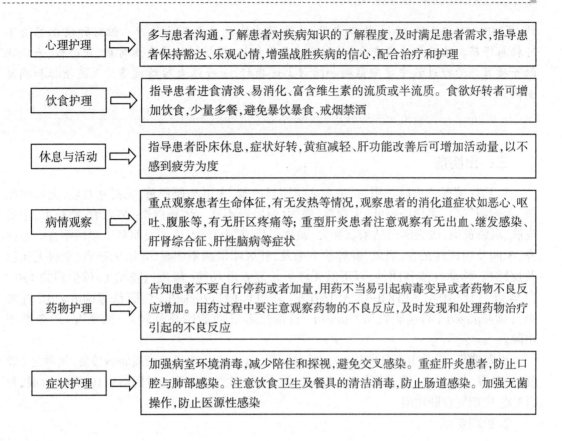

心理护理	⇒	多与患者沟通,了解患者对疾病知识的了解程度,及时满足患者需求,指导患者保持豁达、乐观心情,增强战胜疾病的信心,配合治疗和护理
饮食护理	⇒	指导患者进食清淡、易消化、富含维生素的流质或半流质。食欲好转者可增加饮食,少量多餐,避免暴饮暴食、戒烟禁酒
休息与活动	⇒	指导患者卧床休息,症状好转,黄疸减轻、肝功能改善后可增加活动量,以不感到疲劳为度
病情观察	⇒	重点观察患者生命体征,有无发热等情况,观察患者的消化道症状如恶心、呕吐、腹胀等,有无肝区疼痛等;重型肝炎患者注意观察有无出血、继发感染、肝肾综合征、肝性脑病等症状
药物护理	⇒	告知患者不要自行停药或者加量,用药不当易引起病毒变异或者药物不良反应增加。用药过程中要注意观察药物的不良反应,及时发现和处理药物治疗引起的不良反应
症状护理	⇒	加强病室环境消毒,减少陪住和探视,避免交叉感染。重症肝炎患者,防止口腔与肺部感染。注意饮食卫生及餐具的清洁消毒,防止肠道感染。加强无菌操作,防止医源性感染

知识拓展

慢性乙肝的抗病毒治疗

1. 慢性病毒性乙肝抗病毒治疗适应证　一般适应证包括:①HBeAg阳性者,HBV-DNA≥105IU/ml;HBeAg阴性者,HBV-DNA≥104IU/ml。②ALT≥正常值上限2倍;如用干扰素治疗,ALT应≤正常上限10倍,血清总胆红素应<正常值上限2倍。③ALT<正常值上限2倍,但肝组织学显示Knodell组织活动指数≥4,或炎症坏死≥G2,或纤维化≥S2。

2. 临床常用抗病毒药物

(1)干扰素α:可用于慢性乙型肝炎和丙型肝炎抗病毒治疗,主要通过诱导宿主产生细胞因子起作用,在多个环节抑制病毒复制。干扰素α治疗成年慢性乙型肝炎方案:普通干扰素每次3MU~5MU,每周3次,皮下或肌内注射,疗程1年。干扰素α治疗成年慢性丙型肝炎方案:每次普通干扰素3MU~5MU或复合干扰素9~15μg,皮下或肌内注射,每周3次,疗程4~6个月,无效者停药,有效者可继续治疗至12个月,应同时服用利巴韦林800~1000mg/d。

(2)核苷类药物:核苷类似物包括拉米夫定、恩替卡韦、恩曲他滨、替比夫定、克拉夫定等,核苷酸类似物包括阿德福韦酯、替诺福韦等。治疗的疗程根据患者情况而定,对HBeAg阳性慢性乙肝患者,HBeAg血清转阴后继续用药1年以上;HBeAg阴性慢性乙肝患者至少2年以上;慢性肝硬化患者需长期应用。核苷类抗病毒治疗无论在治疗中还是治疗结束时都不宜减量给药。无论治疗前HBeAg阴性或阳性患者,治疗1年时HBV-DNA仍可检查到,或HBV-DNA下降2个log值以内者,应改用其他抗病毒药物治疗。但对肝硬化患者不可轻易停药。治疗前应检查生化指标、病毒学指标,根据病情检查血常规、血小板、血清肌酐等项目。治疗过程中定期监测和随访上述指标,治疗结束后继续随访上述指标和病情变化。

三、出院前

1. 诊疗情况　入院三周后,患者病情明显改善,主诉小便稍黄,无畏寒发热,无咳嗽咳痰,无胸闷气急,无恶心呕吐,无腹痛、腹泻、腹胀等不适。体格检查:神志清,精神可,全身皮肤、巩膜黄染,浅表淋巴结未及肿大,颈软,双肺呼吸音清,未闻及明显干湿性啰音。心律齐,未闻及病理性杂音,腹软,肝脾肋下未及,肝区叩击痛不明显,肾区无叩痛,全腹无压痛及反跳痛,移动性浊音阴性,双下肢无浮肿。复查肝功能: 清蛋白32.6g/L,球蛋白37.1g/L,白球蛋白比例0.8,ALT82U/L,AST67U/L,总胆汁酸117μmol/L,总胆红素64μmol/L,直接胆红素43μmol/L,间接胆红素21μmol/L,目前患者肝功能明显好转,一般情况可,今准予出院。

出院带药: 恩替卡韦分散片0.5mg饭前口服,每日1次;多烯磷脂酰胆碱胶囊(易善复)胶囊2粒口服,每日3次;熊去氧胆酸150mg口服,每日3次;甘草酸二胺肠溶胶囊100mg口服,每日3次;定期复查肝功能。

2. 护理要点

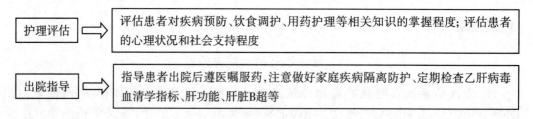

| 护理评估 | ⇒ | 评估患者对疾病预防、饮食调护、用药护理等相关知识的掌握程度;评估患者的心理状况和社会支持程度 |

| 出院指导 | ⇒ | 指导患者出院后遵医嘱服药,注意做好家庭疾病隔离防护、定期检查乙肝病毒血清学指标、肝功能、肝脏B超等 |

知识拓展

慢性乙肝患者的中医调护

1. 生活起居护理　保持病室安静、整洁,空气新鲜,做好消毒隔离工作,尤其做好消化道和血源隔离。保持皮肤、口腔清洁,皮肤瘙痒者嘱不要搔抓,局部可涂冰硼水止痒。经常用淡盐水、温开水或银花甘草液漱口,预防口腔感染。

2. 病情观察　观察黄疸的部位、色泽、程度、消长变化,尿色深浅、尿量和大便颜色变化,有无呕吐、腹胀、神志异常变化,以辨别黄疸的顺和逆。如黄疸迅速加深,色黄如金,腹部胀痛,恶心呕吐,体温升高,精神萎靡不振,肌肤出现斑疹,为病情加重,邪入心营之先兆,应及时报告医师处理。

3. 饮食护理　饮食以疏利、富营养、低脂易消化的食物为宜,勿过食酸味,以防伤肝气。忌辛辣、油腻、醇酒等食物。呕吐频作者可暂禁食。阳黄热重于湿者,饮食宜偏凉,可食西瓜、番茄、赤小豆,栀子仁粥,薏米粥等;阳黄湿重于热者,饮食宜偏温。急黄者予以流质,好转后改为半流质。阴黄者,忌生冷、甜腻碍胃之品,可食茵陈附子粥以利湿退黄。

4. 情志护理　多与患者沟通,介绍疾病的发生、发展及预后等知识,及时了解患者的不良心理和情绪,进行心理疏导,指导患者避免恼怒忧愁,保持心情舒畅,情绪稳定,使肝气条达。

5. 给药护理　呕吐者中药宜浓煎,少量频服,可服玉枢丹0.3g,以降逆止呕。服药前后可在舌根滴姜汁或生姜片擦舌或嚼酱生姜,以减轻恶心、呕吐症状。避免滥用药物,以免肝脾损伤。

【综合模拟人模拟场景设置】

情景	模拟人的参数设置和台词设计	护理实践操作内容
场景一: 感染科病房 入院时	模拟人表现: T=36.8℃, P=80次/分, R=20次/分, Bp=120/78mmHg; 慢性肝病面容,全身皮肤巩膜黄染,肝区叩击痛阳性。 台词(患者主诉):今天我感到乏力,胃口也不太好,小便比较黄	1. 向患者进行自我介绍,核对患者身份; 2. 病史询问; 3. 身体评估; 4. 实验室检查标本采集知识宣教; 5. 根据评估结果,实施所需的护理措施并记录
场景二: 感染科病房 住院过程	模拟人表现: T=36.6℃, P=82次/分, R=20次/分, Bp=120/76mmHg; 慢性肝病面容,全身皮肤巩膜黄染,肝区叩击痛阳性。 台词(患者主诉):我今天感觉还是比较累,胃口不太好,小便还是黄黄的	1. 病情评估; 2. 做好用药护理; 3. 做好心理护理; 4. 传染病隔离知识宣教; 5. 根据评估结果,实施所需的护理措施并记录
医嘱: 传染病内科二级护理,低盐低脂软食,恩替卡韦分散片0.5mg饭前口服,每日1次; 0.9%氯化钠注射液20ml+还原型谷胱甘肽注射液1200mg静推,每日1次; 0.9%氯化钠注射液100ml+腺苷蛋氨酸注射液1000mg静滴,每日1次; 5%葡萄糖注射液250ml+异甘草酸镁注射液50mg静滴,每日1次;复查肝功能		
场景三: 感染科病房 出院时 (三周后)	模拟人表现: T=36.5℃, P=78次/分, R=20次/分, Bp=120/72mmHg; 慢性肝病面容,全身皮肤巩膜黄染较前减轻,肝区叩击痛不明显。 台词(患者主诉):我今天没有感觉很累,胃口也好起来了,小便颜色比原来浅	1. 评估病情; 2. 介绍出院手续办理程序; 3. 出院指导
医嘱: 出院带药: 恩替卡韦分散片0.5mg饭前口服,每日1次;多烯磷脂酰胆碱胶囊(易善复)2粒口服,每日3次;熊去氧胆酸150mg口服,每日3次;甘草酸二胺肠溶胶囊100mg口服,每日3次;定期复查肝功能		

【模拟实训案例题1】

一、入院时

1. 诊疗情况 患者方先生,45岁,5年前体检时发现肝功能异常,HBsAg阳性,HbeAg阳性,抗HbcAg阳性,当时无任何不适,予强力宁及保肝药物间断治疗2个月,因无明显不适未复查肝功能。曾在某中医院看门诊后服中药,治疗9个月后因身体逐渐消瘦,并伴腹泻而停服中药。1年前开始肌注干扰素。治疗期间照常工作,未觉乏力,纳差等不适。患者干扰素治疗5个月后复查HBV-DNA仍阳性而停药,但复查ALT时仍有异常。半年前患者自觉乏力,工作精力下降。复查发现ALT245U/L,TBIL32.40μmol/L,ALB33g/L,无明显纳差,但自觉腹胀,并发现尿黄,无灰白便。曾在当地医院治疗,具体不详。10天前乏力加重,伴腹胀,尿黄,双目黄染来我院就诊,为进一步诊治收治入院。

入院后体检:神志清,精神软,面色晦黯,周身皮肤黄染,前胸可见蜘蛛痣,未见出血点及瘀斑。巩膜黄染,肺部未闻及干湿啰音,腹部平坦,未见腹壁静脉曲张。腹软,无压痛、反跳痛与肌紧张,肝脾肋下未及,墨菲征阴性,移动性浊音阴性,肠鸣音4~5次/分。神经系统检查阴性。

实验室检查:血常规提示:WBC3.7×10^9/L,Hb109g/L,PLT137×10^9/L;尿常规:胆红素(++),其余正常;大便常规正常;血凝血酶原活动度(PTA)49%,ALB32g/L,GLOB34g/L,总胆红素(TBIL)87μmol/L,直接胆红素(DBIL)40μmol/L,ALT263U/L,AST173U/L。

乙肝病毒学标记物检测:HBsAg阳性,HBeAg阳性,抗HBcAg阳性,HBV-DNA阳性。

2. 模拟实训

(1)干扰素治疗的主要不良反应有哪些?如何护理?(小组讨论)

(2)患者入院后请对其进行护理体检。(角色扮演)

(3)如何解读该患者的实验室检查指标?(小组讨论)

(4)患者目前的初步诊断是什么?请为其制订护理计划。(小组讨论)

二、住院过程中

1. 诊疗情况 患者入院后给予感染科常规护理,二级护理,低脂饮食。排除禁忌证后,予B超引导下行肝穿刺或组织检查术,病理诊断为:慢性乙型肝炎。医嘱予恩替卡韦分散片0.5mg饭前口服,每日1次;0.9%氯化钠注射液20ml+还原型谷胱甘肽注射液1200mg静推,每日1次;0.9%氯化钠注射液100ml+腺苷蛋氨酸注射液1000mg静滴,每日1次;5%葡萄糖注射液250ml+异甘草酸镁注射液50mg静滴,每日1次;0.9%氯化钠注射液100ml+前列地尔注射液20μg静滴,每日1次。

2. 模拟实训

(1)请为患者行肝穿刺术护理(包括术前、术中和术后护理)。(角色扮演)

(2)分析案例中患者使用的主要药物作用机制、方法及护理措施。(小组讨论)

(3)住院期间患者存在哪些主要的护理诊断?(小组讨论)

(4)针对该患者的主要护理措施是什么?(小组讨论)

三、出院前

1. 诊疗情况　3周后,患者主诉乏力明显改善,小便稍黄,无其他明显不适。体格检查: 神志清,精神可,全身皮肤、巩膜黄染,浅表淋巴结未及肿大,颈软,双肺呼吸音清,未闻及明显干湿性啰音。心律齐,未闻及病理性杂音,腹软,肝脾肋下未及,肾区无叩痛,全腹无压痛及反跳痛,移动性浊音阴性,双下肢无浮肿。复查肝功能提示: ALB33g/L, GLOB34g/L, ALT73U/L, AST65U/L。目前患者肝功能明显好转,一般情况可,今准予出院。

出院医嘱: 注意休息,避免疲劳,做好家庭隔离;定期复查血清乙肝病毒学标记物、肝功能;出院带药为恩替卡韦分散片0.5mg饭前口服,每日1次;多烯磷脂酰胆碱胶囊2片口服,每日3次;熊去氧胆酸200mg口服,每日3次;甘草酸二胺肠溶胶囊100mg口服,每日3次。

2. 模拟实训　请你对患者及其家属进行出院健康指导。(角色扮演)

【模拟实训案例题2】

一、入院时

1. 诊疗情况　患者王先生,36岁。因"反复发热6月余、胸闷气急1月"入院。患者6月前开始出现反复发热,体温不详,咳嗽,咳白色黏痰,无明显胸闷气急,无恶心呕吐,无腹痛腹胀,无头晕头痛等不适,多次就诊于当地医院,予输液治疗(具体不详)后症状好转。1个月前开始出现活动后胸闷气急,咳嗽,咳白色黏痰,发热,体温最高达39℃,无胸痛,当地医院输液治疗(具体不详)后症状未见好转。一周前开始出现胸闷气急加重,不能行走,咳嗽咳痰同前,遂于门诊呼吸科就诊。当时测体温38.1℃,肺部CT提示: 两肺磨玻璃样改变。考虑卡氏肺孢子菌肺炎,予磺胺甲噁唑(SMZ)+卡泊芬净抗感染对症治疗后效果不佳,仍反复发热,胸闷气急明显,为进一步诊治收入感染科住院。

患者神志清,精神软,胃纳差,睡眠差,二便正常,半年来体重下降7~8kg。患者自述既往体健,偶有饮酒、抽烟,无成瘾。婚育史: 适龄结婚,有1女。妻、女均体健。2000年后开始经商,2005—2007年曾在丹麦工作,否认手术、输注血制品史。家属无特殊病史。

入院后体格检查: 神志清,精神软,无法对答。T39℃, P102次/分, R28次/分, Bp120/76mmHg,血氧饱和度67%,皮肤巩膜无黄染,浅表淋巴结未触及,气管居中,双肺呼吸音稍粗,未闻及明显干湿性啰音,心率102次/分,律齐,未闻及明显病理性杂音,腹软,无压痛及反跳痛,肝脾肋下未及,双下肢无浮肿,神经系统检查阴性。

2. 模拟实训问题

(1)患者入院后,请对其进行病史评估。(角色扮演)

(2)患者入院后,请对其进行身体评估。(角色扮演)

(3)为了进一步明确诊断,该患者还需进行哪些辅助检查?(小组讨论)

二、住院过程中

1. 诊疗情况　患者入院后复查血常规示: 白细胞(WBC)9.2×10^9/L,中性粒细胞占86.3%,淋巴细胞占5.6%,嗜酸性粒细胞占0.1%,红细胞计数4.06×10^{12}/L,血小板82×10^9/L;初筛HIV阳性;血沉88mm/1h,超敏C反应蛋白93.80mg/L;肝功能: 清蛋白29.4g/L,球蛋白37.2g/L,

清球蛋白比例0.8,丙氨酸氨基转移酶42u/L,天门冬氨酸氨基转移酶75u/L;T细胞亚群检查:CD_4^+7.5,CD_8^+55.1,NK5.6。入院诊断:①获得性免疫缺陷综合征待疾控中心确诊;②卡氏肺孢子菌肺炎。医嘱予传染科特级护理,心电监护,血氧饱和度监测,低盐低脂半流质饮食,病危通知,呼吸面罩吸氧,0.9%氯化钠注射液250ml+卡泊芬净50mg静滴,每日1次;0.9%氯化钠注射液100ml+克林霉素磷酸酯600mg静滴,每四小时1次;0.9%氯化钠注射液100ml+比阿培南300mg静滴,每日3次;0.9%氯化钠注射液10ml+还原型谷胱甘肽600mg微泵静推,每日1次;0.9%氯化钠注射液10ml+盐酸氨溴索口服溶液(沐舒坦15mg微泵静推,每日1次;复方碳酸氢钠含漱液15ml口服,每日3次;枯草杆菌二联活菌肠溶胶囊(美常安)250mg口服,每日3次;5%人血白蛋白250ml静滴,每日1次。治疗3天后患者体温仍反复高达39.5℃,给予0.9%氯化钠注射液100ml+甲泼尼龙40mg静滴,每日3次;骨化三醇软胶囊0.25μg口服,每日2次。一周后粪便查出霉菌孢子,给予氟康唑200mg静滴,每日1次;制霉菌素片50万单位饭后口服,每日3次。2周后复查肺部CT提示:两肺弥漫性感染,较2周前有所吸收。患者主诉胸闷气急不明显,咳嗽咳痰减少。医嘱改一级护理,普食,改0.9%氯化钠注射液100ml+莫西沙星400mg静滴,每日1次;0.9%氯化钠注射液100ml+甲泼尼龙40mg静滴,每日1次;其他治疗继续。3周后患者体温下降至37.5℃,主诉胸闷气促不明显,咳嗽咳痰少。医嘱改为二级护理,甲泼尼龙片12mg口服,每日1次;氟康唑200mg口服,每日1次;莫西沙星片400mg口服,每日1次。

2.模拟实训问题

(1)请叙述传染病特级护理的内容。(小组讨论)

(2)请解读该患者主要实验室检查指标的意义。(小组讨论)

(3)请分析该患者医嘱中各种药物的作用机制及用药护理。(小组讨论)

(4)请分析甲强龙注射液及甲泼尼龙片的作用机制及用药护理要点。(小组讨论)

(5)患者目前存在哪些护理诊断?请为其制订护理计划。(小组讨论)

三、出院时

1.诊疗情况　　患者住院第35天,神志清,精神可,胃纳一般,睡眠欠安,二便正常,体温恢复正常已5天,无明显咳嗽、咳痰,无胸闷气促,肺部复查示感染灶基本吸收。经上级医师批准,准予出院。

出院医嘱:甲泼尼龙片4mg口服,每日1次;氟康唑胶囊50mg口服,每日1次;莫西沙星片400mg口服,每日1次;复方磺胺甲噁唑片480mg口服,每日3次;复方碳酸氢钠含漱液15ml口服,每日3次;枯草杆菌二联活菌肠溶胶囊250mg口服,每日3次;定期门诊复诊。

2.模拟实训问题

(1)请对患者进行出院用药指导和饮食指导。(角色扮演)

(2)出院后如何做好患者疾病传播的预防?(小组讨论)

【综合性课后思考题】

1.乙型肝炎患者抗病毒治疗的药物有哪些?如何做好相应的用药护理?

2.如何判断乙肝病毒感染者的传染性大小?

3.如何进行艾滋病患者的筛查工作?

4. 如何对艾滋病患者进行心理护理?

5. 何谓鸡尾酒疗法? 主要的治疗药物有哪些?

6. 医护人员在工作中如何预防艾滋病的传染?

7. 医护人员在工作中发生艾滋病职业暴露后该如何处理?

（叶红芳）

第三章
外科疾病患者护理情景模拟

第一节　头颈外科疾病患者护理情景模拟训练

【学习目标】

知识目标: 1. 了解甲状腺肿瘤的临床表现。
2. 熟悉甲状腺癌的临床表现和处理原则。
3. 掌握甲状腺癌的临床表现和处理原则,颈部手术后的并发症及其防治措施。

能力目标: 1. 能对甲状腺肿瘤患者进行护理评估。
2. 能对甲状腺肿瘤患者进行围术期健康教育。
3. 能对甲状腺手术患者实施整体护理。
4. 能与颈部手术患者进行有效沟通。
5. 能对颈部手术后患者进行康复训练。

情感目标: 1. 理解甲状腺疾病患者手术前后的心理变化特点,体现对患者的关心。
2. 具备慎独精神,工作责任心强。

【模拟实训演示】

一、入院时

1. 诊疗情况　患者周女士,52岁,退休工人,12年前在当地医院行B超检查提示"甲状腺结节"。当时无明显疼痛,无声音嘶哑、低沉以及呛咳,无发热畏寒,无心悸多汗,无胸闷气急,无手抖,无明显烦躁,无体重下降等不适。后来到当地医院复查,行B超检查示"右侧甲状腺结节伴钙化点,左侧甲状腺结节",建议手术治疗,当时未接受。4月余前在本院门诊就诊,行B超检查提示"甲状腺双侧叶结节,首先考虑结节性甲状腺肿合并桥本氏甲状腺炎,左叶中下部结节建议超声造影"。3月余前在行超声造影提示"甲状腺左叶中下部结节,癌不完全排除",建议穿刺检查,当时未接受,今为行手术治疗来院就诊,门诊拟"甲状腺结节"收住入院。

患者自病以来,神志清,精神好,胃纳可,睡眠一般,二便无殊,体重无明显减轻。

体格检查:T36.4℃,P88次/分,R20次/分,Bp125/85mmHg。可见颈部3个大小不一的结节,其中左侧两结节为核桃大小,右侧结节为鸡蛋大小,质地稍坚硬,与周围分界清楚,可向周围推动,可随吞咽动作上下移动。

影像学检查: 甲状腺彩超检查: 甲状腺多发结节,其中左叶两结节,癌不排除,其余结节考虑结节性甲状腺肿。双颈部淋巴结彩超: 双颈部多发性淋巴结可及。

2. 护理要点

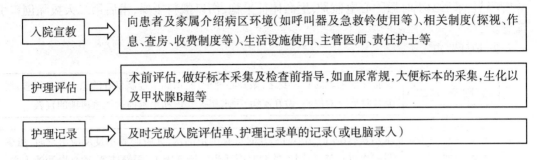

入院宣教	⇨	向患者及家属介绍病区环境(如呼叫器及急救铃使用等)、相关制度(探视、作息、查房、收费制度等)、生活设施使用、主管医师、责任护士等
护理评估	⇨	术前评估,做好标本采集及检查前指导,如血尿常规,大便标本的采集,生化以及甲状腺B超等
护理记录	⇨	及时完成入院评估单、护理记录单的记录(或电脑录入)

知识拓展

成人甲状腺结节的临床评估和处理流程

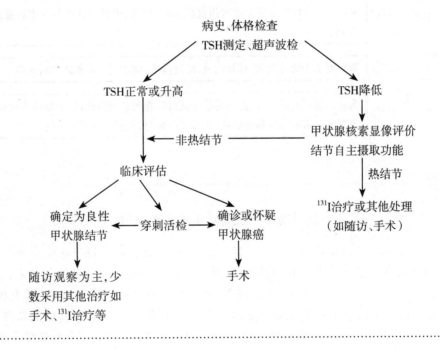

二、住院过程中

1. 诊疗情况 入院医疗诊断: 甲状腺双叶结节,结节性甲状腺肿? 恶性待排。入院医嘱: 普外科护理常规; 术前全套(三大常规、血生化、肝肾功能、血型、出凝血时间、术前免疫四项); X线胸片、心电图、甲状腺B超、甲状腺功能。

入院第二天,在全麻下小切口内镜辅助下行左侧甲状腺切除+左侧甲状腺改良选择性颈部淋巴结清扫术。术程顺利,术中出血15ml,补液800ml,术后安返病房。患者神志清,精神软,发音正常,颈部切口敷料干燥,局部无明显肿胀,左锁骨下创口引流管接高负压瓶,引流出血性液体,留置导尿管,尿色清,左手静脉留置针固定妥,局部无明显渗液。0.9%氯化钠注射液100ml+美洛西林钠舒巴坦钠注射液(萨洛)3.75g,每日2次;予以4小时心电监护,床边备氧气,气切包,医嘱予特级护理,术后病理诊断为:甲状腺乳头状腺癌并淋巴结转移。术后第一天晨撤除鼻导管吸氧,术后24小时撤除心电监护,生命体征平稳,伤口敷料干燥,术后第二天拔除创口引流管。

2.护理要点

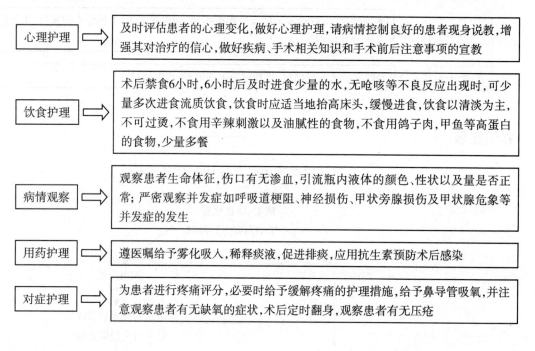

心理护理	→	及时评估患者的心理变化,做好心理护理,请病情控制良好的患者现身说教,增强其对治疗的信心,做好疾病、手术相关知识和手术前后注意事项的宣教
饮食护理	→	术后禁食6小时,6小时后及时进食少量的水,无呛咳等不良反应出现时,可少量多次进食流质饮食,饮食时应适当地抬高床头,缓慢进食,饮食以清淡为主,不可过烫,不食用辛辣刺激以及油腻性的食物,不食用鸽子肉,甲鱼等高蛋白的食物,少量多餐
病情观察	→	观察患者生命体征,伤口有无渗血,引流瓶内液体的颜色、性状以及量是否正常;严密观察并发症如呼吸道梗阻、神经损伤、甲状旁腺损伤及甲状腺危象等并发症的发生
用药护理	→	遵医嘱给予雾化吸入,稀释痰液,促进排痰,应用抗生素预防术后感染
对症护理	→	为患者进行疼痛评分,必要时给予缓解疼痛的护理措施,给予鼻导管吸氧,并注意观察患者有无缺氧的症状,术后定时翻身,观察患者有无压疮

知识拓展 ....

内镜辅助下甲状腺癌手术方式介绍

随着内镜技术的不断提升和微创手术器械的更新,可选择的内镜甲状腺癌手术入路增多。归纳起来主要包括颈前入路和颈外入路,前者以内镜辅助微创甲状腺切除术(minimal invasive video-assisted thyroidectomy, MIVAT)。该术式是由Miccoli等于1999年首先提出,在颈前取一长约2cm的手术切口,在直视下分离至甲状腺表面,然后置入操作器械在内镜辅助下完成手术。MIVAT的优点是其操作方法类似于传统的开放式手术,手术视野直观,且不受锁骨和胸骨的影响,适用于甲状腺癌的腺叶切除、甲状腺全切除、中央区淋巴结及颈区淋巴结清扫。MIVAT缺点是术后患者的美容满意度较颈外入路手术差,操作空间受限,器械之间容易相互干扰,对于复杂的颈侧区淋巴结清扫难度较大。因此,其适应证限制于无淋巴结转移的低危甲状腺癌患者。

....

三、出院时

1.诊疗情况 术后第二天,神志清,精神可,生命体征平稳,拔除高负压瓶,颈部切口暴露,局部无明显肿胀,渗出。进食半流质饮食,切口疼痛数字评分2分,无其他不适,予出院。出院医嘱:调饮食,慎起居；合理功能锻炼；出院带药:左甲状腺素钠片(优甲乐)50μg口服,每日1次；门诊随诊。

2. 护理要点

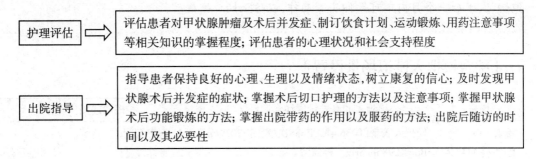

指导患者保持良好的心理、生理以及情绪状态,树立康复的信心；及时发现甲状腺术后并发症的症状；掌握术后切口护理的方法以及注意事项；掌握甲状腺术后功能锻炼的方法；掌握出院带药的作用以及服药的方法；出院后随访的时间以及其必要性

知识拓展

甲状腺手术后患者的出院宣教要点

1. 康复知识宣教

(1)指导患者和家属了解本病的基本病因、主要危险因素和危害,掌握本病的康复治疗知识和自我护理方法,帮助分析和消除不利于疾病康复的因素,落实康复计划。

(2)改变不良的生活方式,适当运动,合理休息和娱乐。

(3)鼓励患者树立信心,向其宣教甲状腺相关知识。如甲状腺癌的表现通常为颈部出现单个结节,质地硬,表面高低不平,并且可以随着吞咽动作上下移动,若为髓样癌还可出现腹泻,心悸,脸面潮红等症状。而若为单纯性的甲状腺结节,则一般多为单发,且表面光滑,边界清楚,无压痛,质地较为软韧。

2. 术后并发症的识别　甲状腺术后可能出现的并发症有呼吸困难以及窒息、喉返神经以及喉上神经的损伤、手足抽搐、气胸、空气栓塞以及乳糜瘘等。

(1)呼吸困难和窒息一般发生在术后48小时内,表现为进行性的呼吸困难,烦躁,发绀,并可出现颈部肿胀,切口渗出鲜血以及引流瓶内的血液增多等现象。

(2)喉返神经损伤主要表现为声音嘶哑,失声,甚至是呼吸困难；

(3)喉上神经损伤主要表现为声带松弛以及音调降低,在进食以及饮水时出现呛咳。

(4)术中若误伤甲状旁腺,患者可于术后1~2天发生低钙血症,主要表现为面部、口角以及手足部的针刺、麻木以及强直感,有时可出现持续性的手足抽搐。

3. 手术切口的护理

(1)术后10天内伤口不能碰水,如需沐浴,可将伤口的敷料去除,并于伤口处覆盖防水贴再进行沐浴；术后10天伤口可触及清水,但不能用沐浴液、香皂等进行擦洗,也不可用毛巾用力地揉搓；1个月之后可用沐浴露以及香皂进行清洗。中间切口处的减张贴一般于术后15天自行脱落,患者可根据具体情况予以去除,但不可强撕,以免导致伤口撕裂。

(2)术后1个月内不要穿高领的衣物,不要带围巾、围脖等,因其可增加伤口不必要的摩擦,易导致伤口感染。术后伤口愈合可出现肿块,一般于2~3个月后消除。

(3)甲状腺全切术后需禁食海鲜,部分切除术后应减少海鲜的摄入,且一个月内不吃鸽子、甲鱼等高蛋白质的食物,因其可导致瘢痕的增生,饮食应以清淡为主,禁食酸辣刺激油腻性的食物。

4. 功能锻炼指导 切口愈合后即可开始肩关节以及颈部功能锻炼,可以小幅度地前后摆动肩部,伸缩肘部,以及活动手掌,并且可以左右摆动颈部,随后可逐渐增加运动的幅度。但切记,术后一个月内不可做仰头等动作,以防止切口撕裂。

【综合模拟人模拟场景设置】

情景	模拟人的参数设置和台词设计	护理实践操作内容
场景一: 普外科病房入院时	模拟人表现:T=36.4℃,P=88次/分,R=20次/分,Bp=125/85mmHg。神志清。 台词(患者主诉):护士,我脖子上的这个肿块,没有明显的不舒服,应该不会是恶性的肿瘤吧?	1. 病史询问; 2. 身体评估; 3. 入院宣教; 4. 病情观察; 5. 医嘱执行:静脉输液; 6. 及时完成入院评估单、护理记录单
医嘱:普外科护理常规;术前全套(三大常规、血生化、肝肾功能、血型、出凝血时间、术前免疫四项);X线胸片、心电图、甲状腺B超、甲状腺功能		
场景二: 普外科病房住院过程(手术前)	模拟人表现:T=36.5℃,P=88次/分,R=22次/分,Bp=105/80mmHg。神志清。 台词(患者主诉):护士,我的手术部位是在脖子上,是不是很难做啊,风险大不大?	1. 护理评估; 2. 急诊手术准备(备皮、抽血交叉等); 3. 术前健康宣教
医嘱:拟于明日9时30分全麻下小切口内镜辅助下行左侧甲状腺切除+左侧甲状腺改良选择性颈部淋巴结清扫术;术前禁食12小时;禁水6小时;术区备皮;麻醉会诊;青霉素皮试;0.9%氯化钠注射液100ml+美洛西林钠舒巴坦钠(萨洛)注射液3.75g,术前30分钟静脉滴注;阿托品注射液0.5mg,术前30分钟肌注;安定注射液10mg,术前30分钟肌注		
场景三: 普外科病房住院过程(术后返回病房)	模拟人表现:术后安返病房T=36.5℃,P=85次/分,R=20次/分,Bp=115/85mmHg。神志清,精神软,发音正常,颈部切口敷料干洁,局部无明显肿胀,左锁骨下创口引流管接高负压瓶,引流出血性液体,有留置导尿管。 台词(患者主诉):护士,我的手术已经做好了吗?喉咙有点痛,脖子上的伤口痛,我的手术顺利吧?	1. 与手术室护士做好病人交接班工作; 2. 术后护理常规(评估手术、牵引等治疗措施的效果,观察肢体运动感觉功能,肢体末梢血运及趾端活动功能,预防血管神经损伤的并发症); 3. 评估患者术后疼痛评分,给予缓解疼痛的护理措施; 4. 指导患者尽早开展肢体功能锻炼
医嘱:甲状腺术后护理常规;一级护理;禁食6小时;吸氧3升/分;心电监护;床边备气管切开包;0.9%氯化钠注射液100ml+美洛西林钠舒巴坦钠注射液(萨洛)3.75g,每日2次;0.9%生理盐水20ml+盐酸氨溴索口服溶液(沐舒坦)30mg雾化吸入,每日1次		

情景	模拟人的参数设置和台词设计	护理实践操作内容
场景四： 普外科病房 出院时	模拟人表现：T=36.8℃；P=70次/分；R=20次/分；HR=70次/分；Bp=108/75mmHg 神志清，今拔除高负压瓶，颈部切口暴露，局部无明显肿胀、渗出。 台词（患者主诉）：我现在感觉挺好的，伤口疼痛也基本上没有了，回家后我该注意些什么呢？我怎么进行身体锻炼？	1. 评估病情； 2. 介绍出院手续办理程序； 3. 饮食指导； 4. 出院指导

医嘱：调饮食，慎起居；合理功能锻炼；出院带药：左甲状腺素钠片（优甲乐）50μg口服，每日1次；门诊随诊

【模拟实训案例题1】

一、入院时

1. 诊疗情况 患者冯先生，41岁。1年余前在当地医院体检行B超检查提示"甲状腺结节"，当时无明显疼痛，无声嘶、声音低沉及呛咳，无畏寒发热，无胸闷气急，无体重下降等不适，建议复查。9月余在当地卫生服务中心行甲状腺B超，提示"双侧甲状腺结节，请结合临床"，建议复诊。9月余前在本院门诊就诊，行B超示：①甲状腺左叶小结节，考虑结节性甲状腺肿；右叶结节，结节性甲状腺肿可能，建议复查；②双颈部多发淋巴结可及，建议细针穿刺检查。5月余在本院行超声引导下甲状腺细针穿刺检查，提示"乳头状癌"，建议手术治疗。现为手术治疗就诊，门诊拟"甲状腺结节"收住入院。

体格检查：T37.4℃，P86次/分，R20次/分，Bp125/70mmHg。神清，精神可，生命体征平稳，甲状腺区未及明显肿物，气管无偏斜，无声音嘶哑，无眼突；双侧淋巴结未及明显肿大，无手足震颤。

实验室及其他检查结果：谷氨酰转肽酶63U/L，嗜酸性粒细胞百分数15.4%，尿隐血（++）；甲状腺彩超：①甲状腺左叶小结节，考虑甲状腺左叶小结节癌；右叶结节，结节性甲状腺肿，建议复查。②双颈部多发淋巴结可及；心电图左心室高电压，下壁、前侧壁轻度T波改变。

2. 模拟实训问题

（1）患者来到病房后，你作为责任护士应如何做好患者的入院接待？（角色扮演）

（2）患者入院后，请对其进行护理体检。（角色扮演）

（3）对于该患者，你当天的护理工作重点是什么？（口述、角色扮演）

二、住院过程中

1. 诊疗情况 入院诊断：甲状腺结节；性质待查。入院医嘱：普外科护理常规；术前全套（三大常规、血生化、肝肾功能、血型、出凝血时间、术前免疫四项）；X线胸片、心电图、甲状腺B超、甲状腺功能：血$TT_3$1.84nmol/L，$TT_4$1.23nmol/L，TSH 2.95mU/L。完善术前检查后，在全麻下行左侧甲状腺及峡部全切+右侧甲状腺次全切术。术后颈旁两侧置沙袋制动，取半卧位，保持引流管通畅。术后病理切片结果为"乳头状癌"。

2. 模拟实训问题

（1）甲状腺癌术后患者从手术室回到病房时，责任护士该做些什么？（角色扮演）

（2）甲状腺手术后患者突然发生呼吸困难，如何处理？（角色扮演）

（3）如何为甲状腺手术后患者提供饮食护理？（小组讨论）

三、出院时

1. 诊疗情况　术后第七天，神志清，精神可，生命体征平稳，颈部切口愈合良好，局部无明显肿胀，渗出。进食半流质饮食，无其他不适，予出院。出院医嘱：调饮食、慎起居；合理功能锻炼；出院带药：左甲状腺素钠片50μg口服，每日1次，门诊随诊。

2. 模拟实训问题　请对患者及家属进行出院宣教（角色扮演）。

【模拟实训案例题2】

一、入院时

1. 诊疗情况　患者刘女士，44岁。主诉"多食、多汗、易怒1年，劳累后心慌气短2个月"。入院前1年无明显诱因下感心慌、易饥，食量明显增加，伴怕热多汗、话多易怒、失眠，逐渐出现双眼突出，蹲下站起时困难。门诊诊断为"甲状腺功能亢进"，给予甲巯咪唑（他巴唑）10mg口服，每日3次，连续3个月，达到手术前准备要求后收治入院，待行手术治疗。

体格检查：T36.8℃，P88次/分，R19次/分，Bp120/60mmHg。全身皮肤、巩膜无黄染及瘀斑，浅表淋巴结未触及肿大。颈软，气管居中，颈静脉无怒张，颈动脉无异常搏动。甲状腺Ⅰ度肿大，质软，内可触及结节，左侧2.0cm×2.0cm大小，右侧1.5cm×1.0cm大小，质韧，表面光滑，边界清，无压痛，可随吞咽上下移动，活动度一般，双上极可触及震颤，可闻及血管杂音，双侧颈部浅表淋巴结未触及明显肿大。

2. 模拟实训问题

（1）患者来到病房后，你作为责任护士应该如何做好患者的入院接待？（角色扮演）

（2）患者入院后，请对其进行护理体检。（角色扮演）

（3）对于该患者，你当天的护理工作重点是什么？（口述、角色扮演）

二、住院期间

1. 诊疗情况　入院诊断：甲状腺功能亢进症。入院医嘱：内分泌科护理常规，查血、尿、粪常规，肝肾功能，电解质，二级护理，测血脂、空腹及餐后2小时血糖及甲状腺功能。今上午在全麻下行双侧甲状腺次全切术，手术顺利进行术后予半卧位，颈两侧置沙袋制动，保持引流管通畅，严密观察病情变化，预防并发症。

2. 模拟实训问题

（1）患者有突眼征，请对其指导眼睛的护理。（角色扮演）

（2）请为患者做好术前准备。（角色扮演）

（3）请为患者做好术后护理。（角色扮演）

三、出院时

1. 诊疗情况　术后第三天，引流管已拔除，患者恢复良好，无明显不适，切口愈合良好，予出院。出院医嘱: 注意休息、加强营养、低碘饮食; 定期复查血常规(1周)、肝功能(半月)、甲状腺功能(1个月); 如有心悸、胸闷等不适症状及时就诊。

2. 模拟实训问题　请对患者及家属进行出院宣教(角色扮演)。

【综合性课后思考题】

1. 甲亢患者术前应做哪些检查,分别有什么临床意义?
2. 甲亢患者需要进行充分的术前准备,常用的药物有哪些,其药理作用是什么?
3. 甲状腺术后有哪些常见的并发症? 如何观察? 如何处理?
4. 甲状腺危象预防的关键是什么? 一旦发生如何处理?

(汪国建)

第二节　胃肠外科疾病患者护理情景模拟训练

【学习目标】

知识目标: 1. 了解胃癌、急性阑尾炎的病因和发病机制。
　　　　　2. 熟悉胃癌、急性阑尾炎的主要治疗方法。
　　　　　3. 掌握胃癌、急性阑尾炎的临床表现及入院护理评估内容。
能力目标: 1. 能对胃癌、急性阑尾炎患者进行护理评估。
　　　　　2. 能对胃癌、急性阑尾炎患者实施整体护理。
　　　　　3. 能对胃癌术后患者进行胃肠减压护理及更换腹腔引流袋。
　　　　　4. 能对胃癌、急性阑尾炎患者进行健康教育。
情感目标: 1. 对患者关心,有耐心和同理心。
　　　　　2. 有慎独精神,工作责任心强。

【模拟实训演示】

一、入院时

1. 诊疗情况　患者钱先生,82岁,已婚,退休。因"反复中上腹痛半年余",诊断为胃癌而从门诊收治入院。

既往史:患者既往体质一般,有高血压6年余,冠心病2年余,规律服药。既往有反流性食管炎,胆囊摘除、胃息肉切除和右锁骨手术史。

个人史:吸烟史30余年,饮酒史40余年。

家族史:父母已故,死因不详,有1子1女患肝炎,病情不详。

体格检查:神志清,T36.0℃,P63次/分,R16次/分,Bp166/94mmHg。双肺呼吸音清,未闻及干湿啰音,心脏无杂音,肝脾未触及。上腹及脐周可见4处大小约1cm陈旧手术愈合瘢痕,剑突下及脐周压痛,右锁骨缺如,右颈部见一长约8cm陈旧性手术瘢痕。

辅助检查:胃镜检查示反流性食管炎,胃多发溃疡。病理报告示(胃窦)小弯黏膜间质内见小团实性异型细胞,考虑为癌。免疫组化:符合低分化腺癌,部分印戒细胞癌;(胃窦)黏膜慢性炎症,见少许炎性坏死组织。心超:二尖瓣、三尖瓣轻度反流、主动脉瓣退变伴轻度反流。

2. 护理要点

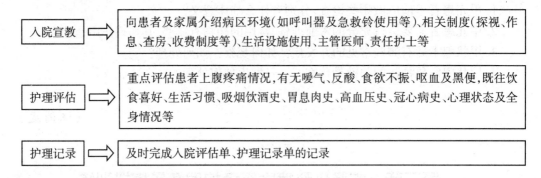

知识拓展

胃癌发病的相关因素

1. 幽门螺杆菌与胃癌的关系　近年来的流行病学资料显示幽门螺杆菌是引起胃癌发生的主要原因。一般认为幽门螺杆菌感染主要作用于起始阶段,起到启动子的作用。它不仅可使萎缩性胃炎和肠化生提前出现,还可加速肠化生的发展,起促进剂的作用,而且由于此时菌株活性较高,诱发炎症及溃疡等疾病的几率更大。研究发现贲门部发生胃癌的患者,体内幽门螺杆菌含量显著高于非贲门部,这是因为贲门位于人体第十一胸椎体左侧,位于胃的上部,而幽门螺杆菌属微需氧菌,贲门部适宜其生长。因此,贲门部幽门螺杆菌的存活率较其他部位更高。

2. 吸烟与胃癌的关系　研究发现吸烟与胃癌呈显著性正相关,而且吸烟时间越长患胃癌的危险性越大,烟草燃烧所产生的烟雾中至少有43种为已知的致癌物。GSTT1编码的GST-θ同工酶对烟草中的致癌物,如乙烯氧化物、环氧丁烷、烃类氧化物的解毒第二时相发挥作用。所以GSTT1编码酶的缺失将可能导致烟草中的有害致癌物的解毒障碍,增加相应人群致癌的危险性。

二、住院过程中

1. 诊疗情况　患者入院后医师根据其临床表现及辅助检查,诊断为:(西医)胃癌,(中医)胃痛-肝胃不和。予潘妥洛克40mg口服,每日1次;米曲菌胰酶片1片口服,每日3次。住院第四天,全腹增强CT示:胃窦部胃壁增厚,肝脏低密度灶,大便隐血试验阳性。入院第十一天,感上腹部疼痛,呈阵发性胀痛,有腰背部放射痛。神志清,T36.5℃,P66次/分,R20次/分,Bp160/90mmHg。于次日在全麻下行"腹腔镜远端胃癌根治术(毕Ⅱ式吻合)",术后带回鼻肠管、腹腔引流管、留置导尿管各一根,鼻肠管接1次性负压吸引器进行胃肠减压。疼痛评分为4分。

2. 护理要点

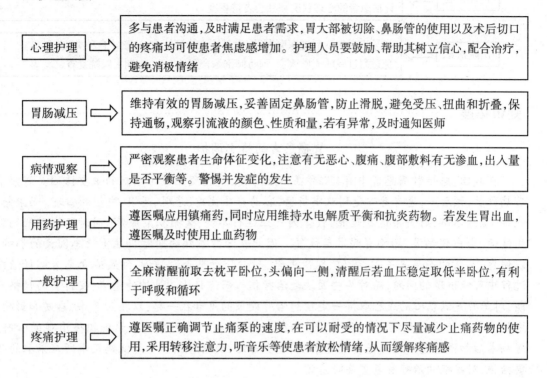

心理护理	⇒	多与患者沟通,及时满足患者需求,胃大部被切除、鼻肠管的使用以及术后切口的疼痛均可使患者焦虑感增加。护理人员要鼓励、帮助其树立信心,配合治疗,避免消极情绪
胃肠减压	⇒	维持有效的胃肠减压,妥善固定鼻肠管,防止滑脱,避免受压、扭曲和折叠,保持通畅,观察引流液的颜色、性质和量,若有异常,及时通知医师
病情观察	⇒	严密观察患者生命体征变化,注意有无恶心、腹痛、腹部敷料有无渗血,出入量是否平衡等。警惕并发症的发生
用药护理	⇒	遵医嘱应用镇痛药,同时应用维持水电解质平衡和抗炎药物。若发生胃出血,遵医嘱及时使用止血药物
一般护理	⇒	全麻清醒前取去枕平卧位,头偏向一侧,清醒后若血压稳定取低半卧位,有利于呼吸和循环
疼痛护理	⇒	遵医嘱正确调节止痛泵的速度,在可以耐受的情况下尽量减少止痛药物的使用,采用转移注意力,听音乐等使患者放松情绪,从而缓解疼痛感

知识拓展 ··

耳穴埋豆对术前失眠患者的护理疗效

失眠是因为气血及脏腑功能失调,阴亏于内,阳浮于外,阴阳失交使阳不入阴,心神不安导致夜不成寐。耳穴埋豆是通过对耳穴的刺激引起大脑网状结构的正常有序化激活和抑制,从而使病理性睡眠状态向正常的生理性睡眠转化。耳穴埋豆可取神门以镇静安神,内分泌、交感调节阴阳平衡,配合心、肝、脾、肾补益心脾交通心肾,以达到疏通经络、运行气血、调节脏腑功能,达到阴阳平衡的目的。研究证明耳穴埋豆对于缓解患者术前紧张焦虑情绪、促进睡眠具有较好效果。

三、出院时

1. 诊疗情况 术后第七天,患者神志清,T36.8℃,P62次/分,R16次/分,Bp156/80mmHg。大便已解,切口疼痛较前好转,无恶心呕吐,切口敷料干燥,无渗血渗液,胃肠减压管引流出墨绿色液体约50ml,改二级护理,停胃肠减压,拔除腹腔引流管,拟继续观察3~5日,无特殊病情变化予出院。

2. 护理要点

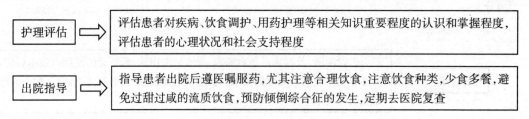

护理评估 ⟹ 评估患者对疾病、饮食调护、用药护理等相关知识重要程度的认识和掌握程度，评估患者的心理状况和社会支持程度

出院指导 ⟹ 指导患者出院后遵医嘱服药，尤其注意合理饮食，注意饮食种类，少食多餐，避免过甜过咸的流质饮食，预防倾倒综合征的发生，定期去医院复查

知识拓展

胃癌患者的情志调护

在我国，恶性肿瘤患者中有42%存在心理障碍，情志变化常为癌症的主要诱因。胃癌术后病程长，预后差，患者身心受到双重折磨，容易产生忧虑、悲观、恐惧、失望的心理。而激怒、忧郁、焦虑不解，肝失条达及疏泄，致体内气血运行不畅，久而积聚成癌；同时肝失疏泄则脾失健运，会出现纳呆，影响胃癌术后恢复。因此在治疗本病的同时应注重情志因素的影响，以诚恳、热情的态度去关心、安慰、同情患者，耐心聆听患者的倾诉，细致地向患者解释治疗过程中可能出现的问题，而对某些因缺乏治疗信心而终日忧心忡忡的患者，安排其与性格开朗、对治疗充满信心的或已取得一定理想治疗效果的患者在一起，以相互开导、启发和影响，增强其信心。通过积极的护理行为影响患者，使其在以后的生活中养成积极乐观的心态。胃癌术后加强情志护理是保证患者康复、减少并发症、改善预后和降低病死率所应采取的必要措施，对疾病的治疗有着重要的意义。

【综合模拟人模拟场景设置】

情景	模拟人的参数设置和台词设计	护理实践操作内容
场景一： 胃肠外科病房 入院时	模拟人表现：T=36.0℃，P=63次/分，R=16次/分，Bp=166/94mmHg；因疼痛发出呻吟声。 台词（患者主诉）：肚子痛半年多了，胃口也不好，人也瘦了	1. 向患者进行自我介绍，核对核实患者身份； 2. 询问病史； 3. 身体评估； 4. 根据评估结果，实施所需的护理措施并记录
医嘱：二级护理；泮托拉唑40mg口服，每日1次；米曲菌胰酶片1片口服，每日3次；限期手术治疗		
场景二： 胃肠外科病房 住院过程中（手术后）	模拟人表现：患者在全麻下行"腹腔镜远端胃癌根治术（毕Ⅱ式吻合）"，术后T=36.6℃，P=64次/分，R=18次/分，Bp=160/90mmHg；带回鼻肠管、腹腔引流管、留置导尿管各一根，鼻肠管接1次性负压吸引器进行胃肠减压。 台词（患者主诉）：我感觉伤口有点疼痛	1. 病情评估； 2. 做好术后护理； 3. 做好各种引流管护理

续表

情景	模拟人的参数设置和台词设计	护理实践操作内容
医嘱：一级护理；禁食；0.9%氯化钠注射液250ml+头孢呋辛钠1.5g静脉滴注，每日2次；0.9%氯化钠注射液250ml+氨甲环酸0.5g静脉注射，每日2次；林格氏液1000ml静滴，每日1次，5%葡萄糖氯化钠溶液500ml+维生素C2.0g+10%氯化钾溶液15ml静脉滴注，每日1次		
场景三： 胃肠外科病房 出院时	模拟人表现：T=36.8℃，P=66次/分，R=16次/分，Bp=154/80mmHg。 台词（患者主诉）：我感觉不错，昨天医生帮我拆线了，就是感觉有点胃胀	1. 评估病情； 2. 介绍出院手续办理程序； 3. 出院指导
医嘱：多潘立酮10mg口服，每日3次；注意休息，饮食少量多餐，定期复诊		

【模拟实训案例题1】

一、入院时

1. 诊疗情况　患者刘女士，53岁，已婚，工人。反复上腹隐痛十年余，进食后明显，伴有嗳气、反酸。近半年来上腹疼痛较前频繁，自行服用抑酸护胃的药物未能缓解，入院治疗。

既往史：有高血压史8年，最高达170/105mmHg，平时服用降压药（不详），血压控制在150/90mmHg左右；10年前被诊断为胃溃疡，长期服用抑酸护胃药物；否认冠心病等其他重大病史；否认肝炎、伤寒、结核等传染病史，否认药物、食物过敏史，否认重大手术外伤史，预防接种史不详。

体格检查：T36.6℃，P72次/分，R18次/分，Bp150/90mmHg。神志清，身高162cm，体重未测。

辅助检查：胃镜检查示胃多发溃疡。病理：胃小弯处黏膜间质可见小团实性异型细胞，考虑为癌。

2. 模拟实训问题

（1）接到入院通知后，你作为患者的责任护士在病房应做好哪些准备工作？（角色扮演）

（2）患者入院后请对其进行护理体检。（角色扮演）

（3）对于该患者，你当天的护理工作重点是什么？（口述、角色扮演）

（4）请分析患者使用药物的作用机制及护理要点。（小组讨论）

（5）请叙述该患者饮食的注意事项。（口述）

（6）如何对该患者进行术前心理护理，以缓解其紧张、焦虑情绪？（角色扮演）

二、住院过程中

1. 诊疗情况　入院后经内镜检查确诊为胃癌。入院医嘱：二级护理，软食；0.9%氯化钠注射液100ml+泮托拉唑40mg静脉滴注，每日2次；0.9%氯化钠注射液450ml+艾迪50ml静脉滴注，每日1次。于入院第三天行胃癌根治术。术后患者神志清，T36.5℃，P80次/分，R20次/分，Bp160/88mmHg。术后医嘱：一级护理，禁食，去枕平卧6小时，心电血氧监护，双鼻塞吸氧，胃肠减压护理，腹腔引流护理等。

手术当日晚,患者胃肠减压引流出大量鲜红色血液,持续不止,腹腔引流管引流出约100ml血性液体,患者面色苍白,护士为其测血压为105/62mmHg,脉搏为110次/分,呼吸为26次/分。

2. 模拟实训问题

(1)请问患者手术当晚发生了什么情况? 作为护士的你应该如何处理?(小组讨论)

(2)请叙述应从哪些方面进行病情观察。(口述)

(3)请为患者更换腹腔引流袋1次。(角色扮演)

(4)请为患者更换胃肠减压所用1次性负压吸引器。(角色扮演)

三、出院时

1. 诊疗情况　2周后,患者病情稳定准备出院,出院带药:缬沙坦80mg口服,每日1次;多潘立酮10mg口服,每日3次。

2. 模拟实训问题　请你对患者及其家属进行出院健康指导。(角色扮演)

【模拟实训案例题2】

一、入院时

1. 诊疗情况　患者姜小姐,22岁,未婚,大学生。因劳累后出现转移性右下腹痛1天,伴发热,恶心呕吐2次,来院就诊。

体格检查:T38.6℃,P90次/分,R19次/分,Bp114/82mmHg。右下腹压痛(+),反跳痛(+),并有腹肌紧张。

辅助检查:血常规检查示白细胞计数11×10^9/L,中性粒细胞占89%。

2. 模拟实训问题

(1)患者入院后,请对其进行护理体检。(角色扮演)

(2)对于该患者,你当天的护理工作重点是什么?(口述、角色扮演)

二、住院期间

1. 诊疗情况　入院诊断为急性阑尾炎。医嘱:一级护理,禁食,急诊手术。行阑尾切除术后第四天,T38.2℃,P96次/分,R18次/分,Bp106/76mmHg。大便频而量少,带黏液,时有里急后重感。直肠指检发现直肠前壁饱满、触痛,有波动感。

2. 模拟实训问题

(1)考虑患者出现何种并发症?(小组讨论)

(2)应采取的处理原则和护理措施是什么?(口述和角色扮演)

三、出院时

1. 诊疗情况　2周后,患者病情稳定出院。

2. 模拟实训问题　请你对患者及其家属进行出院健康指导。(角色扮演)

【综合性课后思考题】

1. 请为胃癌根治术后患者制订一份饮食指导方案。
2. 请简述胃癌根治术后患者常见并发症及其临床表现。
3. 请简述胃肠减压的适应证及其护理要点。
4. 请阐述急性阑尾炎的腹痛特点及其机制。

（王俊杰）

第三节 肝胆外科疾病患者护理情景模拟训练

【学习目标】

知识目标： 1. 了解原发性肝癌的概况、病因、病理；胆石症、胆囊炎的病因、病理生理、
分类。
2. 熟悉原发性肝癌、胆石症、胆囊炎的临床表现及处理原则。
3. 掌握原发性肝癌、胆石症、胆囊炎患者的护理问题、护理措施及健康宣教。

能力目标： 1. 能对原发性肝癌、胆石症、胆囊炎患者进行护理评估。
2. 能对原发性肝癌、胆石症、胆囊炎患者进行健康教育。
3. 能对原发性肝癌、胆石症、胆囊炎患者实施整体护理。
4. 能对原发性肝癌患者进行心理护理。
5. 能与胆石症、胆囊炎患者进行有效沟通。

情感目标： 1. 对患者关心、耐心，有同理心。
2. 与患者沟通时言语自然，注意互动。
3. 有慎独精神，工作责任心强。

【模拟实训演示】

一、入院时

1. **诊疗情况** 患者孙先生，43岁。右上腹阵发性疼痛1年余加重1小时。发病经过：患者于1年前饱餐后突感右上腹疼痛，呈阵发性，腹胀感，无恶心呕吐，当时未做具体治疗，腹痛自行缓解。1小时前进食早餐后突感右上腹疼痛，为持续性胀痛，伴恶心，无呕吐，无发热，无胸闷、气促，无尿频、尿急及尿痛。遂由家人陪同至医院门诊就诊后以"腹痛待查：胆囊炎？"收住入院。患者起病以来精神差，无畏寒、发热，二便未解。

既往史：体检发现胆囊结石1年余。否认冠心病等其他慢性病史；否认肝炎、肺结核等其他传染病史；否认重大手术外伤史；否认药物、食物过敏史，预防接种史具体不详。

家族史：父亲体健，母亲有糖尿病史。2个兄弟姐妹，均健康。

婚育史：已婚，配偶身体健康，育有1子，儿子体健，家庭和睦。

体格检查：T37.8℃，P70次/分，R20次/分，Bp129/70mmHg。体重76kg，身高172cm。患者神志清楚，巩膜中度黄染，双肺听诊呼吸音清，未闻及干湿啰音，心律齐，未闻及病理性杂音。腹平软，未见胃肠型，右上腹腹肌紧张，右上腹压痛(+)，无反跳痛，未触及包块，Murphy征(+)，肝、脾肋下未触及，肝区叩击痛(+)，移动性浊音(−)，肠鸣音正常。

辅助检查：本院急诊上腹部CT示：胆总管下段结石、胆囊结石、胆囊炎。

2.护理要点

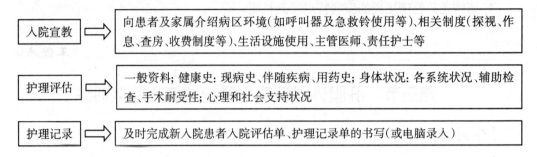

入院宣教	向患者及家属介绍病区环境(如呼叫器及急救铃使用等)、相关制度(探视、作息、查房、收费制度等)、生活设施使用、主管医师、责任护士等
护理评估	一般资料；健康史：现病史、伴随疾病、用药史；身体状况：各系统状况、辅助检查、手术耐受性；心理和社会支持状况
护理记录	及时完成新入院患者入院评估单、护理记录单的书写(或电脑录入)

二、住院过程中——急诊手术

1.诊疗情况　入院诊断：胆总管结石、胆囊结石、胆囊炎。入院医嘱：①急诊术前准备，如三大常规、血生化、肝肾功能、出凝血时间、术前免疫等检查；②0.9%氯化钠注射液250ml+头孢呋辛钠1.5g静脉滴注，每日2次；③10%葡萄糖注射液500ml+还原型谷胱甘肽片(阿拓莫兰)1.2g静脉滴注，每日1次；④禁食，必要时行胃肠减压，密切观察病情变化。

患者入院后予以抗感染、护肝对症支持治疗后症状无缓解，腹痛、黄疸进行性加重，并出现发热。体格检查：T38.5℃，P86次/分，R20次/分，Bp124/82mmHg；手术指征明确。医嘱：定于今日10点急诊行"胆囊切除+胆总管切开取石+T管引流术"，术前禁饮4小时，禁食12小时，胃肠减压，备血6U，皮肤清洁。

2.护理要点

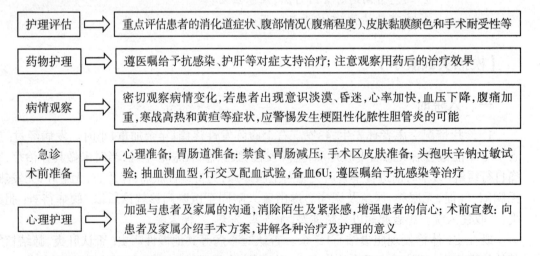

护理评估	重点评估患者的消化道症状、腹部情况(腹痛程度)、皮肤黏膜颜色和手术耐受性等
药物护理	遵医嘱给予抗感染、护肝等对症支持治疗；注意观察用药后的治疗效果
病情观察	密切观察病情变化，若患者出现意识淡漠、昏迷，心率加快，血压下降，腹痛加重，寒战高热和黄疸等症状，应警惕发生梗阻性化脓性胆管炎的可能
急诊术前准备	心理准备；胃肠道准备：禁食、胃肠减压；手术区皮肤准备；头孢呋辛钠过敏试验；抽血测血型，行交叉配血试验，备血6U；遵医嘱给予抗感染等治疗
心理护理	加强与患者及家属的沟通，消除陌生及紧张感，增强患者的信心；术前宣教：向患者及家属介绍手术方案，讲解各种治疗及护理的意义

三、住院过程中——手术后返回病房

1.诊疗情况　患者在连续硬膜外麻醉+全身麻醉下行"胆囊切除+胆总管切开取石+T

管引流术"，现返回病房。患者麻醉已清醒，生命体征平稳，T37.8℃，P70次/分，R20次/分，Bp129/70mmHg。腹软，创口敷料干燥，腹带包扎。右肝下引流管一根，引流出少量血性液体；胆总管T管一根，引流出胆汁样液体。胃肠减压管接负压吸引球，引流出少许黄绿色液体。留置导尿管，固定在位，尿色清，通畅。连接硬膜外镇痛泵，固定在位。医嘱：外科护理常规，一级护理；禁食，心电监护至平稳，吸氧3L/分，留置导尿，胃肠减压管接负压吸引球，右肝下引流管1根，胆总管T管1根，10%葡萄糖注射液250ml+维生素K₁20mg静脉滴注，每日1次；5%葡萄糖注射液500ml+维生素C2.0g+维生素B₆0.2g静脉滴注，每日1次；0.9%氯化钠注射液250ml+头孢呋辛钠1.5g静脉滴注，每日2次；0.9%氯化钠注射液50ml+生长激素释放抑制激素（施他宁）注射液3mg，以4ml/h速度微泵静推；林格氏液500ml+血宁注射液1.4g静脉滴注，立即执行；10%葡萄糖注射液500ml+阿拓莫兰1.2g静脉滴注，每日1次。

2. 护理要点

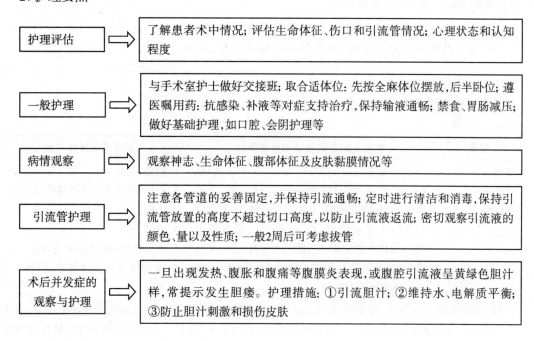

四、出院时

1. 诊疗情况　术后第十天，患者一般情况良好，无腹胀、腹痛，无恶心、呕吐，二便正常。体格检查：T36.8℃，P70次/分，R20次/分，Bp108/75mmHg，神志清，巩膜、皮肤无黄染，双肺听诊呼吸音清，未闻及干湿啰音，心律齐，无杂音。腹软，无压痛、反跳痛，肠鸣音正常，切口愈合好，已拆线，T管已夹闭，现予以出院。出院医嘱：注意休息，预防感冒；保持T管通畅，4天后来门诊拔除。

2. 护理要点

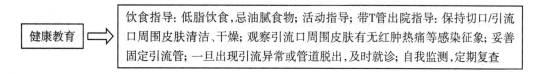

知识拓展 ···

胆囊切除术后患者饮食指导

1. 尽量减少食物中胆固醇和脂肪的摄入量。不吃或少吃肥肉、动物内脏、蟹黄、蛋黄等高脂高胆固醇食物,少油炸食物,烹调食物应以清炖、蒸煮为宜。

2. 应多吃富含蛋白质的食物,以保证每日热量及新陈代谢的需要。如豆类制品、菌菇类、瘦肉、禽类、海产及贝类等。

3. 应多食谷物和淀粉食物,多食富含纤维、维生素类食物,多吃各种粗粮,蔬菜水果,少吃含糖食品。

4. 多饮茶。茶叶主要营养成分有蛋白质、氨基酸、生物碱、茶多酚、矿物质、维生素等,其功效有增加胆汁排泌、利尿等作用。

5. 适当增加进餐次数,可刺激胆汁的分泌和排泄。

6. 忌烈性酒和刺激性食物,避免用浓烈的调味品,戒烟。

···

【综合模拟人模拟场景设置】

情景	模拟人的参数设置和台词设计	护理实践操作内容
场景一: 普外科病房 入院时	模拟人表现: T=37.8℃; P=70次/分; R=20次/分; HR=70次/分; Bp=129/70mmHg。神志清, 巩膜中度黄染; 腹部平软, 右上腹腹肌紧张, 右上腹压痛(+), 无反跳痛, Murphy征(+), 肝区叩击痛(+), 移动性浊音(−), 肠鸣音正常。 台词(患者主诉): 护士, 我早上吃过早饭后, 就开始感觉肚子有胀痛	1. 病史询问; 2. 身体评估(重点评估腹部情况); 3. 入院宣教; 4. 病情观察; 5. 医嘱执行: 静脉输液、抽血; 6. 及时完成入院评估单、护理记录单
医嘱: 术前全套(三大常规、血生化、肝肾功能、血型、出凝血时间、术前免疫四项); 生理盐水250ml+头孢呋辛钠1.5g 静脉滴注, 每日2次; 10%葡萄糖溶液500ml+阿拓莫兰1.2ml 静脉滴注, 每日1次; 禁食, 必要时行胃肠减压		
场景二: 普外科病房 住院过程(手术前)	模拟人表现: T=38.5℃; P=81次/分; R=20次/分; HR=86次/分; Bp=124/82mmHg。神志清, 巩膜中度黄染; 腹部平软, 右上腹腹肌紧张, 右上腹压痛(+), 无反跳痛, Murphy征(+), 肝区叩击痛(+), 移动性浊音(−), 肠鸣音正常。 台词(患者主诉): 护士, 我觉得肚子越来越痛了, 而且感觉全身发烫难受	1. 护理评估; 2. 急诊手术准备(备皮、抽血交叉等); 3. 术前健康宣教; 4. 留置胃肠减压管
医嘱: 定今10点急诊行 "胆囊切除+胆总管切开取石+T管引流术"; 术前禁饮4小时, 禁食12小时; 胃肠减压; 备血6U; 皮肤清洁		

情景	模拟人的参数设置和台词设计	护理实践操作内容
场景三： 普外科病房 住院过程（术后 返回病房）	模拟人表现：手术结束刚回病房，神志清，精神软，T=37.8℃，P=70次/分，R=20次/分，Bp=129/70mmHg。腹软，右上腹斜形切口，敷料干燥，腹带包扎。右肝下引流管一根，引流少许血性液体；胆总管T管一根，引流出胆汁样液体；胃肠减压管接负压吸引球，引流出少许黄绿色液体；留置导尿管一根，引流尿液，尿色清；硬膜外镇痛泵一个。 台词（患者主诉）：（声音微弱）护士小姐，我现在返回病房了吗？我的手术还顺利吗？我现在嘴巴有点干，能喝点水吗？	1. 与手术室护士做好交接班工作； 2. 做好术后护理（如体位摆放、病情观察、引流管护理、伤口护理、合理补液用药、饮食指导）； 3. 术后常见并发症的预防和护理

医嘱：外科护理常规，一级护理；禁食；心电监护；吸氧3L/min；留置导尿；10%葡萄糖溶液250ml+维生素$K_1$20mg静脉滴注，每日1次；5%葡萄糖注射液500ml+维生素C2.0g+维生素$B_6$0.2g静脉滴注，每日1次；0.9%氯化钠注射液250ml+头孢呋辛钠1.5g静脉滴注，每日2次；0.9%氯化钠注射液50ml+生长激素释放抑制激素（施他宁）注射液3mg，4ml/h微泵静推；林格氏液500ml+血速宁1.4g，静脉滴注立即执行；10%葡萄糖注射液500ml+阿拓莫兰1.2g静脉滴注，每日1次

情景	模拟人的参数设置和台词设计	护理实践操作内容
场景四： 普外科病房 出院时	模拟人表现：T=36.8℃；P=70次/分；R=20次/分；HR=70次/分；Bp=108/75mmHg；神志清，巩膜、皮肤无黄染；腹软，无压痛、反跳痛，肠鸣音正常，右上腹切口愈合好，已拆线，留置T管一根，现夹闭状态。 台词（患者主诉）：我现在感觉还行，胃口也不错。就是我肚子上这根管子什么时候能拔掉啊？	1. 评估病情； 2. 介绍出院手续办理程序； 3. 饮食指导； 4. T管的家庭护理指导

医嘱：注意休息，预防感冒；防止T管拔除；门诊随诊

【模拟实训案例题1】

一、入院时

1. 诊疗情况　患者张女士，59岁，务农。患者于3个月前无明显诱因下出现右上腹痛，剧烈、阵发性加重，伴夜间加剧，进食后加重明显，无向他处放射，伴恶心呕吐；呕吐物为胃内容物及胆汁。无畏寒发热，无胸闷心悸，无腹胀腹泻，无呕血、黑便，无皮肤眼白发黄，无皮肤瘙痒等不适。遂至当地医院住院，查B超示：胆囊结石，予以输液（具体不详）等治疗后，症状有所缓解。3个月来上述症状反复发作，且腹痛有加重趋势，每次均在当地医院予输液治疗后好转。现为求进一步治疗来我院门诊，拟"胆囊结石、胆囊炎"收住入院。患病以来患者神志清，精神尚可，食欲可，睡眠安，大便干结，小便无殊，体重略有下降。

既往史：慢性乙肝病史30年；高血压病史8年，一直规律服用"硝苯地平片"等降压药物治疗，血压控制良好。否认冠心病等其他慢性病史；否认肺结核等其他传染病史；否认重大

手术外伤史；否认药物、食物过敏史，预防接种史具体不详。

家族史：父母均已去世。3个兄弟姐妹，体健。

婚育史：已婚，育有1子2女，配偶有高血压病史，子女体健，家庭和睦。

体格检查：T37.1℃，P70次/分，R20次/分，Bp125/75mmHg。体重55kg，身高155cm。患者神志清，精神可，皮肤巩膜无黄染。两肺呼吸音清，双肺未闻及干湿啰音，心律齐，未闻及病理性杂音。腹部平软，肝脾肋下未及，右上腹压痛（+），无反跳痛，墨菲征（-），肝区叩痛（-），移动性浊音（-）。

辅助检查：本院B超结果示"胆囊结石、胆囊息肉样改变"。

2. 模拟实训问题

（1）患者入院后，你作为责任护士请做好患者的入院评估和入院宣教。（角色扮演）

（2）如何正确及时完成新入院患者的护理病历书写？（角色扮演）

（3）如何正确执行和处理医嘱？（小组讨论）

二、住院过程中——手术前

1. 诊疗情况　入院诊断：胆囊炎，胆囊结石。入院医嘱：外科护理常规，二级护理，半流质饮食；术前常规检查：血常规、血生化、出凝血时间、肝炎免疫、胸片、心电图、心超、肺功能等；5%葡萄糖氯化钠注射液100ml+前列地尔（凯斯）注射液4.0g静脉滴注，每日1次；0.9%氯化钠注射液100ml+潘妥洛克40mg静脉滴注，每日2次；10%葡萄糖溶液250ml+天晴甘美注射液0.1g静脉滴注，每日1次。

患者入院腹痛缓解，继续予以抗感染、制酸、护肝、补液等营养支持治疗；完善术前各项检查项目。医嘱定于下周一在全麻下行"腹腔镜胆囊切除术"。

医嘱：术前禁饮4小时，禁食12小时，备血4U；皮肤清洁；拟下周一行"腹腔镜胆囊切除术"。

2. 模拟实训问题

（1）正确完成各项术前准备工作。（角色扮演）

（2）如何正确对患者进行术前健康宣教？（角色扮演）

（3）如何做好腹腔镜胆囊切除术（LC）术前患者的特殊准备？（小组讨论）

三、住院过程中——手术后返回病房

1. 诊疗情况　患者在全麻下行"腹腔镜胆囊切除术"，现返回病房。患者麻醉已清醒，呼吸平稳，腹软，创口敷料干燥。体格检查：Bp147/77mmHg，P68次/分，R20次/分。予抗感染、止血、补液等对症支持治疗。

医嘱：外科一级护理；禁食（6小时后普食）；心电监护至平稳；吸氧3L/min；林格氏液500ml+氨甲环酸注射液（血速宁）1.4g静脉滴注，立即执行；5%葡萄糖氯化钠注射液500ml+前列地尔注射液4.0g静脉滴注，每日1次。

2. 模拟实训问题

（1）手术室护士将患者从麻醉复苏室送回病房，你作为责任护士应该如何做好交接和护理工作？（角色扮演）

（2）如何评估术后患者的病情变化，并做好相应的记录？（口述）

（3）术后患者可能会出现哪些常见不适和并发症，如何做好相应护理措施？（小组讨论）

四、出院时

1. 诊疗情况 术后第四天,患者一般情况良好,无诉腹胀、腹痛等不适。体格检查:T36.8℃,P70次/分,R20次/分,Bp115/75mmHg,神志清,巩膜、皮肤无黄染,双肺听诊呼吸音清,未闻及干湿啰音,心律齐,无杂音。腹软,无压痛、反跳痛,肠鸣音正常,切口愈合好,已拆线,现予以出院。出院医嘱:注意休息,预防感冒;门诊随诊;出院带药:门冬氨酸鸟氨酸颗粒(瑞甘)1包,每日3次。

2. 模拟实训问题 请你对患者及其家属进行出院健康指导。(角色扮演)

【模拟实训案例题2】

一、入院时

1. 诊疗情况 患者张先生,73岁,农民。2月余前体检时发现肝脏小结节(具体不详),无皮肤眼白发黄,无腹痛,无发热,无皮肤瘙痒,无腹痛腹泻,无恶心呕吐,无呕血黑便等不适,未予重视及治疗。后患者复查CT提示"肝硬化,脾脏轻度肿大,少许腹水,贲门区、肝胃间隙及脾门区多发静脉曲张;胆囊增大"。遂来我院就诊,本院查MRI示:肝右叶后下段结节,肝癌首先考虑。现拟"肝恶性肿瘤"收住入院。患者神志清,精神可,胃纳一般,睡眠可,二便无殊,体重无明显改变。

既往史:酒精性肝硬化2年;高血压病史10年,现无药物治疗,自述血压控制可。否认冠心病等其他慢性病史;否认肝炎、肺结核等传染病史;否认重大手术外伤史;否认药物、食物过敏史,预防接种史不详。

家族史:父母亲已去世。有3个兄弟姐妹,体健。

婚育史:已婚,育有2子,妻子与子女体健,家庭和睦。

体格检查:一般情况可,神志清,精神可。T36.6℃,P68次/分,Bp133/72mmHg,R20次/分,全身浅表淋巴结未及肿大,无皮肤巩膜黄染,两肺呼吸音清,未闻及啰音。心律齐,未闻及杂音。腹平软,未见腹壁静脉曲张,无压痛,无反跳痛,墨菲征阴性,肝脾肋下未触及,移动性浊音阴性,肠鸣音正常。

辅助检查:本院查MRI示"肝右叶后下段结节,肝癌首先考虑"。

2. 模拟实训问题

(1)患者入院后,你作为责任护士请做好患者的入院评估和入院宣教。(角色扮演)

(2)如何正确及时完成新入院患者的护理病历书写。(角色扮演)

(3)肝硬化患者最有可能出现哪种常见的严重并发症?(小组讨论)

二、住院过程中——手术前

1. 诊疗情况 入院诊断:原发性肝癌。入院医嘱:外科护理常规,二级护理;普食;完善各项辅助检查(三大常规、血生化、肝肾功能、血型、出凝血时间、术前免疫四项、心电图、胸片);5%葡萄糖注射液250ml+核糖核酸注射液200mg静脉滴注,每日1次;10%葡萄糖注射液500ml+门冬氨酸鸟氨酸注射液(瑞甘)10g+10%氯化钾10ml静脉滴注,每日1次;10%葡萄糖注射液250ml+乙酰半胱氨酸注射液8g静脉滴注,每日1次;安体舒通20mg口服,每日2次;限期行肝癌切除术。

患者入院后完善各项检查,继续予以利尿、保肝、增强免疫等治疗,积极术前准备。现医嘱定于明日在连续硬膜外+全麻下行右肝癌切除术。医嘱:备血2U×3;皮肤清洁;禁食;清洁灌肠;留置胃管;头孢哌酮皮试;0.9%氯化钠注射液100ml+头孢哌酮注射液2g,静脉滴注(术前2小时内)。

2.模拟实训问题

(1)正确完成各项术前准备工作。(角色扮演)

(2)如何正确对患者进行术前健康宣教?(角色扮演)

三、住院期间——手术后

1.诊疗情况 患者在连续硬膜外+全麻下行右肝癌切除术,现返回病房。右上腹伤口敷料干燥,术中带回右膈下、右肝下引流管2根,硬膜外镇痛泵一个,留置导尿管一根,胃肠减压管一根。

医嘱:按全麻术后常规护理,外科一级护理;禁饮、禁食;心电监护至平稳;吸氧4L/min;术后引流;留置胃管、导尿管;0.9%氯化钠注射液100ml+头孢哌酮注射液2g静脉滴注,每日2次;10%葡萄糖注射液500ml+门冬氨酸鸟氨酸注射液(瑞甘)10g+10%氯化钾10ml静脉滴注,每日1次;10%葡萄糖注射液250ml+乙酰半胱氨酸8g+10%氯化钾7ml,静脉滴注,每日1次;复方氨基酸250ml+谷丙酸谷氨酰胺100ml静脉滴注,每日1次;5%葡萄糖氯化钠注射液500ml+10%氯化钾15ml+核黄素磷酸钠注射液30mg静脉滴注,每日1次;转化糖250ml静脉滴注,每日1次。

2.模拟实训问题

(1)手术室护士将患者从麻醉复苏室送回病房,你作为责任护士应该如何做好交接和护理工作?(角色扮演)

(2)如何评估术后患者的病情变化,并做好相应的记录?(口述)

(3)术后患者可能会出现哪些常见并发症?如何做好预防?(小组讨论)

(4)如何指导肝癌术后患者的活动?(角色扮演)

四、出院时

1.诊疗情况 患者一般情况良好,主诉无腹痛、恶心呕吐等症状,生命体征平稳。

体格检查:神志清,精神可,双肺呼吸音清,未闻及啰音。心律齐,无杂音。腹平软,切口周围无压痛、反跳痛,肠鸣音正常。切口愈合好,已拆线,现予以出院。

出院医嘱:注意休息,低脂饮食,保持切口卫生;定期门诊随诊,行AFP、B超及CT检查;出院带药:门冬氨酸鸟氨酸颗粒(瑞甘)1包口服,每天3次。

2.模拟实训问题 请你对患者及其家属进行出院健康指导。(角色扮演)

【综合性课后思考题】

1.查阅文献资料,比较胆道结石与泌尿系结石护理措施的异同。

2.分析胆囊结石、胆道结石、梗阻性化脓性胆管炎临床表现的异同。

3.简述LC患者围术期的护理要点。

4.比较腹腔镜胆囊切除术和传统开腹胆囊切除术围手术期护理要点的区别。

5. 简述肝癌患者介入治疗的护理要点。

（屠乐微）

第四节　心胸外科疾病患者护理情景模拟训练

【学习目标】

知识目标: 1. 了解肺癌的概况、病因、病理与分类、临床分期; 胸部损伤(气胸)的病因、分类、病理生理。

2. 熟悉肺癌、胸部损伤(气胸)的临床表现及处理原则。

3. 掌握肺癌、胸部损伤(气胸)患者的护理问题、护理措施及健康宣教。

能力目标: 1. 能对肺癌、胸部损伤(气胸)患者进行护理评估。

2. 能对肺癌、胸部损伤(气胸)患者进行健康教育。

3. 能对肺癌、胸部损伤(气胸)患者实施整体护理。

4. 能对肺癌患者进行心理护理。

5. 能与胸部损伤(气胸)患者进行有效沟通。

6. 能对肺癌术后患者进行康复训练。

情感目标: 1. 对患者关心,具有耐心和同理心。

2. 与患者沟通时言语自然,注意互动。

3. 有慎独精神,工作责任心强。

【模拟实训演示】

一、入院时

1. 诊疗情况　患者王先生,64岁,已婚,国企退休。患者于1年前无明显诱因下出现阵发性咳嗽,不剧,伴咳痰,量少,白色黏痰,无血丝,无发热、畏寒、寒战,无胸闷、气促,无胸痛,无背部疼痛,无呼吸费力,无恶心、呕吐,无头痛、头晕,自行服用抗生素等治疗,咳嗽仍反复,因症状不严重患者未予重视。1月前患者出现痰中带血,量少,于当地医院查CT提示"左下肺门区占位,左下肺多发感染,纵隔多发轻度淋巴结肿大",为进一步治疗,来我院就诊,门诊拟"左肺结节性质待查"收住入院。患病以来神志清,精神好,胃纳佳,大小便正常,无明显消瘦。否认饮酒史,有吸烟史40余年,约1包/日。

既往史: 否认高血压、心脏病史。否认肝炎、结核等传染病史。

家族史: 父亲已去世; 母亲有高血压; 有1个妹妹,体健。

婚育史: 已婚,育有1子1女,妻子与子女体健,家庭和睦。

体格检查:T37.0℃,P68次/分,R18次/分,Bp126/80mmHg,体重78kg,身高168cm。神志清,患者呼吸平稳,两肺呼吸音清,未闻及干湿啰音、胸膜摩擦音。辅助检查:痰细胞脱落学检查,找到癌细胞,病理检查提示鳞状细胞癌。

2. 护理要点

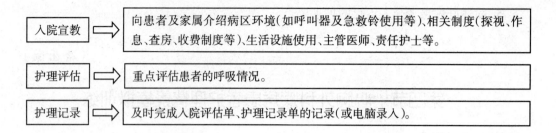

入院宣教	⇒	向患者及家属介绍病区环境(如呼叫器及急救铃使用等)、相关制度(探视、作息、查房、收费制度等)、生活设施使用、主管医师、责任护士等。
护理评估	⇒	重点评估患者的呼吸情况。
护理记录	⇒	及时完成入院评估单、护理记录单的记录(或电脑录入)。

二、住院过程中——手术前

1. 诊疗情况　入院诊断: 左肺鳞状细胞癌。入院医嘱: 外科护理常规,二级护理; 普通饮食; 下周一在全麻下行 "左全肺切除根治术"; 术前全套(三大常规、血生化、肝肾功能、血型、出凝血时间、术前免疫四项); 备血2U×3; 心电图、胸片、B超; 术前禁饮4小时,禁食12小时; 皮肤清洁(备皮); 头孢呋辛钠皮试; 0.9%氯化钠注射液100ml+头孢呋辛钠1.5g静脉滴注,每日2次; 盐酸氨溴索(沐舒坦)45mg静推,每日2次; 0.9%氯化钠注射液100ml+头孢呋辛钠1.5g静脉滴注(术前30分钟)。

2. 护理要点

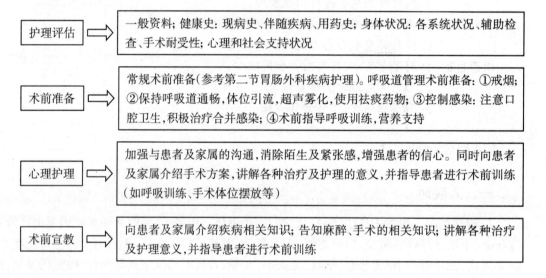

护理评估	⇒	一般资料; 健康史: 现病史、伴随疾病、用药史; 身体状况: 各系统状况、辅助检查、手术耐受性; 心理和社会支持状况
术前准备	⇒	常规术前准备(参考第二节胃肠外科疾病护理)。呼吸道管理术前准备: ①戒烟; ②保持呼吸道通畅,体位引流,超声雾化,使用祛痰药物; ③控制感染: 注意口腔卫生,积极治疗合并感染; ④术前指导呼吸训练,营养支持
心理护理	⇒	加强与患者及家属的沟通,消除陌生及紧张感,增强患者的信心。同时向患者及家属介绍手术方案,讲解各种治疗及护理的意义,并指导患者进行术前训练(如呼吸训练、手术体位摆放等)
术前宣教	⇒	向患者及家属介绍疾病相关知识; 告知麻醉、手术的相关知识; 讲解各种治疗及护理意义,并指导患者进行术前训练

知识拓展 ···

肺癌患者围手术期呼吸训练

患者自身呼吸功能减退,合并有肺部慢性疾病,再加上手术创伤、术后伤口疼痛等因素,容易造成术后肺膨胀不全、肺换气功能降低、支气管分泌物增多、滞留等,因此前呼吸功能训练及其重要。

1. 深呼吸训练(腹式呼吸)　患者取舒适仰卧位,放松全身;闭嘴用鼻深吸气,吸气时患者将腹部鼓起,吸至不能再吸时,屏气2~3秒使肺泡充分张开。再缩唇用口慢慢将气呼出。呼气时,将双手放在肋缘下或腹部,收缩腹部肌肉,使气体呼尽。10次/分钟,持续3~5分钟,每日可根据病情和体力反复练习;逐渐增加每日训练次数和时间。

2. 有效咳嗽　指导患者深呼吸2次,第3次深吸气后屏气2～3秒,咳嗽时要使胸壁震动明显,每日反复练习数次。

3. 呼吸训练器　深呼吸训练器的刻度可直观显示每次吸入的气体量,简单易学,容易引起患者的兴趣。患者取舒适体位(坐位或半卧位),深呼气后口含训练器的咬嘴,然后做最大吸气。每日早晚各1次,可酌情增加训练次数。

知识拓展

全肺切除术后胸腔闭式引流管护理

一侧全肺切除术后的患者,由于两侧胸膜腔压力不均衡,纵隔容易向手术侧移位。因此,全肺切除术后患者的胸腔闭式引流管一般呈双钳夹闭状态,从而保证术后患侧胸壁有一定量的渗液,减轻或纠正纵隔移位。及时观察患者的气管是否居中,有无呼吸或循环功能障碍。若气管健侧移位明显,应立即听诊肺部呼吸音,在排除肺不张后,遵医嘱酌情放出适量的气体或引流液;随即气管、纵隔恢复正中位。但每次要严格控制放液的速度和量(不超过100ml),速度宜慢,避免快速多量放液引起纵隔突然移位,从而导致心搏骤停。

三、住院过程中——手术后返回病房

1. 诊疗情况　患者在全麻下行"左全肺切除根治术",现返回病房。体格检查: T36.7℃, P72次/分, R22次/分, Bp122/80mmHg。胸部伤口敷料干燥,术中带回胸腔引流管一根,为夹闭状态。气管位置居中,左上肢静脉留置针接镇痛泵。留置导尿管固定在位,尿色清,通畅。

医嘱: 胸外科护理常规,一级护理; 禁食(6h后普食); 心电监护至平稳; 吸氧,3L/min; 胸腔引流管常规护理; 留置导尿管常规护理; 记24h出入量; 0.9%氯化钠注射液100ml+头孢呋辛钠1.5g静脉滴注,每日2次; 5%葡萄糖注射液500ml+维生素C2.0g+维生素$B_6$0.2g静脉滴注,每日1次; 10%葡萄糖注射液250ml+维生素K_1 20mg静脉滴注,每日1次; 盐酸氨溴索(沐舒坦)45mg静推,每日2次。

2. 护理要点

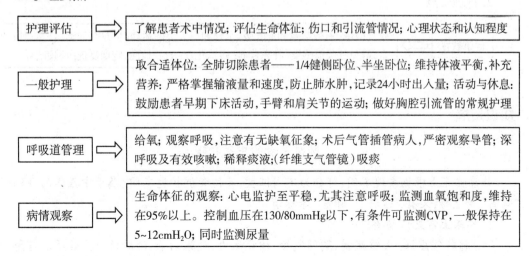

护理评估	⇒	了解患者术中情况; 评估生命体征; 伤口和引流管情况; 心理状态和认知程度
一般护理	⇒	取合适体位: 全肺切除患者——1/4健侧卧位、半坐卧位; 维持体液平衡,补充营养; 严格掌握输液量和速度,防止肺水肿,记录24小时出入量; 活动与休息: 鼓励患者早期下床活动,手臂和肩关节的运动; 做好胸腔引流管的常规护理
呼吸道管理	⇒	给氧; 观察呼吸,注意有无缺氧征象; 术后气管插管病人,严密观察导管; 深呼吸及有效咳嗽; 稀释痰液;(纤维支气管镜)吸痰
病情观察	⇒	生命体征的观察: 心电监护至平稳,尤其注意呼吸; 监测血氧饱和度,维持在95%以上。控制血压在130/80mmHg以下,有条件可监测CVP,一般保持在5~12cmH$_2$O; 同时监测尿量

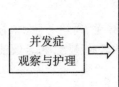

常见并发症有：出血、肺炎、肺不张、心律失常、肺水肿等。①心律失常：术前常规进行心电图检查；对异常者，术前药物治疗可有效预防术后心律失常的发生；术后严密观察血氧饱和度及心电图变化，严格控制输液量及速度，减轻心脏负荷。②支气管胸膜瘘主要表现为发热、刺激性咳嗽；因此术后应注意观察患者的体温变化、有无咳嗽及咳痰的性质。③肺水肿术后要严格控制输液量及速度，保持出入量平衡；严密观察生命体征，注意有无粉红色泡沫痰等典型症状和体征，一旦发生应采取相应急救措施

四、住院过程中——术后急性肺水肿

1. 诊疗情况　患者术后4小时出现咳嗽、咳粉红色泡沫样痰，胸闷、呼吸急促，大汗淋漓。体格检查：T37.4℃，P92次/分，R30次/分，Bp135/85mmHg，SpO_2 90%。听诊：右肺部湿啰音。医嘱：吸氧，6~8L/min；呋塞米（速尿）20mg静推，立即执行；吗啡5mg肌内注射，立即执行。

2. 护理要点

护理评估 ⇒ 判断患者是否为急性肺水肿，如有无呼吸困难、发绀、心动过速、咳粉红色泡沫痰等表现

紧急处置 ⇒ 及时通知医师；立即停止输液或减慢输液速度。体位摆放：端坐卧位，双腿下垂。高流量酒精湿化吸氧；心电监护、病情观察；遵医嘱用药；心理安慰

五、出院时

1. 诊疗情况　患者一般情况良好，无诉特殊不适，无发热，无咳嗽咳痰，无胸闷，无头晕头痛，胃纳睡眠尚可。体格检查：伤口已拆线，甲级愈合，右肺呼吸音清晰，未闻及干湿啰音，气管位置正中，心律齐，无杂音。入院后予以完善相关检查，于明日在全麻下行"左全肺切除根治术"。手术顺利，术后予以抗炎、化痰、止血等对症支持治疗。现患者恢复良好，伤口愈合佳，病情平稳，予以出院。出院医嘱：注意休息，预防感冒；门诊随诊，1个月后返院复查，建议行全身化疗。

2. 护理要点

健康教育 ⇒ 康复锻炼：有效咳嗽和深呼吸、手臂和肩关节的运动；休息与活动；注意口腔卫生，避免呼吸道感染；补充营养；跟踪化疗；自我监测，定期复查；心理疏导

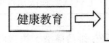 知识拓展 ···

肺癌患者的中医护理

肺癌临床上根据表现不同，可分为不同证型，其饮食调护也不同。属于中医学的"咯血"、"胸痛"等范畴，又有"肺积"、"肺痈"等称谓。

1. 临床上常见证候要点

（1）肺脾气虚证：久咳痰稀，胸闷气短，神疲乏力，腹胀纳呆，浮肿便溏。舌质淡苔薄、边

有齿痕。

（2）肺阴虚证：咳嗽气短，干咳痰少，潮热盗汗，五心烦热，口干口渴。舌赤少苔，或舌体瘦小、苔薄。

（3）气滞血瘀证：咳嗽气短而不爽，气促胸闷，心胸刺痛或胀痛，癥块疼痛拒按，唇暗。舌紫黯或有瘀血斑、苔薄。

（4）痰热阻肺证：痰多咳重，痰黄黏稠，气憋胸闷，发热。舌质红，苔黄腻或黄。

（5）气阴两虚证：咳嗽有痰或无痰，神疲乏力，汗出气短，午后潮热，手足心热，时有心悸。舌质红苔薄，或舌质胖有齿痕。

2. 饮食指导

（1）肺脾气虚证：进食补益肺气、脾气的食品，如糯米、山药、鹌鹑、乳鸽、牛肉、鱼肉、鸡肉、大麦、白扁豆、南瓜、蘑菇等。食疗方：糯米山药粥。

（2）肺阴虚证：进食滋阴润肺的食品，如蜂蜜、核桃、百合、银耳、秋梨、葡萄、萝卜、莲子、芝麻等。食疗方：核桃雪梨汤。

（3）气滞血瘀证：进食行气活血，化瘀解毒的食品，如山楂、桃仁、大白菜、芹菜、白萝卜、生姜、大蒜等。食疗方：白萝卜丝汤。

（4）痰热阻肺证：进食清肺化痰的食品，如生梨、白萝卜、荸荠等，咳血者可吃海带、荠菜、菠菜等。食疗方：炝拌荸荠海带丝。

（5）气阴两虚证：进食益气养阴的食品，如莲子、桂圆、瘦肉、蛋类、鱼肉、山药、海参等。食疗方：皮蛋瘦肉粥、桂圆山药羹。

【综合模拟人模拟场景设置】

情景	模拟人的参数设置和台词设计	护理实践操作内容
场景一： 胸外科病房 入院时	模拟人表现：T=37.0℃；P=68次/分；R=18次/分；HR=68次/分；Bp=126/80mmHg；呼吸平稳，双肺呼吸音清，未闻及干湿啰音、胸膜摩擦音；仍有咳嗽，咳血丝痰，量少。 台词（患者主诉）：我咳嗽好长一段时间了，药吃了也没效果，咳嗽一直反反复复。这次来你们医院，医生说我要开刀，有这么严重吗？	1. 向患者进行自我介绍，核实患者身份； 2. 病史询问； 3. 身体评估（重点评估肺部情况）； 4. 入院宣教； 5. 及时完成入院评估单、护理记录单
场景二： 胸外科病房 住院过程 （手术前）	模拟人表现：T=36.8℃；P=78次/分；R=20次/分；HR=78次/分；Bp=130/80mmHg。呼吸平稳，双肺呼吸音清，未闻及干湿啰音、胸膜摩擦音；偶有干咳。 台词（患者主诉）：护士，请问我明天的手术，今天需要准备什么？手术后大概多久能恢复好？	1. 护理评估； 2. 按照外科常规术前准备； 3. 做好术前呼吸道管理； 4. 加强术前心理护理； 5. 术前健康宣教

医嘱：术前全套（三大常规、血生化、肝肾功能、血型、出凝血时间、术前免疫四项）；备血2U×3；心电图、胸片、B超；定于下周一行"左全肺切除根治术"；术前禁饮4小时，禁食12小时；皮肤清洁（备皮）；头孢呋辛钠皮试；0.9%氯化钠注射液100ml+头孢呋辛钠1.5g静脉滴注，每日2次；盐酸氨溴索（沐舒坦）45mg静推，每日2次；0.9%氯化钠注射液100ml+头孢呋辛钠1.5g，静脉滴注（术前30分钟）

续表

情景	模拟人的参数设置和台词设计	护理实践操作内容
场景三: 胸外科病房 住院过程 (术后当天)	模拟人表现:手术结束刚回病房,神志清,精神软,T=36.7℃,P=72次/分,R=22次/分,Bp=122/80mmHg。胸部伤口敷料干燥,留置胸腔闭式引流管一根,双钳夹闭状态。气管位置居中,呼吸平稳,双肺呼吸音清,未闻及干湿啰音、胸膜摩擦音。左上肢静脉留置针接镇痛泵一个。留置导尿管一根,引流尿液通畅,尿色清。 台词(患者主诉):(声音微弱)护士小姐,我现在返回病房了吗?我的手术还顺利吗?我现在觉得伤口有点疼	1. 与手术室护士做好交接班工作; 2. 做好术后护理(如体位摆放、病情观察、呼吸道管理、管道护理、伤口护理、合理补液用药、指导正确活动与休息); 3. 术后常见并发症的预防和护理

医嘱:胸外科护理常规,一级护理;禁食(6小时后普食);心电监护至平稳;吸氧3L/min;胸腔引流管常规护理;留置导尿管常规护理;记24小时出入量;0.9%氯化钠注射液100ml+头孢呋辛钠1.5g静脉滴注,每日2次;5%葡萄糖注射液500ml+维生素C2.0g+维生素$B_6$0.2g静脉滴注,每日1次;10%葡萄糖注射液250ml+维生素$K_1$20mg静脉滴注,每日1次;盐酸氨溴索(沐舒坦)45mg静推,每日2次

| 场景四:
胸外科病房
术后4小时 | 模拟人表现:T=37.4℃,P=92次/分,R=30次/分,Bp=135/85mmHg,SpO_2 90%。呼吸急促,听诊右肺部湿啰音,咳粉红色泡沫痰。
台词(患者主诉):护士,我觉得胸口难受,感觉透不过气来,我快不行了。快救救我吧 | 1. 评估病情(是否为急性肺水肿);
2. 紧急处理;
3. 心理护理 |

医嘱:吸氧,6~8L/min;速尿20mg静脉推注,立即执行;吗啡5mg肌内注射,立即执行

| 场景五:
胸外科病房
出院时 | 模拟人表现:T=37.0℃;P=68次/分;R=18次/分;HR=68次/分;Bp=126/80mmHg;呼吸平稳,双肺呼吸音清,未闻及干湿啰音、胸膜摩擦音;仍有咳嗽,咳血丝痰,量少。
台词(患者主诉):我现在感觉还行,胃口也不错,就是左肩现在不敢多动,活动牵拉的时候伤口有点疼 | 1. 评估病情;
2. 介绍出院手续办理程序;
3. 康复锻炼指导;
4. 出院指导 |

医嘱:注意休息,预防感冒;门诊随诊,1个月后返院复查,建议行全身化疗

【模拟实训案例题1】

一、入院时

1. 诊疗情况　患者李先生,56岁,电力局职工。患者于3个月前无诱因而发生阵发性呛咳,有少量痰液,伴有右侧胸闷不适感,无发热。当时在社区医院就医,经服"镇咳药"未有明显效果。1个月前发现痰中间断带少量鲜红色血丝。本月上旬开始咳嗽加重,痰量增加,伴有胸闷、气急、发热,体温38℃左右,在当地医院摄胸片示"右上肺叶不张",用抗生素(具体不详)注射治疗。一周后体温降至正常,但仍有咳嗽、咳痰、胸闷、气急和痰中带血。病程中,无夜间盗汗、声音嘶哑及阵发性呼吸困难等症状,发病后体重略有下降,食欲、睡眠及大小便如常,为进一步诊治收入本院。吸烟30余年,每日1包,偶尔饮少量白酒。

既往史:3年前曾患"细菌性痢疾",1周后痊愈。否认冠心病等其他慢性病史;否认肺结核、肝炎等其他传染病史;否认重大手术外伤史;否认药物、食物过敏史,预防接种史具体不详。

家族史:父亲已去世,死因不详。母亲有慢性咳嗽病史数十年。有兄妹各1个均健康。

婚育史: 已婚,育有两子,妻子与两子体健,家庭和睦。

体格检查: 神志清, T36.8 ℃, P90次/分, R20次/分, Bp120/80mmHg。体重62kg,身高174cm。两侧呼吸运动对称,右上肺语颤略增强,右上胸叩诊呈轻度浊音,听诊右上肺呼吸音减弱,并可闻及管状呼吸音;未闻及干、湿性啰音。

辅助检查: 本院X线胸部正侧位和体层片及CT扫描均示"右上肺叶不张"。纤维支气管镜检查示: 右上肺叶支气管距Ⅱ级隆突约1.5cm处,有一灰白色肿物阻塞管腔,病理活检为鳞状细胞癌;诊断为"右上叶支气管肺癌"。

2. 模拟实训问题

（1）患者入院后,你作为责任护士请做好患者的入院评估和入院宣教。（角色扮演）

（2）如何正确及时完成新入院患者的护理病历书写。（角色扮演）

（3）如何正确处理并执行医嘱?（小组讨论）

二、住院过程中——手术前

1. 诊疗情况　入院诊断: 右上叶支气管肺癌。入院医嘱: 外科二级护理,普食;术前常规检查: 血常规、血生化、出凝血时间、肝肾功能、术前免疫、胸片、心电图、肺功能等;头孢呋辛钠皮试; 0.9%氯化钠注射液100ml+头孢呋辛钠1.5g静脉滴注,每日2次。

患者一般情况好,心、肺功能良好,肝、肾功能及血、尿常规检查均在正常范围内,医嘱定于下周一在全麻下行"右上肺叶切除术"。但患者目前有肺不张,咳痰较多,给予祛痰药物雾化吸入,鼓励患者咳嗽排痰,术前继续使用抗生素,预防细菌性感染等并发症。

医嘱: 备血2U×3;定于下周一行"右上肺叶切除术";术前禁饮4小时、禁食12小时;皮肤清洁;盐酸氨溴索(沐舒坦)45mg静推,每日2次; 0.9%氯化钠注射液3ml+异丙托溴铵2ml+沙丁胺醇2ml+布地奈德2ml雾化吸入,每日2次; 0.9%氯化钠注射液100ml+头孢呋辛钠1.5g静脉滴注,每日2次; 0.9%氯化钠注射液100ml+头孢呋辛钠1.5g静脉滴注(术前30分钟)。

2. 模拟实训问题

（1）正确完成各项术前准备工作。（角色扮演）

（2）如何正确对患者进行术前健康宣教?（角色扮演）

三、住院过程中——手术后返回病房

1. 诊疗情况　患者在全麻下行"右上肺叶切除术",现返回病房。体格检查: T36.8 ℃,P92次/分, R22次/分, Bp116/70mmHg。患者麻醉已清醒,呼吸平稳,颈软,气管居中。右胸部伤口敷料干燥,右锁骨中线第2肋间和腋前线第7肋间各置胸腔引流管1根,引流少量血性液体。右上肺呼吸音低,其他部位呼吸音略粗糙,未闻及干、湿性啰音。左上肢静脉留置针接镇痛泵。留置导尿管在位,尿色清,通畅。

医嘱: 胸外科护理常规,一级护理;禁食(6小时后普食);心电监护至平稳;吸氧3L/min;胸腔引流管常规护理;留置导尿管常规护理; 0.9%氯化钠注射液100ml+头孢呋辛钠1.5g静脉滴注,每日2次; 5%葡萄糖注射液500ml+维生素C2.0g+维生素B$_6$0.2g静脉滴注,每日1次; 10%葡萄糖注射液250ml+维生素K$_1$20mg静脉滴注,每日1次;盐酸氨溴索(沐舒坦)45mg静推,每日2次; 0.9%氯化钠注射液3ml+异丙托溴铵2ml+沙丁胺醇2ml+布地奈德2ml雾化吸入,每日2次。

2. 模拟实训问题

（1）手术室护士将患者从麻醉复苏室送回病房,你作为责任护士应该如何做好交接和

护理工作?（角色扮演）

（2）如何评估术后患者的病情变化,并做好相应的记录?（角色扮演）

（3）术后患者可能会出现哪些常见不适和并发症? 如何做好相应护理?（小组讨论）

四、出院时

1. 诊疗情况　患者一般情况良好,无诉特殊不适,无发热,无咳嗽咳痰,无胸闷,无头晕头痛,胃纳睡眠尚可。体格检查: 伤口已拆线,甲级愈合,双肺呼吸音清晰,未闻及干湿啰音,气管位置正中,心律齐,无杂音术。胸透见两肺完全膨胀,胸腔无积液,予以出院。出院医嘱: 注意休息,预防感冒;门诊随诊,1个月后返院复查,建议行全身化疗。

2. 模拟实训问题　请你对患者及其家属进行出院健康指导。（角色扮演）

【模拟实训案例题2】

一、入院时

1. 诊疗情况　患者吴先生,20岁,大学生。患者于2天前无明显诱因下出现左侧胸部不适,伴胸闷,偶咳嗽。当时无气促,无发热,无恶心呕吐,无咯血,无咳痰,无头痛,无盗汗,无胸痛等,未予以诊治。2天来,患者上述症状未见缓解,一直未诊治。今天患者在上述症状基础上,还出现行走时偶感轻度腹痛不适,休息时好转,无其余不适。为进一步诊治,来医院查胸部CT示: 左侧张力性气胸,肺组织压缩约90%;血常规及凝血功能正常,未特殊处理。门诊拟"左侧气胸"收住入院。

既往史: 患者过去体质良好; 按国家规定接种疫苗; 无高血压史、糖尿病史、心脏病史、肾病史; 无肺结核史、病毒性肝炎史、其他传染病史; 否认食物药物过敏史; 无手术外伤史; 无输血史; 无长期用药史。

家族史: 父亲体健,母亲体健。有兄妹各1个均健康。

婚育史: 未婚未育。

体格检查: T37.3℃,P90次/分,R21次/分,Bp127/87mmHg,体重60kg,身高174cm。神志清,精神可,皮肤巩膜无黄染,颈静脉无怒张,两锁骨上淋巴结未及,气管居中,左肺呼吸音消失,右肺呼吸音粗,未闻及明显啰音,心律齐,未闻及病理性杂音。

辅助检查: 胸部CT平扫结果示左侧张力性气胸,肺组织压缩90%;纵隔稍右移,右肺未见明显异常密度影,纵隔未见肿大淋巴结。

2. 模拟实训问题

（1）患者入院后,你作为责任护士请做好患者的入院评估和入院宣教。（角色扮演）

（2）如何正确及时完成新入院患者的护理病历书写?（角色扮演）

（3）简述医嘱的处理及执行。（小组讨论）

（4）如何正确对患者行胸腔闭式引流术前健康宣教?（角色扮演）。

二、住院过程中——置管术后

1. 诊疗情况　入院诊断: 左侧气胸。入院医嘱: 入院后予0.9%氯化钠注射液100ml+头孢西丁2.0g静脉滴注,每日2次;氨溴索30mg/100ml静脉滴注,每日2次;化痰及吸氧等对症治疗；行左胸腔闭式引流术引流气体。

患者在局部麻醉下行"左胸腔闭式引流术"。体格检查：T36.8℃，P78次/分，R19次/分，Bp115/78mmHg。患者神志清，呼吸平稳，颈静脉无怒张，气管居中，左肺呼吸音较低，右肺呼吸音粗，未闻及明显啰音。左胸部创口敷料干燥，左腋前线第五肋间置管1根，接水封瓶，咳嗽时有水柱波动，无明显气泡溢出。医嘱：给予继续抗炎、化痰等对症支持治疗；观察病情变化；帮助并鼓励患者深呼吸和有效咳嗽，防止肺部并发症。

2. 模拟实训问题

（1）如何评估置管术后患者的病情变化，并做好相应的记录？（口述）

（2）术后患者可能会出现哪些常见肺部并发症？如何做好相应的护理措施？（小组讨论）

三、出院时

1. 诊疗情况　术后第六天，患者一般情况良好，咳嗽咳痰不明显，无胸闷气促主诉，无胸痛，无发热。体格检查：T37.2℃，P79次/分，R18次/分，Bp 106/69mmHg，两肺听诊呼吸音清晰、对称，无明显干湿啰音。心律齐，无杂音，已于术后第五天拔出胸腔闭式引流管，拔管后复查胸片见左肺复张良好，患者无明显不适，现予以出院。出院医嘱：2周内卧床休息；半年内忌剧烈运动、忌憋气、忌剧烈咳嗽；门诊随访。带药：苏黄止咳胶囊3粒口服，每日3次。

2. 模拟实训问题　请你对患者及其家属进行出院健康指导。（角色扮演）

【综合性课后思考题】

1. 解释胸腔闭式引流装置的原理和使用时的注意事项。
2. 肺癌手术后如何进行呼吸道的管理？
3. 肺癌患者术前护理的重点有哪些？
4. 查阅文献资料，简述不同病理分型肺癌的临床治疗方案。
5. 请比较不同类型气胸患者的救治及护理的异同。

（屠乐微）

第五节　乳腺外科疾病患者护理情景模拟训练

【学习目标】

知识目标： 1. 了解乳腺癌、乳腺纤维腺瘤的病因。

2. 熟悉乳腺癌、乳腺纤维腺瘤的主要治疗方法。

3. 掌握乳腺癌、乳腺纤维腺瘤的临床表现及入院护理评估内容。

能力目标： 1. 能对乳腺癌、乳腺纤维腺瘤患者进行护理评估。

2. 能对乳腺癌、乳腺纤维腺瘤患者实施整体护理。

3. 能对乳腺癌术后患者进行更换1次性负压吸引器的护理。

  4. 能对乳腺癌患者进行术后功能锻炼指导。

  5. 能对乳腺癌患者进行出院健康教育。

情感目标: 1. 对患者关心,有同理心。

     2. 有慎独精神,工作责任心强。

【模拟实训演示】

一、入院时

1. 诊疗情况 患者江女士,65岁,已婚,退休。因"发现左乳肿块30余年"就诊,门诊拟"左乳肿块待查"收治入院。患者30年前哺乳时乳腺胀痛,诊断为"左乳乳腺炎"行手术治疗,后无意中于瘢痕处发现肿块,因无疼痛不适,未引起重视,近1年来肿块逐渐增大,来门诊就诊。

既往史: 否认高血压、心脏病史。否认肝炎、结核等传染病史。

家族史: 父母体健。

婚育史: 适龄结婚,育有1子1女。丈夫与子女体健。

体格检查: T37.4℃, P98次/分, R20次/分, Bp138/84mmHg。神志清,精神可,发育正常,营养良好,步入病房,查体合作; 全身皮肤巩膜无黄染,浅表淋巴未及肿大,颈软,气管居中,甲状腺不大,双肺呼吸音清,未闻及明显干湿啰音; 心界无扩大,心率98次/分,律齐,各瓣膜听诊区未闻及明显病理性杂音; 腹平软,无压痛、反跳痛,肝脾肋下未及, Murphy征(－),未及包块,移动性浊音(－),肠鸣音无亢进; 双肾区无叩击痛,脊柱四肢活动正常,双下肢不肿,神经系统体征(－)。舌质淡红,苔薄白,脉弦滑。专科检查: 双乳对称,外观无殊,腺体萎缩不全,外上象限可及局部增厚腺体,质韧,界尚清,压痛(－),左乳5点钟方向可及一个大小约3cm×2.5cm×2cm肿块,质中,界尚清,光滑,可推动,触痛(－); 双乳头无溢液溢血,无先天性凹陷畸形,橘皮征(－),酒窝征(－); 双腋下、锁骨区未及明显增大淋巴结。

辅助检查: 乳腺摄影示左乳外下局部占位伴钙化,考虑癌可能。B超提示左侧乳腺内低回声结节伴钙化,左乳肿块2.86cm×2.5cm×2.02cm。

2. 护理要点

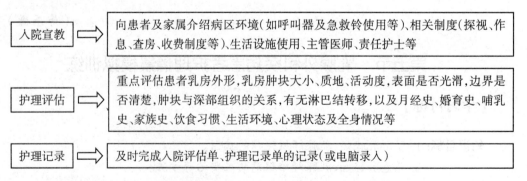

知识拓展 ···

乳腺癌的早期发现

1. 钼靶X线摄影 为首选检查乳腺癌的方法。钼靶X线摄影对乳腺内钙盐沉着形成的微小钙化灶和恶性肿瘤组织变性坏死可显示砂粒样或泥沙样形态,且可及时发现因结缔组织增生、癌组织浸润造成乳腺实质结构变形和扭曲。癌细胞血流丰富,代谢旺盛,采用钼靶检查可发现血运在乳腺内增加。若癌细胞阻塞淋巴管,则乳头易出现内陷,皮肤增厚。应用钼靶X线摄影,为准确诊断提供了有利条件。

2. 乳腺癌前哨淋巴结活检 乳腺癌前哨淋巴结活检(SLNB)是乳腺外科领域的一个里程碑式的进展。乳腺癌的前哨淋巴结是指位于乳腺癌淋巴引流途径上距引流区域最近的淋巴结,因而当乳腺癌发生淋巴转移时,前哨淋巴结将是第一个受癌细胞侵袭的淋巴结。此外,前哨淋巴结的病理状态可准确预测该区域其他淋巴结的病理状态,尤其是前哨淋巴结阴性时可排除其淋巴引流区域其他淋巴结的癌转移。

···

二、住院过程中

1. 诊疗情况 入院诊断: 左乳肿块待查。入院医嘱: 乳腺科二级护理,普食,完善三大常规、生化、凝血、B超、胸片、心电图等相关检查。

入院完善各项检查后,于第九天在全麻下行"乳区段切除术+冰冻切片"。术中发现肿块质硬,边界不规则,大小4cm×4cm; 术中冰冻切片示: 左乳乳腺浸润性癌,后行"乳腺癌改良根治术"。术后带回引流管1根,接1次性负压吸引器。

2. 护理要点

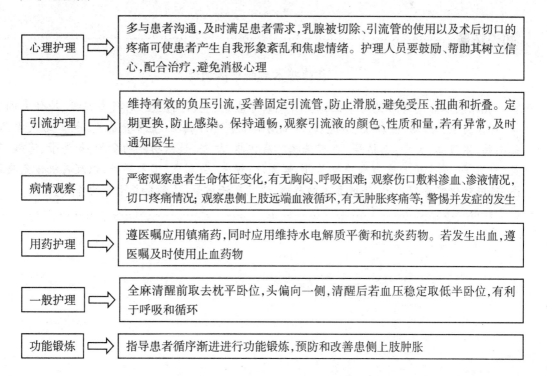

心理护理 ⇨	多与患者沟通,及时满足患者需求,乳腺被切除、引流管的使用以及术后切口的疼痛可使患者产生自我形象紊乱和焦虑情绪。护理人员要鼓励、帮助其树立信心,配合治疗,避免消极心理
引流护理 ⇨	维持有效的负压引流,妥善固定引流管,防止滑脱,避免受压、扭曲和折叠。定期更换,防止感染。保持通畅,观察引流液的颜色、性质和量,若有异常,及时通知医生
病情观察 ⇨	严密观察患者生命体征变化,有无胸闷、呼吸困难; 观察伤口敷料渗血、渗液情况,切口疼痛情况; 观察患侧上肢远端血液循环,有无肿胀疼痛等; 警惕并发症的发生
用药护理 ⇨	遵医嘱应用镇痛药,同时应用维持水电解质平衡和抗炎药物。若发生出血,遵医嘱及时使用止血药物
一般护理 ⇨	全麻清醒前取去枕平卧位,头偏向一侧,清醒后若血压稳定取低半卧位,有利于呼吸和循环
功能锻炼 ⇨	指导患者循序渐进进行功能锻炼,预防和改善患侧上肢肿胀

知识拓展

乳腺癌分子靶向治疗

乳腺癌分子靶向治疗已经成为继手术、放疗和化疗等传统治疗模式之后的一种全新治疗手段。乳腺癌分子靶向治疗是指针对乳腺癌发生、发展有关的癌基因及其相关表达产物进行的治疗,是通过对细胞增殖、细胞凋亡、信号转导途径和新生血管形成等多个靶点作用于肿瘤细胞,其特异性较强,不良反应相对小。分子靶向治疗药物有许多种类,目前投入临床的靶向药物近几十种,如曲妥珠单抗等,正进行临床Ⅰ/Ⅱ期试验的靶向药物超过数百种,靶向治疗药物的应用为乳腺癌患者提供了更多治疗机会。

三、出院时

1. 诊疗情况 术后第四天,患者神志清,T36.9℃,P72次/分,R17次/分,Bp136/80mmHg。大便已解,切口疼痛较前好转,切口敷料干燥,无渗血渗液,负压引流管引流出少量淡黄色液体约10ml,患侧上肢略肿。改二级护理,拔除负压引流管,继续观察。两周后出院。

2. 护理要点

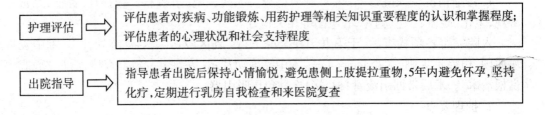

| 护理评估 | ➡ | 评估患者对疾病、功能锻炼、用药护理等相关知识重要程度的认识和掌握程度;评估患者的心理状况和社会支持程度 |
| 出院指导 | ➡ | 指导患者出院后保持心情愉悦,避免患侧上肢提拉重物,5年内避免怀孕,坚持化疗,定期进行乳房自我检查和来医院复查 |

知识拓展

乳腺癌术后的中医调理

乳腺癌术后患者常见的中医证型有气血亏虚型、气阴两虚型、肝气郁结型、冲任失调型等,可分别予八珍汤、生脉饮、逍遥散、二仙汤加减等进行调理。宜多食益气、养血、理气之品,如山药、薏苡仁、大枣、山楂等;也可选择具有化痰、软坚、散结功能的食物,如海带、海藻、紫菜、牡蛎等;接受化疗者可食用鲜姜汁、鲜果汁、粳米、白扁豆、黑木耳等,以改善机体免疫状态,降低放化疗毒副作用,降低复发转移率,提高生活质量,达到延长生命的作用。

【综合模拟人模拟场景设置】

情景	模拟人的参数设置和台词设计	护理实践操作内容
场景一： 乳腺外科病房 入院时	模拟人表现：T=37.4℃，P=98次/分，R=20次/分，Bp=138/84mmHg；左乳5点钟方向可及一个大小约3cm×2.5cm×2cm肿块，质中，界尚清，光滑，可推动，无触痛。 台词（患者无主诉）：无特殊不适。我乳房上的肿块不知是否会不好的疾病，我很担心，整夜睡不着	1. 向家属进行自我介绍，核对患者身份； 2. 向患者询问病史； 3. 身体评估； 4. 根据评估结果，实施所需的护理措施并记录
医嘱：乳腺科二级护理，普食，完善三大常规、生化、凝血、B超、胸片、心电图等相关检查		
场景二： 乳腺外科病房 住院过程中（手术后）	模拟人表现：T=37.8℃，P=96次/次，R=23次/分，Bp=126/80mmHg。术后带回引流管1根，接1次性负压吸引器。 台词（患者主诉）：我感觉伤口有点疼痛，没有力气	1. 病情评估； 2. 做好术后护理； 3. 向患者解释疼痛、没有力气的原因
医嘱：一级护理；明晨起进食半流质；0.9%氯化钠注射液250ml+头孢呋辛钠1.5g静脉滴注，每日2次；0.9%氯化钠注射液250ml+氨甲环酸0.5g静脉注射，每日2次；5%葡萄糖注射液500ml静脉滴注，每日1次；10%葡萄糖注射液500ml+维生素C2.0g静脉滴注，每日1次		
场景三： 乳腺外科病房 出院时	模拟人表现：T=36.9℃，P=72次/分，R=17次/分，Bp=136/80mmHg。 台词（患者主诉）：我感觉还行，四肢活动正常，胃口也不错	1. 评估病情； 2. 介绍出院手续办理程序； 3. 出院指导
医嘱：注意休息，适当锻炼，定期来院化疗和复诊		

【模拟实训案例题1】

一、入院时

1. 诊疗情况 患者张女士，43岁，公务员。因"发现双乳肿块1年余"入院。患者1年前无意中发现双乳肿块，未引起重视，曾在当地医院就诊，诊断为"乳腺纤维腺瘤"，未行手术，现来门诊就诊，以"双乳肿块待查"收治入院。

月经史：周期规律，量色质正常，血块（−），痛经（−）。

婚育史：已婚已育，育有1女，配偶及女儿体健。

家族史：父亲、母亲已逝。母亲有乳腺癌病史。否认家族中有结核、肝炎等传染病。

体格检查：T36.5℃，P68次/分，R19次/分，Bp110/80mmHg。神志清，精神可，发育正常，营养良好，步入病房，查体合作；全身皮肤巩膜无黄染，浅表淋巴结未及肿大，颈软，气管居中，甲状腺不大；双肺呼吸音清，未闻及明显干湿啰音；心界无扩大，心率68次/分，律齐，各瓣膜听诊区未闻及明显病理杂音；腹平软，无压痛、反跳痛，肝脾肋下未及，Murphy征（−），未及包块，移动性浊音（−），肠鸣音无亢进；脊柱四肢活动正常，双下肢不肿，神经系统体征（−）。舌质淡红，苔薄白，脉弦滑。专科检查：双乳外观无殊，腺体丰富；双乳各象限可及团块状颗粒状增生结节，质中，界尚清，光滑，可推动，触痛（−）；双乳头无溢液溢血，无先天性凹陷畸形,橘皮征(-),酒窝征(-);双腋下及锁骨区未及明显增大淋巴结。

辅助检查:B超提示两侧乳腺增生伴低回声结节,右乳2点方向1.04cm×0.59cm,左乳10~11点方向0.79cm×0.42cm。

2.模拟实训问题

(1)患者入院后请对其进行护理体检。(角色扮演)

(2)对于该患者,你当天的护理工作重点是什么?(口述、角色扮演)

(3)如何对患者进行术前心理护理,以缓解其紧张焦虑情绪?(角色扮演)

二、住院过程中

1.诊疗情况 入院诊断:双乳肿块待查。入院医嘱:乳腺科二级护理,普食,完善三大常规、生化、凝血、B超、胸片、心电图等相关检查,择期手术。

于入院第六天在局部浸润麻醉下行"双乳肿块切除术",术中冰冻切片提示:乳腺纤维腺瘤。术后神志清,T37℃,P86次/分,R18次/分,Bp116/75mmHg,术后切口加压包扎。

术后第三天,发现患者切口红肿,并有疼痛,护上为其测体温为38.4℃,脉搏为102次/分。血常规检查示白细胞计数$10.5×10^9$/L,中性粒细胞占85%。

2.模拟实训问题

(1)请问患者术后第三天发生了什么情况?(小组讨论)

(2)如何预防和处理此种情况?(口述,角色扮演)

三、出院时

1.诊疗情况 术后第八天予局部换药,患者病情稳定,准予出院。

2.模拟实训问题 请你对患者及其家属进行出院健康指导。(角色扮演)

【模拟实训案例题2】

一、入院时

1.诊疗情况 患者赵女士,54岁,农民。近日发现右乳肿物来院就诊。

体格检查:T36.6℃,P84次/分,R16次/分,Bp110/80mmHg。右乳外上象限有长径为2.5cm大小肿物,质硬,高低不平,移动稍差,界限不清。

2.模拟实训问题

(1)如何进行入院评估?(角色扮演)

(2)该患者需要哪些辅助检查?(口述)

(3)对于该患者,你当天的护理工作重点是什么?(口述、角色扮演)

二、住院期间

1.诊疗情况 入院诊断:右乳肿块待查。入院医嘱:乳腺科二级护理,普食,完善各项检查。入院第八天在全麻下行"右乳区段切除术+冰冻切片"。术中冰冻切片示:右侧乳腺癌,后行"乳腺癌改良根治术"。术后带回引流管1根。

2.模拟实训问题

(1)护士应做好哪些术前准备?(口述)

（2）术后护理要点有哪些？（口述和角色扮演）

（3）如何预防患侧上肢肿胀？（口述和角色扮演）

（4）如何指导患者进行功能锻炼？（角色扮演）

三、出院时

1.诊疗情况　2周后,患者病情稳定出院。嘱其2周后来院进行化学治疗。

2.模拟实训问题　请你对患者及其家属进行出院健康指导。（角色扮演）

【综合性课后思考题】

1.请为乳腺癌患者制订一份术后健康教育计划。

2.请简述乳腺癌术后常见并发症及其预防措施。

3.请简述乳腺癌和乳腺纤维腺瘤的区别。

4.请简述乳房的自我检查方法。

（王俊杰）

第六节　神经外科疾病患者护理情景模拟训练

【学习目标】

知识目标:1.了解颅内血肿、脑震荡的病理生理。

2.熟悉颅内血肿、脑震荡的主要治疗方法。

3.掌握颅内血肿、脑震荡的临床表现及入院护理评估内容。

能力目标:1.能对颅内血肿、脑震荡患者进行护理评估。

2.能对颅内血肿、脑震荡患者实施整体护理。

3.能对颅内血肿、脑震荡患者进行功能锻炼指导。

4.能对颅内血肿、脑震荡患者进行出院健康教育。

情感目标:1.对患者关心、耐心,有同理心。

2.有慎独精神,工作责任心强。

【模拟实训演示】

一、入院时

1.诊疗情况　患者吴女士,31岁,已婚,清洁工。因"车祸致头部外伤后头痛2小时,意识不清40分钟"入院。患者2小时前骑车与轿车相撞,当即昏倒在地,约15分钟后清醒。清醒后诉剧烈头痛,伴恶心、呕吐胃内容物2次。40分钟前患者逐渐出现意识不清,呼之不应。

体格检查: T37.1℃, P64次/分, R15次/分, Bp154/88mmHg。浅昏迷,左侧瞳孔直径6mm,对光反应消失,右侧瞳孔直径4mm,对光反应迟钝;左颞顶部头皮肿胀明显,颈软,无抵抗感；右侧肢体疼痛刺激后无活动，左侧肢体刺激后有回缩；右侧肢体肌张力增高，左侧肌张力正常；右侧肱二头肌、肱三头肌、膝反射、跟腱反射亢进；右侧巴宾斯基征（＋），左侧巴宾斯基征（－）。

辅助检查：急诊CT检查提示左侧颞顶部有双凸镜形密度增高影，为"硬脑膜外血肿"。

2. 护理要点

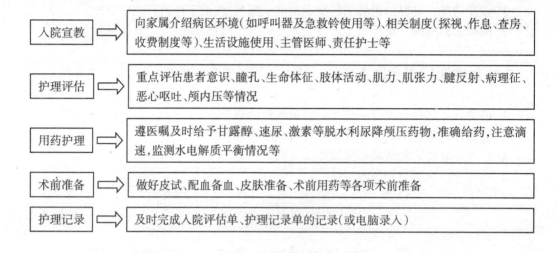

入院宣教	⇨	向家属介绍病区环境（如呼叫器及急救铃使用等）、相关制度（探视、作息、查房、收费制度等）、生活设施使用、主管医师、责任护士等
护理评估	⇨	重点评估患者意识、瞳孔、生命体征、肢体活动、肌力、肌张力、腱反射、病理征、恶心呕吐、颅内压等情况
用药护理	⇨	遵医嘱及时给予甘露醇、速尿、激素等脱水利尿降颅压药物，准确给药，注意滴速，监测水电解质平衡情况等
术前准备	⇨	做好皮试、配血备血、皮肤准备、术前用药等各项术前准备
护理记录	⇨	及时完成入院评估单、护理记录单的记录（或电脑录入）

知识拓展 ···

颅内压监测

颅脑外伤后颅内压增高是导致患者病情急剧恶化的重要原因，严重者甚至会导致死亡。因此，动态颅内压（ICP）监测受到了广泛关注和重视。它是将导管或微型压力传感器探头置于颅内，导管或传感器的另一端与ICP监护仪连接，通过监护仪持续监测其颅内压的压力波型，以及时发现颅内压变化。越来越多的研究表明，颅内压监测不但在指导患者临床治疗中起到越来越重要的作用，而且在预测患者预后方面的作用也越来越明显。

···

二、住院过程中

1. 诊疗情况　入院诊断：硬脑膜外血肿。入院医嘱：一级护理；甘露醇250ml静脉滴注，立即执行；呋塞米（速尿）20mg静脉推注，立即执行；完善相关检查；急诊行开颅血肿清除术。

入院后急诊在全麻下行"开颅血肿清除术"，手术经过顺利，术后T36.7℃，P72次/分，R16次/分，Bp120/88mmHg。左、右侧瞳孔直径均为4mm，对光反应好。

2. 护理要点

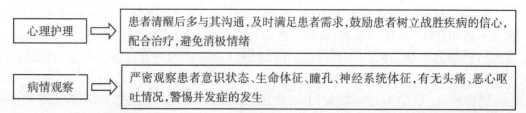

| 心理护理 | ⇨ | 患者清醒后多与其沟通，及时满足患者需求，鼓励患者树立战胜疾病的信心，配合治疗，避免消极情绪 |
| 病情观察 | ⇨ | 严密观察患者意识状态、生命体征、瞳孔、神经系统体征，有无头痛、恶心呕吐情况，警惕并发症的发生 |

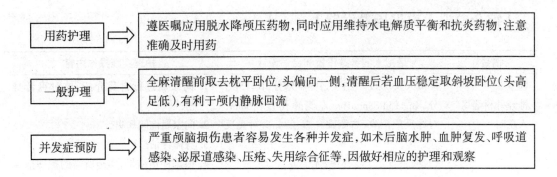

用药护理	遵医嘱应用脱水降颅压药物,同时应用维持水电解质平衡和抗炎药物,注意准确及时用药
一般护理	全麻清醒前取去枕平卧位,头偏向一侧,清醒后若血压稳定取斜坡卧位(头高足低),有利于颅内静脉回流
并发症预防	严重颅脑损伤患者容易发生各种并发症,如术后脑水肿、血肿复发、呼吸道感染、泌尿道感染、压疮、失用综合征等,因做好相应的护理和观察

知识拓展 ··

颅脑外伤后发生肺部感染的危险因素

重度颅脑外伤患者由于昏迷、呼吸困难等需要卧床、机械通气等处理,而这些均容易造成患者抵抗力下降、细菌定植,诱发肺部感染,如不及时治疗会加重病情,最终可能危及患者生命。有研究显示,重度颅脑外伤患者发生肺部感染的危险因素有高龄、格拉斯哥昏迷评分、基础疾病、气管切开、抗菌药物和激素的应用及休克等。

三、出院时

1. 诊疗情况 术后3周,患者神志清,一般情况好,T36.8 ℃,P74次/分,R18次/分,Bp118/78mmHg,准予出院。

2. 护理要点

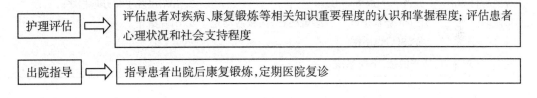

| 护理评估 | 评估患者对疾病、康复锻炼等相关知识重要程度的认识和掌握程度;评估患者心理状况和社会支持程度 |
| 出院指导 | 指导患者出院后康复锻炼,定期医院复诊 |

知识拓展 ··

脑外伤后综合征的中医治疗

脑外伤后综合征是轻度颅脑损伤后的常见并发症,临床上表现为脑外伤后的一段时间内仍然存在或者新出现头痛、头昏、容易疲倦、失眠、注意力涣散、记忆力减退等症状,又无确切的神经系统阳性体征,甚至通过CT、MRI等检查亦无异常发现。目前研究显示脑外伤后综合征的中医基本证候类型是瘀血内阻兼风阳上扰证,因为神明被扰,心神不安从而出现头痛、头昏、眩晕、记忆力减退、烦躁易怒、耳鸣、失眠、多梦、肢体麻木等表现,在治疗上应以活血化瘀,祛风止痛,镇静安神为主。

··

【综合模拟人模拟场景设置】

情景	模拟人的参数设置和台词设计	护理实践操作内容
场景一： 神经外科病房 入院时	模拟人表现：T=37.1℃，P=64次/分，R=15次/分，Bp=154/88mmHg；左侧瞳孔直径6mm，对光反应消失，右侧瞳孔直径4mm，对光反应迟钝。 台词（患者处于浅昏迷，无主诉）	1. 向家属进行自我介绍，核对患者身份； 2. 向家属询问病史； 3. 身体评估； 4. 根据评估结果，实施所需的护理措施并记录； 5. 做好急症手术准备
医嘱：一级护理；甘露醇250ml静脉滴注，立即执行；呋塞米（速尿）20mg静脉推注，立即执行；完善相关检查；急诊行开颅血肿清除术		
场景二： 神经外科病房 住院过程中（手术后）	模拟人表现：急诊在全麻下行"开颅血肿清除术"，手术经过顺利，术后T=36.7℃，P=72次/分，R=16次/分，Bp=120/88mmHg；左侧瞳孔直径4mm，右侧瞳孔直径4mm，对光反应好。 台词（患者主诉）：我感觉伤口有点疼痛，没有力气	1. 病情评估； 2. 做好术后护理； 3. 向患者解释疼痛、没有力气的原因
医嘱：一级护理；明晨起进食半流质；甘露醇125ml静脉滴注，每日1次；0.9%氯化钠注射液250ml+头孢呋辛钠1.5g静脉滴注，每日2次；0.9%氯化钠注射液250ml+氨甲环酸0.5g静脉注射，每日2次；5%葡萄糖注射液500ml静脉滴注，每日1次；10%葡萄糖注射液+维生素C2.0g静脉滴注，每日1次		
场景三： 神经外科病房 出院时	模拟人表现：T=36.8℃，P=74次/分，R=18次/分，Bp=118/78mmHg。 台词（患者主诉）：我感觉还行，四肢活动正常，胃口也不错	1. 评估病情； 2. 介绍出院手续办理程序； 3. 出院指导
医嘱：注意休息，适当锻炼，定期复诊		

【模拟实训案例题1】

一、入院时

1. 诊疗情况　患者宣先生，72岁，退休。因"头痛伴呕吐1周"入院，患者1个月前曾有头部外伤史，近一周出现头痛、呕吐胃内容物，伴记忆力减退。

体格检查：T36.5℃，P66次/分，R18次/分，Bp160/90mmHg；神志清，两侧瞳孔等大等圆，对光反应灵敏；颈软，无抵抗；肢体肌力正常，腱反射正常，无病理征。

辅助检查：CT检查提示左侧颞部有低密度新月形阴影，为"硬脑膜下血肿"。

2. 模拟实训问题

（1）患者入院后请对其进行护理体检。（角色扮演）

（2）对于该患者，你当天的护理工作重点是什么？（口述、角色扮演）

（3）如何做好患者的术前准备？（角色扮演）

二、住院期间

1. 诊疗情况　入院诊断：硬脑膜下血肿。入院医嘱：一级护理,完善相关检查。于入院第二天行"颅骨钻孔引流术",术后神志清,留置局部引流管1根。

2. 模拟实训问题

（1）该患者术后的病情观察重点有哪些？（口述）

（2）如何做好该患者引流管的护理？（口述和角色扮演）

三、出院时

1. 诊疗情况　术后第十天予局部换药,患者病情稳定,准予出院。

2. 模拟实训问题　请你对患者及其家属进行出院健康指导。（角色扮演）

【模拟实训案例题2】

一、入院时

1. 诊疗情况　患者郑小姐,24岁,未婚,研究生。下雪天骑车摔倒,头部触地,当即意识不清,被路人送至医院就诊,25分钟后醒来,主诉头痛、头晕,对发生创伤之事没有记忆。

体格检查：T36.9℃,P86次/分,R17次/分,Bp100/72mmHg。神志清,两侧瞳孔等大等圆,对光反射灵敏；颈软,无抵抗；肢体肌力正常,腱反射正常,无病理征。

辅助检查：CT检查无异常。

2. 模拟实训问题

（1）如何进行入院病史评估？（角色扮演）

（2）该患者目前的治疗要点有哪些？（口述）

（3）对于该患者,你当天的护理工作重点是什么？（口述、角色扮演）

二、住院期间

1. 诊疗情况　住院3天后,患者仍诉头痛、头晕,睡眠质量差,记忆力减退。医嘱予中药煎剂服用。

2. 模拟实训问题　如何进行心理护理,以缓解其紧张焦虑情绪？（口述和角色扮演）

三、出院时

1. 诊疗情况　12天后,患者病情稳定出院。

2. 模拟实训问题　请你对患者及其家属进行出院健康指导。（角色扮演）

【综合性课后思考题】

1. 请简述颅脑外伤患者的病情观察要点。

2. 请分析硬脑膜外血肿和硬脑膜下血肿的区别。

3. 请简述如何早期发现脑疝先兆。

4. 请简述脑室引流的护理。

（王俊杰）

第七节　泌尿外科疾病患者护理情景模拟训练

【学习目标】

知识目标: 1. 了解泌尿系统结石、前列腺增生和泌尿系统肿瘤的发病机制。

2. 熟悉泌尿系统结石、前列腺增生和泌尿系统肿瘤的临床表现。

3. 掌握泌尿系统结石、前列腺增生和泌尿系统肿瘤的术前术后护理要点。

能力目标: 1. 能对泌尿外科疾病患者进行护理评估。

2. 能对泌尿外科疾病患者进行健康教育。

3. 能对泌尿外科疾病患者实施整体护理。

4. 能与泌尿外科疾病患者进行有效沟通。

5. 能对泌尿外科疾病患者进行康复训练。

情感目标: 1. 理解泌尿外科疾病患者的心理变化特点,体现对患者的关心。

2. 具备慎独精神,工作认真、细致,有责任心。

【模拟实训演示】

一、入院时

1. **诊疗情况**　患者陈先生,51岁。4个月前,无明显诱因出现右侧腰部疼痛、隐痛,疼痛部位不定,无尿频、尿急及尿痛,未见肉眼血尿。无腹痛、腹胀。3天前突发左侧腰部绞痛,疼痛剧烈,从腰部往下放射至膀胱,疼痛呈阵发性,持续数分钟至数小时,伴恶心呕吐,急诊入院。予镇痛、解痉、抗炎治疗后症状缓解。行CT检查示: 右肾及右输尿管移行段多发结石伴右肾重度积水。为求进一步治疗,拟"右肾、右输尿管多发结石; 右肾重度积水"收住入院。患者起病以来,神志清,精神可,食欲欠佳,大便正常,小便如上述。

体格检查: T37.5℃, P80次/分, R20次/分, Bp137/73mmHg。神志清,精神可,查体合作,皮肤巩膜无黄染,浅表淋巴结未及明显肿大,气管居中,胸廓对称,呼吸平稳,两肺听诊呼吸音粗,未闻及干湿性啰音,HR90次/分,心律齐,未闻及病理杂音,腹部平软,无压痛及反跳痛,包块未及,肝脾肋下未及,墨菲征阴性,无移动性浊音,肠鸣音3次/分,无双下肢水肿。

专科检查结果及主要阳性体征: 双侧肾区叩痛(－),双侧输尿管走形区压痛(－),外生殖器正常。

辅助检查: 血常规示白细胞计数$8.6×10^9$/L,中性粒细胞占78.8%, C反应蛋白97mg/L。CT示右肾及右输尿管移行段多发结石伴右肾重度积水。尿路平片(＋); 静脉肾盂造影(KUB+IVP): 右肾多发结石伴肾盂积水。右侧输尿管未见显影。B超见泌尿系占位,多为低回声或混合性回声。

2.护理要点

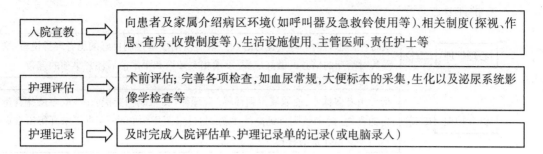

入院宣教	⇒	向患者及家属介绍病区环境(如呼叫器及急救铃使用等)、相关制度(探视、作息、查房、收费制度等)、生活设施使用、主管医师、责任护士等
护理评估	⇒	术前评估；完善各项检查，如血尿常规，大便标本的采集，生化以及泌尿系统影像学检查等
护理记录	⇒	及时完成入院评估单、护理记录单的记录(或电脑录入)

知识拓展

泌尿系统结石的主要成分

结石的成分主要有6种,按比例高低依次为草酸盐、磷酸盐、尿酸盐、碳酸盐、胱氨酸。多数结石混合两种或两种以上成分。因晶体占结石重量常超过60%,因此临床用晶体成分来命名。草酸钙结石质硬,粗糙,不规则,常呈桑椹样,棕褐色。磷酸钙、磷酸镁铵结石易碎,表面粗糙,不规则,灰白色、黄色或棕色,在X线片中可见分层现象,常形成鹿角形结石。尿酸结石质硬,光滑或不规则,常为多发,黄或红棕色,纯尿酸结石在X线片中不被显示。胱氨酸结石光滑,淡黄至黄棕色,蜡样外观。

常见尿石物理特性

尿石名称	外形	表面	颜色	硬度	X线显影度
草酸钙	圆或卵圆形	粗糙	深褐	坚硬	(+++)
磷酸盐	不定形或鹿角形	颗粒状	微黄	较硬	(+++)
碳酸盐	成块	光滑或稍粗糙	灰白	脆	(+++)
尿酸盐	圆或卵圆形	光滑或粗糙	黄至褐	坚实	(±)
胱氨酸	不定	光滑	淡黄	较脆	(±)
黄嘌呤	圆或卵圆形	光滑	棕黄	坚实	(±)

结石的化学成分分析有助于确定结石主要化学成分,以便根据结石的类型制订治疗方案。

二、住院过程中

1.诊疗情况　入院诊断: 右肾、右输尿管多发结石,右肾重度积水。入院医嘱: 泌尿外科护理常规,三级护理,普食,术前全套(三大常规、血生化、肝肾功能、血型、出凝血时间、术前免疫四项)。

患者在全麻下行右肾切除术,术后予0.9%氯化钠注射液20ml+头孢米诺2.0g静注,每日2次; 5%葡萄糖注射液250ml+氨甲环酸0.8g静滴,每日1次。予补液、伤口更换敷料、灌肠改善腹胀不适等支持治疗。

2.护理要点

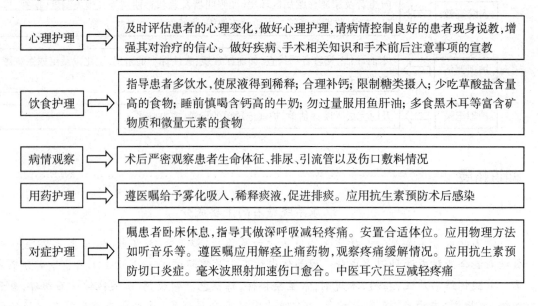

心理护理	⇒	及时评估患者的心理变化,做好心理护理,请病情控制良好的患者现身说教,增强其对治疗的信心。做好疾病、手术相关知识和手术前后注意事项的宣教
饮食护理	⇒	指导患者多饮水,使尿液得到稀释;合理补钙;限制糖类摄入;少吃草酸盐含量高的食物;睡前慎喝含钙高的牛奶;勿过量服用鱼肝油;多食黑木耳等富含矿物质和微量元素的食物
病情观察	⇒	术后严密观察患者生命体征、排尿、引流管以及伤口敷料情况
用药护理	⇒	遵医嘱给予雾化吸入,稀释痰液,促进排痰。应用抗生素预防术后感染
对症护理	⇒	嘱患者卧床休息,指导其做深呼吸减轻疼痛。安置合适体位。应用物理方法如听音乐等。遵医嘱应用解痉止痛药物,观察疼痛缓解情况。应用抗生素预防切口炎症。毫米波照射加速伤口愈合。中医耳穴压豆减轻疼痛

知识拓展

泌尿系统结石的手术方式

根据结石大小、形状和部位不同,常用的有以下几种手术方式:

1. 肾盂或肾窦切开取石术　切开肾盂、取出结石,鹿角状结石或肾盏结石,有时须作肾窦内肾盂肾盏切开取石。

2. 肾实质切开取石术　肾结石较大,不能经肾窦切开取石者,需切开肾实质取石。

3. 肾部分切除术　适用于肾一极多发性结石(多在肾下极),或位于扩张而引流不畅的肾盏内,可将肾一极或肾盏连同结石一并切除。

4. 肾切除术　一侧肾结石并有严重肾积水或肾积脓,已使肾功能严重受损或丧失功能,而对侧肾功能良好者,可行切除患肾。

5. 输尿管切开取石术　输尿管结石直径大于1cm或结石嵌顿引起尿流梗阻或感染,经非手术疗法无效者可行输尿管切开取石术。

6. 套石术　输尿管中下段结石直径小于0.6cm,可试行经膀胱镜用特制的套篮或导管套取。

三、出院时

1. 诊疗情况　术后第十天,患者生命体征平稳,引流管已拔除,伤口愈合良好,局部无红肿发热,排尿正常,无明显不适,予出院。出院医嘱:调饮食,慎起居;合理功能锻炼,门诊随诊。

2. 护理要点

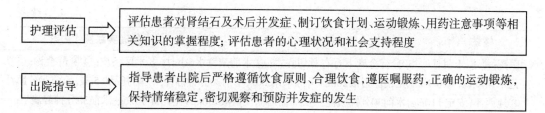

护理评估 ⇒ 评估患者对肾结石及术后并发症、制订饮食计划、运动锻炼、用药注意事项等相关知识的掌握程度；评估患者的心理状况和社会支持程度

出院指导 ⇒ 指导患者出院后严格遵循饮食原则、合理饮食，遵医嘱服药，正确的运动锻炼，保持情绪稳定，密切观察和预防并发症的发生

知识拓展

泌尿系统结石的饮食预防

泌尿系结石是泌尿系统的常见病，包括肾结石、输尿管结石、尿道结石和膀胱结石。肾结石多由草酸钙组成的化学物质，可引起肾绞痛。目前，医师建议采用减少饮食中钙摄入量的方法来预防肾结石的复发。

根据结石的成分调节饮食结构，决定预防结石的饮食。①尿酸结石应采用低嘌呤饮食，胱氨酸结石应采用低蛋氨酸饮食。水果、蔬菜能使尿液转为碱性，对防止尿酸和胱氨酸结石较好；肉类食物使尿呈酸性，对防止感染结石较好。②对磷酸结石采用低钙、低磷饮食，含钙肾结石患者应避免高钙、高盐、高草酸、高动物蛋白、高动物脂肪及高糖饮食。③采用高纤维饮食，坚持大量饮水，保持尿量在每天2000~3000ml，可起到预防肾结石复发的作用。

【综合模拟人模拟场景设置】

情景	模拟人的参数设置和台词设计	护理实践操作内容
场景一： 泌尿外科病房 入院时	模拟人表现：T=36.5℃，P=85次/分，R=18次/分，Bp=135/70mmHg。神志清。 台词(患者主诉)：护士，我的左侧腰部还是感觉有些不适，小便倒没有问题	1. 病史询问； 2. 身体评估； 3. 入院宣教； 4. 病情观察； 5. 医嘱执行：静脉输液、完善各项术前检查； 6. 及时完成入院评估单、护理记录单
医嘱：泌尿外科护理常规，三级护理，普食，术前全套（三大常规、血生化、肝肾功能、定血型、出凝血时间、术前免疫四项）		
场景二： 泌尿外科病房 住院过程(手术 前)	模拟人表现：T=37.5℃，P=80次/分，R=20次/分，Bp=130/76mmHg。神志清，精神可，查体合作，呼吸平稳，两肺听诊呼吸音粗，未及干湿性啰音，HR=90次/分，心律齐，未及明显病理杂音，腹部平软，无压痛及反跳痛，包块未及，肝脾肋下未及，墨菲征阴性，叩诊无移动性浊音，肠鸣音3次/分，双下肢水肿。 台词(患者主诉)：护士，明天就要手术了，我的手术是怎么做的，风险大不大？	1. 护理评估； 2. 急诊手术准备(备皮、抽血交叉等)； 3. 术前健康宣教

情景	模拟人的参数设置和台词设计	护理实践操作内容
医嘱：①拟于明日9时30分行全麻下行右肾切除术；②术前禁食水6小时；③术区备皮；④麻醉会诊；⑤头孢米诺皮试；⑥0.9%氯化钠注射液20ml+头孢米诺2.0g，术前30分钟静注；⑦阿托品0.5mg，术前30分肌注；⑧地西泮（安定）10mg，术前30分钟肌注；⑨5%葡萄糖注射液250ml+克林霉素0.6g，术前30分钟静滴		
场景三：泌尿科病房住院过程（术后返回病房）	模拟人表现：手术结束刚回病房，神志清，精神软，T=37.8℃，P=70次/分，R=20次/分，Bp=129/70mmHg。术后留置腹膜后引流管一根，引流通畅。 台词（患者主诉）：护士，我的手术已经做好了吗？没有什么问题吧？	1. 与手术室护士做好病人交接班工作； 2. 术后护理常规（严密观察患者生命体征、排尿、引流管以及伤口敷料情况）； 3. 评估患者术后疼痛评分，给予缓解疼痛的护理措施
医嘱：泌尿外科术后护理常规；一级护理；普食 ；5%葡萄糖注射液250ml+头孢米诺2.0g静脉滴注，每日1次；5%葡萄糖注射液250ml+氨甲环酸0.8g静脉滴注，每日1次		
场景四：泌尿外科病房出院时	模拟人表现：患者生命体征平稳，引流管已拔除，伤口愈合良好，局部无红肿发热，排尿正常。 台词（患者主诉）：我现在感觉挺好的。回家以后我该注意些什么呢？我该怎样进行身体锻炼？	1. 评估病情； 2. 介绍出院手续办理程序； 3. 饮食指导； 4. 功能锻炼指导
医嘱：调饮食，慎起居，合理功能锻炼，门诊随诊		

【模拟实训案例题1】

一、入院时

1. 诊疗情况 患者黄先生，46岁。排尿困难5年，伴排尿中断现象3年，突发无法排尿1天入院。患者5年前无明显诱因下出现排尿困难，尿线变细、尿无力，伴夜尿增多，夜间排尿3~4次，上述症状进行性加重。3年前无明显诱因下出现排尿中断现象，改变体位后可继续排尿，偶伴肉眼血尿。1天前患者突发无法排尿，伴尿道疼痛，向龟头放射。

体格检查：T36.9℃，P76次/分，R20次/分，Bp126/72mmHg，体重68kg，身高168cm。主诉尿道疼痛，数字疼痛评分6分，疼痛向龟头放射。

辅助检查：B超和X线检查提示膀胱多发结石、前列腺尿道结石。

2. 模拟实训问题

（1）患者来到病房后，你作为责任护士应该如何做好患者的入院接待？（角色扮演）

（2）患者入院后，请对其进行护理体检。（角色扮演）

（3）对于该患者，你当天的护理工作重点是什么？（口述、角色扮演）

二、住院过程中

1. 诊疗情况 入院诊断：膀胱多发结石、前列腺部尿道结石。入院医嘱：泌尿外科护理常规，三级护理，普食，术前全套（三大常规、血生化、肝肾功能、血型、出凝血时间、术前免疫四项）。

患者入院后给予止痛、补液、抗炎治疗,疼痛控制效果差。同时完善手术准备。患者在急诊全麻下行耻骨上膀胱切开取石+前列腺尿道结石碎石取石术,留置伤口引流管1根,接1次性无菌引流袋,引流出少量暗红色血性液体;留置导尿管1根,引流出淡红色尿液;膀胱造瘘管1根,接生理盐水持续膀胱冲洗。术后予半坐卧位,腹部伤口腹带加压包扎,行抗感染治疗。

2. 模拟实训问题

(1)为患者做好术前准备工作。(角色扮演)

(2)为患者做好术后的膀胱冲洗护理。(角色扮演)

(3)为患者做好更换引流袋护理。(角色扮演)

(4)待患者病情稳定后,进行健康宣教。(角色扮演)

三、出院时

1. 诊疗情况 患者生命体征稳定,无发热,无腹痛,无膀胱痉挛症状,伤口敷料干燥,无渗液,予出院。出院医嘱:调饮食,慎起居,合理功能锻炼,门诊随诊。

2. 模拟实训问题 请对患者及家属进行出院宣教。(角色扮演)

【模拟实训案例题2】

一、入院时

1. 诊疗情况 患者鲍先生,72岁。2年前无明显诱因下出现尿频、尿急、夜尿增多,2~3次/夜,休息后无明显缓解,无尿痛,无肉眼血尿,无腹痛腹胀,无畏寒发热等,未予重视。两天前,患者尿频、尿急症状加重,伴尿痛,无畏寒发热、腰酸腰痛等不适。今为求进一步治疗来医院就诊,门诊拟"前列腺增生"收住入院。

患者神志清,精神可,食欲可,夜寐安,大便正常,小便如上。否认高血压、糖尿病,肝炎等病史,否认外伤、输血史,否认药物过敏史,预防接种史不详。

体格检查: T37.1℃, P87次/分, R19次/分, Bp153/77mmHg。发育正常,营养中等,全身皮肤及黏膜无黄染,全身浅表淋巴结未及肿大,颈软,气管居中。双肺呼吸音清,未闻及干湿性啰音。HR87次/分,律齐,无心脏杂音。

专科检查: 双肾未及,双侧肋脊角叩痛(-),双侧输尿管径路及耻骨上区无压痛。直肠指检: 前列腺两叶增生明显,中间沟变浅,未及明显结节,无压痛,指套未及明显血染。

2. 模拟实训问题

(1)患者来到病房后,你作为责任护士应该如何做好入院接待?(角色扮演)

(2)患者入院后,请对其进行护理体检。(角色扮演)

(3)对于该患者,你当天的护理工作重点是什么?(口述、角色扮演)

(4)请评价该患者前列腺增生的严重程度。(小组讨论)

二、住院期间

1. 诊疗情况 入院诊断: 良性前列腺增生。入院医嘱:泌尿外科护理常规,二级护理,术前检查(血常规、尿常规、电解质、肝肾功能、血型、凝血功能、胸片、心电图)。

完善各项术前准备后,择日在腰麻+硬膜外麻醉下行经尿道前列腺电切术(TURP),手术顺利,术后留置尿管1根,引流出淡红色尿液,持续生理盐水膀胱冲洗,给予补液抗感染治疗。术后第五天,尿液仍显淡红色,嘱患者多饮水。

2.模拟实训问题

(1)前列腺增生患者若突发急性尿潴留,该如何处理?(小组讨论)

(2)TURP的优点是什么? 可能出现的并发症有哪些? 最严重的并发症是什么? 如何观察和处理?(小组讨论)

(3)为患者做好持续膀胱冲洗护理。(角色扮演)

三、出院时

1.诊疗情况　术后第七天,患者生命体征平稳,尿管已拔除,无明显不适,予出院。出院医嘱:调饮食,慎起居,合理功能锻炼,门诊随诊。

2.模拟实训问题　请对患者及家属进行出院宣教。(角色扮演)

【综合性课后思考题】

1.泌尿系统结石的相关因素有哪些? 如何预防?

2.请比较泌尿系统结石各种手术方式的术后护理要点。

3.请比较前列腺增生症各种治疗方式的护理要点。

4.泌尿系统疾病的主要症状有哪些? 如何做好相应的症状护理?

(汪国建)

第八节　骨科疾病患者护理情景模拟训练

【学习目标】

知识目标: 1. 了解骨与关节损伤、骨科疾病的病因和发生机制。

2. 熟悉骨与关节损伤、骨科疾病患者的临床表现。

3. 掌握骨与关节损伤、骨科疾病患者的护理原则。

能力目标: 1. 能对骨与关节损伤、骨科疾病患者进行护理评估。

2. 能对骨与关节损伤、骨科疾病患者进行健康教育。

3. 能对骨与关节损伤、骨科疾病患者实施整体护理。

4. 能与骨与关节损伤、骨科疾病患者进行有效沟通。

5. 能对骨与关节损伤、骨科疾病患者进行康复训练。

情感目标: 1. 理解骨与关节损伤、骨科疾病患者手术前后的心理变化特点,体现对患者的关心。

2. 具有慎独精神和较强的工作责任心。

【模拟实训演示】

一、入院时

1. 诊疗情况　患者林女士,44岁。因车祸致右下肢肿胀畸形3小时入院。患者受伤后经现场急救,行右下肢夹板固定后送当地医院,予补液、抗炎、止血治疗,并行破伤风抗毒素注射。X线检查提示右胫骨平台骨折、右股骨颈骨折、右髋关节脱位。为进一步治疗,急诊转入院。

体格检查:T36.5℃,P88次/分,R22次/分,Bp105/80mmHg。神志清,右下肢肿胀、内旋、缩短畸形,比健侧缩短约3cm,右髋关节弹性固定,屈伸活动受限,右膝外侧压痛,膝关节屈伸活动受限,足趾活动良好,右下肢皮肤多处擦伤,右小腿皮肤青紫色,皮温降低,足背动脉搏动触不清,末梢血运差,皮肤感觉无明显异常。

急诊入院后,患者诉右小腿疼痛明显,数字疼痛评分7分。观察发现患者右小腿肿胀明显,右足痛觉减退,足背动脉搏动摸不清,被动牵拉痛,考虑为右小腿骨筋膜室综合征。

2. 护理要点

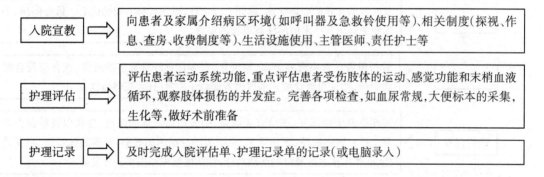

入院宣教	⇒	向患者及家属介绍病区环境(如呼叫器及急救铃使用等)、相关制度(探视、作息、查房、收费制度等)、生活设施使用、主管医师、责任护士等
护理评估	⇒	评估患者运动系统功能,重点评估患者受伤肢体的运动、感觉功能和末梢血液循环,观察肢体损伤的并发症。完善各项检查,如血尿常规,大便标本的采集,生化等,做好术前准备
护理记录	⇒	及时完成入院评估单、护理记录单的记录(或电脑录入)

知识拓展

骨筋膜室综合征

骨筋膜室是由骨、骨间膜、肌间隔及深筋膜所构成。骨筋膜室综合征是指骨筋膜室内的肌肉和神经因急性缺血、缺氧而产生的一系列早期症候群,又称急性筋膜间室综合征、骨筋膜间隔区综合征。最多见于前臂掌侧和小腿。主要病因有:

1. 骨筋膜室容积骤减
（1）外伤或手术后敷料包扎过紧。
（2）严重的局部压迫:肢体受外来重物或身体自重长时间的压迫。
2. 骨筋膜室内容物体积迅速增大
（1）缺血后组织肿胀:组织缺血毛细血管的通透性增强,液体渗出、组织水肿、体积增大。
（2）挫伤、挤压伤、烧伤等损伤引起毛细血管通透性增强、渗出增加、组织水肿、容积增加。
（3）小腿剧烈运动,如长跑、行军。
（4）骨筋膜室内出血,血肿挤压其他组织。

二、住院过程中

1. 诊疗情况　入院诊断: 右胫骨平台骨折、右股骨颈骨折、右髋关节脱位。医嘱: ①下肢骨折护理常规; ②术前全套(三大常规、血生化、肝肾功能、定血型、出凝血时间、术前免疫四项); ③5%葡萄糖注射液500ml+七叶皂苷钠注射液10mg静脉滴注,每日2次; ④塞来昔布片0.2g口服,每日3次。⑤行急诊全麻下右小腿骨筋膜室切开减压术,右髋关节脱位手法复位。

患者在全麻下急诊行右小腿骨筋膜室切开减压术,右髋关节脱位手法复位。术后生命体征平稳,小腿肿胀明显消退,末梢血循环改善。3天后在全麻下行切口二期清创缝合术+右跟骨持续牵引术,牵引重量5kg。

入院后第十天,患者在全麻下行右人工全髋关节置换术+右胫骨平台切开复位内固定术,手术顺利,安返病房。术后伤口引流管接负压吸引球,引流通畅。术后当天引流出淡红色液体180ml,术后第二天引流出50ml,术后第三天拔除伤口引流管。术后按计划指导患者进行肢体功能锻炼。

2. 护理要点

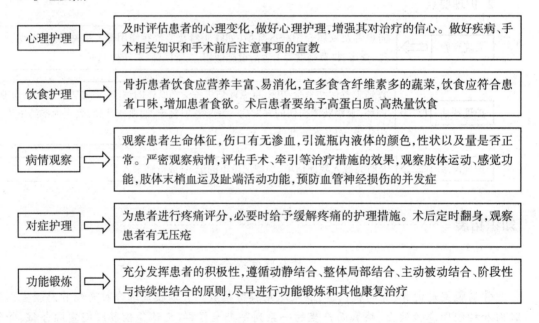

心理护理	及时评估患者的心理变化,做好心理护理,增强其对治疗的信心。做好疾病、手术相关知识和手术前后注意事项的宣教
饮食护理	骨折患者饮食应营养丰富、易消化,宜多食含纤维素多的蔬菜,饮食应符合患者口味,增加患者食欲。术后患者要给予高蛋白质、高热量饮食
病情观察	观察患者生命体征,伤口有无渗血,引流瓶内液体的颜色,性状以及量是否正常。严密观察病情,评估手术、牵引等治疗措施的效果,观察肢体运动、感觉功能,肢体末梢血运及趾端活动功能,预防血管神经损伤的并发症
对症护理	为患者进行疼痛评分,必要时给予缓解疼痛的护理措施。术后定时翻身,观察患者有无压疮
功能锻炼	充分发挥患者的积极性,遵循动静结合、整体局部结合、主动被动结合、阶段性与持续性结合的原则,尽早进行功能锻炼和其他康复治疗

知识拓展

髋关节置换术后康复训练计划

1. 术后第一周　术后当日即穿"丁字鞋",术后第二天开始进行膝部按摩,可进行患侧踝关节主动屈伸活动和抗阻活动。术后3~5天行患侧股四头肌等长收缩训练,并且进行患侧髋、膝关节被动活动。通过双肘支撑,在他人帮助下或双手握住床上方的吊环挺起上半身,臀部抬离床面,保持10~15秒,重复5~10次。术后第五天,在膝下垫枕使髋弯曲10°~20°,然后以膝部为支点做挺髋动作,即抬臀动作。

2. 术后第二周　鼓励患者在无痛范围下进行主动的患髋膝屈伸能力训练;屈髋度数为45°~60° 或<30°,可在患肢下放置一滑板,患侧足跟置于空心圆垫上在滑板上做下肢屈伸

运动,在无痛范围内加强患侧髋周围肌群和股四头肌的力量性训练;可逐渐抬高床头的高度,直至患者能在床上半坐位,外侧入路切口的患者,半坐时间逐渐延长(30~60分钟)。一天可重复进行多次,为坐站练习做好准备。有条件可用直立床训练;继续进行床边体位转换训练,包括:半坐—躺转换练习、坐—站转换练习、卧—站体位转换、在平行杠或四脚助行器内进行健腿支撑三点式步行,转体训练等。

3. 术后第三周　做四点支撑半桥运动,即在双肘及双下肢屈曲位支撑下抬臀并在空中保持10s,重复进行10~20次,每个动作要求缓慢进行;加强步行训练,开始在平行杠内进行,将步行周期中的摆动期和支撑期分解进行,分别进行前后交替迈步训练,并逐渐过渡到步行训练;平行杠内的步行平稳顺利,则应过渡到拐杖步行,有条件进行减重步行;继续加强患侧股四头肌渐进行抗阻训练,不断提高患侧下肢的肌力;改善及提高日常生活自理能力,教患者借助一些辅助设备独立完成日常的穿裤、穿鞋袜、洗澡、移动、取物等,以减少患髋的弯曲度数;必要时进行适当的环境改造,如加高床、椅、座厕的高度,坐椅两边最好有扶手以方便患者坐立,让患者尽量睡硬板床,穿松紧鞋和宽松裤,以方便完成动作。

4. 术后4周~3个月　逐渐改善患髋的活动范围,增加患髋的负重能力,使人工置换的髋关节功能逐渐接近正常水平,达到全面康复的目的。注意在3个月内,持拐步行、过障碍时患者腿仅为触地式部分负重,上下楼梯活动,要求健腿先上,患腿先下,以减少髋的弯曲和负重,还可以在运动平板上进一步改善步态、步速和步行的距离,提高患者实地步行的能力,最后过渡到弃杖步行。

三、出院时

1. 诊疗情况　术后第29天,患者右下肢无明显肿胀畸形,伤口无红肿渗出、愈合良好,皮肤感觉正常,肢体功能锻炼按计划实施中。膝关节自主屈曲达90°,患肢直腿抬高达45°,能扶单拐下床,患肢部分负重行走。即将安排出院。出院医嘱:调饮食,慎起居;合理功能锻炼;门诊随诊。

2. 护理要点

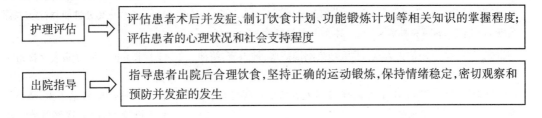

知识拓展

骨折临床愈合的标准

1. 局部无压痛,无纵向叩击痛;

2. 局部无异常活动;

3. X线片显示骨折线模糊,有连续性骨痂通过骨折线;

4. 功能测定,在解除外固定情况下,上肢能平举1kg物体达数分钟,下肢能连续徒手步行3分钟,且不少于30步;

5. 连续观察2周骨折处不变形,则观察的第1天即为临床愈合日期,2、4两项的测定必须慎重,以不发生变形或再骨折为原则。

【综合模拟人模拟场景设置】

情景	模拟人的参数设置和台词设计	护理实践操作内容
场景一: 骨科病房 入院时	模拟人表现:T=36.5℃,P=88次/分,R=22次/分,Bp=105/80mmHg。神志清,右下肢肿胀、内旋、缩短畸形,比健侧缩短约3cm,右髋关节弹性固定,屈伸活动受限,右膝外侧压痛,膝关节屈伸活动受限,足趾活动良好,右下肢皮肤多处擦伤,右小腿皮肤青紫色,皮温降低,足背动脉搏动触不清。 台词(患者主诉):护士,我的右边小腿还是很痛,而且肿得厉害	1. 病史询问; 2. 身体评估(重点评估患者受伤肢体的运动、感觉功能和末梢血液循环); 3. 入院宣教; 4. 病情观察; 5. 医嘱执行:静脉输液。 6. 及时完成入院评估单、护理记录单
医嘱:①下肢骨折护理常规;②术前全套(三大常规、血生化、肝肾功能、血型、出凝血时间、术前免疫四项);③5%葡萄糖注射液500ml+七叶皂苷钠10mg静脉滴注,每日2次;④塞来昔布片0.2g口服,每日3次;⑤行急诊全麻下右小腿骨筋膜室切开减压术,右髋关节脱位手法复位		
场景二: 骨科病房 住院过程(手术前)	模拟人表现:T=36.5℃,P=88次/分,R=22次/分,Bp=105/80mmHg。神志清。 台词(患者主诉):护士,我的右小腿疼痛还是有,但是肿胀比原来轻了很多。明天就要手术了,我的手术是怎么做的,风险大不大?	1. 护理评估; 2. 急诊手术准备(备皮、抽血交叉等); 3. 术前健康宣教
医嘱:①拟于明日9时30分行全麻下右人工全髋关节置换术+右胫骨平台切开复位内固定术;②术前禁食水6小时;③术区备皮;④麻醉会诊;⑤头孢唑啉钠皮试;⑥0.9%氯化钠注射液20ml+头孢唑啉钠2.0g,术前30分钟静注;⑦阿托品0.5mg,术前30分钟肌注;⑧地西泮(安定)10mg,术前30分钟肌注;⑨5%葡萄糖注射液250ml+克林霉素0.6g,术前30分钟静滴		
场景三: 骨科病房 住院过程(术后返回病房)	模拟人表现:手术结束刚回病房,神志清,精神软,T=37.8℃,P=70次/分,R=20次/分,Bp=129/70mmHg。术后伤口引流管接负压吸引球,引流通畅。 台词(患者主诉):护士,我的手术已经做好了吗?没有什么问题吧?感觉整个人都没有力气	1. 与手术室护士做好病人交接班工作; 2. 术后护理常规(评估手术、牵引等治疗措施的效果,观察肢体运动感觉功能,肢体末梢血运及趾端活动功能,预防血管神经损伤的并发症); 3. 评估患者术后疼痛评分,给予缓解疼痛的护理措施。 4. 尽早指导患者开展肢体功能锻炼

续表

情景	模拟人的参数设置和台词设计	护理实践操作内容
	医嘱:①下肢骨折术后护理常规;②一级护理;③普食;④0.9%氯化钠注射液250ml+头孢唑啉钠2.0g静脉滴注,每日2次;⑤5%葡萄糖250ml+七叶皂苷钠注射液10mg静脉滴注,每天1次;⑥5%葡萄糖250ml+骨肽注射液10ml静脉滴注,每日1次;⑦塞来昔布片0.2g口服,每日3次	
场景四: 普外科病房 出院时	模拟人表现:T=36.8℃;P=70次/分;R=20次/分;HR=70次/分;Bp=108/75mmHg,神志清,患者右下肢无明显肿胀畸形,伤口无红肿渗出、愈合良好,皮肤感觉正常。 台词(患者主诉):我现在感觉挺好的,右腿疼痛也基本上没有了。回家以后我该注意些什么呢?我怎么进行身体锻炼?	1. 评估病情; 2. 介绍出院手续办理程序; 3. 饮食指导; 4. 指导患者开展肢体功能锻炼
	医嘱:调饮食,慎起居;合理功能锻炼;门诊随诊	

【模拟实训案例题1】

一、入院时

1. 诊疗情况　患者张先生,65岁。高处坠落后腰部以下运动感觉障碍2小时,平车入院。体格检查:T36.5℃,P80次/分,R20次/分,Bp125/80mmHg。

专科检查:第10~12胸椎压痛明显,双上肢感觉、运动、反射正常,双侧霍夫曼征(-),肌力Ⅳ级。双下肢感觉运动明显减退,肌力Ⅰ级,双侧巴彬斯基征(+),腹肌和腰背肌肌力Ⅱ级。腹壁反射减弱,无张力型膀胱,肛门反射减弱,肠蠕动减弱。X线检查提示第10~12胸椎后弓角21°,椎体矢状面移位程度0.8cm,椎体前缘压缩率46%。MRI检查提示脊髓神经受压、出血、水肿,椎管横断面以上可见椎体骨折块后移压迫硬膜囊。

2. 模拟实训问题

(1)患者来到病房后,你作为责任护士应该如何接待患者入院?(角色扮演)

(2)患者入院后,请对其进行护理体检。(角色扮演)

(3)对于该患者,你当天的护理工作重点是什么?(小组讨论)

二、住院过程中

1. 诊疗情况　入院诊断:第10~12胸椎不稳定性骨折,腰椎不完全性损伤。入院医嘱:脊柱骨折护理常规;术前全套(三大常规、血生化、肝肾功能、定血型、出凝血时间、术前免疫四项);5%葡萄糖注射液500ml+七叶皂苷钠10mg静脉滴注,每日2次;塞来昔布片0.2g口服,每日3次。

患者入院后立即给予吸氧、留置导尿管、卧硬板床行脊柱牵引,同时予脱水、镇痛、止血、预防应激性溃疡等对症治疗。入院后第三天,在全麻下行第10~12胸椎切开减压+内固定术。手术顺利,留置伤口引流管、尿管各1根。术后恢复顺利。

2. 模拟实训问题

(1)请评估患者术后肌力情况。(角色扮演)

（2）请将患者从平车搬移至床上。（角色扮演）

（3）术后第一天，请为患者进行定时翻身。（角色扮演）

（4）指导患者进行功能锻炼。（角色扮演）

三、出院时

1. 诊疗情况　术后第二十四天，患者生命体征平稳，伤口愈合良好，无明显疼痛。双下肢肌力Ⅳ级，感觉功能减退，导尿管已拔除，小便能自解，予出院。出院医嘱：调饮食，慎起居；合理功能锻炼；门诊随诊。

2. 模拟实训问题　请对患者及家属进行出院宣教。（角色扮演）

【模拟实训案例题2】

一、入院时

1. 诊疗情况　患者孙女士，56岁。6年前无明显诱因下出现腰背部胀痛，出现右下肢酸胀、麻木，起初麻木局限于右足趾，后整个右下肢均感麻木。半年前，左下肢也出现麻木，站立约20分钟便出现麻木，上楼梯明显，行走一段路后麻木可缓解。偶感胸闷，无跛行，无大小便失禁，无头晕头痛，为求进一步治疗来院就诊，门诊拟"腰椎管狭窄、腰椎盘突出症"收治入院。

2. 模拟实训问题

（1）患者来到病房后，你作为责任护士应该如何接待患者入院？（角色扮演）

（2）患者入院后，请对其进行护理体检。（角色扮演）

（3）对于该患者，你当天的护理工作重点是什么？（口述、角色扮演）

二、住院过程中

1. 诊疗情况　入院诊断：腰椎管狭窄、腰椎间盘突出症。入院医嘱：骨科护理常规，二级护理；术前全套（三大常规、血生化、肝肾功能、定血型、出凝血时间、术前免疫四项）；塞来昔布片0.2g口服，每日3次。

入院后X线胸正位片示：部分椎体上下缘唇样骨质增生变，L4/5椎间隙狭窄，腰椎过伸过屈位活动度稍差（腰椎退行性改变）。完成各项术前准备后在全麻下行腰椎后路椎弓根钉棒系统内固定+椎管扩大减压+椎间盘切除+椎体间骨移植融合术，手术顺利，安返病房，术中出血600ml，腰背部敷料干洁，创口接两根Jackson Pratt引流管（是一种特殊的管道，可防止手术部位附近的血液和液体在体内聚积，简称JP引流）固定，引流通畅，引流出暗红色血性液，留置导尿畅。予镇痛泵止痛。

2. 模拟实训问题

（1）腰椎间盘突出症患者有哪些阳性体征，如何检查？（角色扮演）

（2）指导患者进行腰背肌锻炼。（角色扮演）

（3）指导患者进行术后功能锻炼。（角色扮演）

三、出院时

1. 诊疗情况　术后第7天，患者生命体征平稳，手术伤口愈合良好，无明显不适主诉，予出院。出院医嘱：避免腰部不良姿势，加强腰背肌锻炼，门诊随诊。

2. 模拟实训问题　请对患者及家属进行出院宣教。（角色扮演）

【综合性课后思考题】

1. 骨折的愈合过程分哪几个阶段，各阶段的护理要点是什么？

2. 骨折常见的并发症有哪些，如何观察和处理？

3. 脊髓损伤卧床期患者如何进行功能锻炼？

4. 预防腰椎间盘突出症发病的措施有哪些？

（汪国建）

第四章
急危重症患者护理情景模拟

第一节 创伤急救监护患者护理情景模拟训练

【学习目标】

知识目标: 掌握各种创伤的临床表现及心搏骤停的判断依据。

能力目标: 1. 能对创伤患者进行止血、包扎、固定和搬运。

2. 能对心搏骤停患者进行心肺复苏和电除颤。

3. 能对危重患者进行心电监护。

4. 能对呼吸衰竭患者进行简易呼吸器和呼吸机呼吸支持治疗。

情感目标: 1. 具有同理心和爱护伤员观念。

2. 具备职业道德和慎独精神。

【模拟实训演示】

一、院前救护

1. **现场情况** 晚上17点,闻涛路上发生车祸,一辆小车撞倒路边散步的一男一女,现场围观人员较多,秩序混乱。

120急救中心接到报警10分钟后赶到现场,发现已有热心群众在进行急救处理,两位学生模样的年轻人,一人在给一位男性伤员进行心肺复苏,另一位正在给女性伤员止血。120急救人员向两位施救的同学简单询问了情况后,马上对伤员进行了现场检伤,现场伤情评估:男性伤员呼之不应,颈动脉触摸不清,呼吸无法感知,腹部膨隆,头面部有挫裂伤;女性伤员意识清楚,面色苍白,四肢湿冷,下腹饱满,压痛明显,右前臂有裂口在出血,左下肢明显畸形,骨盆挤压试验阳性,有骨擦感,头面部有挫裂伤,P110次/分,呼吸浅快,Bp85/60mmHg。

2. **现场急救护理要点**

初步评估 ⇨	CABBS快速评估法：现场急救人员采用CABBS快速评估法对伤员进行初次评估：C（circulation）循环、A（airway）气道、B（breath）呼吸、B（bleeding）出血、S（senses）感知觉，初步检查伤病员的伤情
进一步评估 ⇨	若伤员没有生命危险，可进一步采用ABCDEFG评估法进行评估：A询问病史和损伤机制；B头面部；C颈部；D胸部；E腹部；F骨盆；G四肢。评估以上部位有无损伤、出血、骨折等。若伤员众多的话，根据评估结果对伤员进行分类，标红色的为第一急救区，标黄色的为第二急救区，标绿色的为第三急救区；第一急救区的伤员优先抢救，然后依次是第二急救区和第三急救区
急救措施 ⇨	心理护理；充分暴露患者身体，以便检查伤情，摆放合理体位；保持呼吸道通畅，维持呼吸功能；建立快速有效的静脉通路，维持循环功能；必要时进行心肺复苏；经有效的止血、包扎、固定等处理后快速送往医院进行进一步救治

二、院内救护

知识拓展

创伤伤员的现场评估程序

1. 危及生命的伤情评估

（1）主要评估气道、呼吸、循环、神经中枢。

（2）1小时黄金时间：抢救→诊断→治疗。

（3）伤后10分钟又被称为"白金10分钟"，在"白金10分钟"期间若伤员出血被控制，窒息被有效预防，即可最大限度地避免患者死亡。

（4）评估血压：触及桡动脉搏动，说明收缩压大约为80mmHg；触及股动脉搏动，说明收缩压大约为70mmHg；触及颈动脉搏动，说明收缩压大约为60mmHg。

（5）若伤员Bp<80mmHg，P>120次/分，R>30次/分或<10次/分，伴意识不清，应立即抢救。

2. 全身伤情检查　现在多用Freeland提出Crash Plan评估程序对伤员进行全身检查，具体包括：C=cardiac（心脏）、R=respiratory（呼吸）、A=abdomen（腹部）、S=spine（脊髓）、H=head（头颅）、P=pelvis（骨盆）、L=limb（四肢）、A=arteries（动脉）和N=nerves（神经）。

3. 临床常用的创伤伤情评估方法

（1）创伤严重程度计分法（Injury Severity Score，ISS）：ISS≥16分者为重伤，ISS≥25分为严重伤。

（2）创伤指数（trauma index，TI）：根据受伤部位、受伤类型、循环状态、呼吸状态、意识5个项目记分。9分以下为轻伤；17分以上为危重伤，可考虑多系统脏器伤。

（3）急性生理和慢性健康评分Ⅱ（acute physiology and chronic health evaluationⅡ，APACHEⅡ）。

1. 救治情况　男性伤员,李先生,30岁。现场心肺复苏成功,入院后诊断为:CPR术后、肝脾破裂。行肝叶切除术、脾切除术。术后送入监护室持续监护。给予林格氏液500ml静脉滴注,立即;气管插管接呼吸机支持治疗;甘露醇250ml静脉滴注,立即;冬眠合剂:哌替啶100mg、氯丙嗪50mg、异丙嗪50mg静脉滴注,每日3次;5%葡萄糖注射液250ml+氢化可的松200mg静脉滴注,每日2次;尼莫地平50ml静脉推注,每天2次;0.9%氯化钠注射液250ml+美罗培南(美平)500mg静脉滴注,每日3次;心电监护;监测尿量;监测肝肾功能等。

女性伤员,何女士,28岁。入院后确诊为:脾破裂、骨盆骨折、左下肢骨折、右前臂挫裂伤,在完善术前检查后行脾切除术、左下肢切开复位内固定术、右前臂挫裂伤缝合术。术后给予林格氏液1000ml静脉滴注,立即;0.9%氯化钠注射液250ml+美罗培南(美平)500mg静脉滴注,每日3次。

2. 护理要点

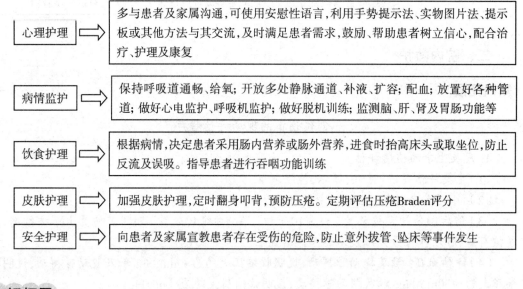

心理护理	→	多与患者及家属沟通,可使用安慰性语言,利用手势提示法、实物图片法、提示板或其他方法与其交流,及时满足患者需求,鼓励、帮助患者树立信心,配合治疗、护理及康复
病情监护	→	保持呼吸道通畅、给氧;开放多处静脉通道、补液、扩容;配血;放置好各种管道;做好心电监护、呼吸机监护;做好脱机训练;监测脑、肝、肾及胃肠功能等
饮食护理	→	根据病情,决定患者采用肠内营养或肠外营养,进食时抬高床头或取坐位,防止反流及误吸。指导患者进行吞咽功能训练
皮肤护理	→	加强皮肤护理,定时翻身叩背,预防压疮。定期评估压疮Braden评分
安全护理	→	向患者及家属宣教患者存在受伤的危险,防止意外拔管、坠床等事件发生

知识拓展 ....

心肺复苏成功后的常用药物

1. **心血管活性药物**

（1）正性肌力药和血管活性药:①肾上腺素:为心肺复苏时的第一线药物。目前主张早期、大剂量、连续使用,可酌情应用较大剂量直至5mg静滴,也可经气管内插管或心腔内注射。②异丙肾上腺素:复苏时,主要用于对阿托品治疗无效的严重心动过缓及安置临时起搏器前的一种过渡措施。③多巴胺:用于严重低血压或心源性休克,在休克早期尿量减少时即可给予,应从低剂量开始,首先保证循环血量。④多巴酚丁胺:短期用于心力衰竭的患者,也用于心脏骤停复苏后情况稳定的患者及对其他药物治疗无效的顽固性心力衰竭的患者,冠状动脉疾病者慎用。

（2）抗心律失常药:利多卡因,用于电除颤失败、室颤患者未能获得除颤器时及预防复律后室颤复发。

2. **脑复苏与脑保护药物**

（1）糖皮质激素：①预防神经组织水肿，宜较早使用。②心跳停止时可静滴氢化可的松100~200mg，后可用地塞米松1mg/kg，然后0.2mg/kg，3~4天全部停药。

（2）钙拮抗剂：①减少钙内流，扩张脑血管，改善脑缺血。②尼莫地平10mg/50ml，静脉滴注6小时。

（3）巴比妥盐：①降低脑代谢率，改善氧供/氧耗比值，降低颅内压，对全脑缺血无复苏作用，对局灶性脑缺血有特殊的保护作用，控制抽搐，选择性降低突触传导耗能，同时维持细胞基本功能所需能量。②硫喷妥钠＜5mg/kg，用药期间避免循环抑制。

三、出院宣教

1. 治疗情况　入院后17天，李先生神志清楚，生命体征平稳，可进软食，并能自主下床活动。何女士生命体征稳定，可进普食，在家人帮助下能进行床边活动。计划第2天出院，出院后按时回院复查，注意康复锻炼。

2. 护理要点

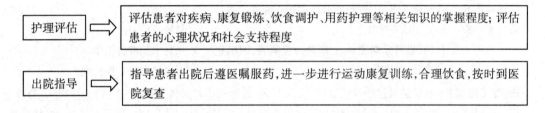

护理评估	⇒	评估患者对疾病、康复锻炼、饮食调护、用药护理等相关知识的掌握程度；评估患者的心理状况和社会支持程度
出院指导	⇒	指导患者出院后遵医嘱服药，进一步进行运动康复训练，合理饮食，按时到医院复查

知识拓展

营养评估的方法

1. 体重评估法　1~2周内体重下降10%，一般是由于体液的丢失引起；1~3个月内体重下降10%，大多是由于营养不良造成脂肪和肌肉丢失，体重下降得越多，说明丢失得越多，营养不良就越严重。通常评估如下：实际体重/既往体重：＞90%，为无营养不良；80%~90%，为轻度营养不良；60%~80%，为中度营养不良；＜60%，为重度营养不良。

2. 血清蛋白测定法

（1）清蛋白（ALB）：清蛋白水平可以代表机体和内脏器官蛋白储备情况，正常值35~55g/L，是预测营养不良状况最好的指标之一。

（2）转铁蛋白（TRF）：正常参考值2.2~4.0g/L，半衰期为8天，较血清清蛋白对营养支持的反应更快，是连续检测的首选。

（3）前白蛋白：半衰期为2天，且体内含量极少，在蛋白质和热能摄入不足或体内急需合成蛋白时，如创伤、急性感染等，其含量于短期内即有变化。

3. 免疫学测定法

（1）淋巴细胞计数：正常2000/μl，营养不良时减少。

（2）细胞免疫皮肤试验：常用抗原有结核菌素、白色念珠菌、腮腺炎病毒、植物凝集素等。0.1ml皮内注射，观察24小时，红肿区＞5mm为阳性反应，中度以上营养不良常表现为无反应。

【综合模拟人模拟场景设置】

情景	模拟人的参数设置和台词设计	护理实践操作内容
场景一： 现场情况 第一天	模拟人表现：呼叫李先生，呼之不应，颈动脉触摸不清，呼吸无法感知，腹部膨隆，头面部有挫裂伤。 台词（患者家属主诉）：无主诉	1. 充分暴露患者身体，以便检查伤情； 2. 摆放合理体位； 3. 保持呼吸道通畅，维持呼吸功能； 4. 建立快速有效的静脉通路，维持循环功能； 5. 必要时进行心肺复苏； 6. 进行有效的止血、包扎、固定等处理后快速送往医院进行进一步救治
场景二： 院内救护 急诊科救治 第一天	模拟人表现：呼吸机辅助呼吸治疗，生命体征：T=36℃，P=120次/分，R=16次/分，Bp=100/70mmHg，双侧瞳孔等大，神经反射存在。心肺复苏成功后处于浅昏迷状态。 台词（患者家属主诉）：患者一直睡着，眼睛也没睁开，叫他没有反应	1. 开放静脉通道，补液，维持循环功能； 2. 呼吸支持治疗； 3. 心电监护； 4. 放置导尿管； 5. 做好术前准备工作； 6. 对家属做好心理护理
医嘱：心电监护；气管插管接呼吸机治疗；交叉配血；监测每小时尿量；术前备皮；肾上腺素5mg静脉注射，立即执行；0.9%氯化钠注射液500ml+氢化可的松200mg静脉滴注，每日2次；尼莫地平50ml静脉推注，每日2次		
场景三： 院内救护 重症监护室 救治 第一天	模拟人表现：生命体征稳定后送入手术室行剖腹探查术，术中发现脾破裂，行脾切除术。术后送入监护室救治。晚8时，T=35.4℃，P=125次/分，R=22次/分，Bp=100/70mmHg。患者突然发生心室颤动。 台词（患者家属主诉）：这可怎么办啊？病情刚有好转，就又突然不行啦！你们快救救他啊！	1. 心电监护使用； 2. 呼吸机使用； 3. 除颤仪使用； 4. 营养支持； 5. 肝肾功能监护； 6. 对患者家属做好心理护理； 7. 做好安全护理
医嘱：立即除颤；心电监护；气管插管接呼吸机治疗；补液治疗：肾上腺素4mg静脉注射，立即；羟乙基淀粉500ml静脉滴注，立即；林格氏液1000ml静脉滴注，立即；监测每小时尿量；营养支持；抗感染治疗：0.9%氯化钠注射液500ml+美罗培南（美平）500mg静脉滴注，每日3次		
场景四： 普外科病房 第五天	模拟人表现：T=36.5℃，P=90次/分，R=20次/分，Bp=125/80mmHg，血氧饱和度100%。 台词（患者主诉）：我感觉还行，尤其是拔除气管插管后，感觉好多了，就是没力气，肚子上的伤口还是很痛，尤其是翻身和咳嗽的时候。还有，我什么时候可以吃饭呀？	1. 评估病情； 2. 一级护理； 3. 口腔护理； 4. 鼻导管吸氧； 5. 鼻饲； 6. 日常护理
医嘱：一级护理；禁饮禁食；监测24小时尿量；胃肠外营养支持；抗感染治疗：0.9%氯化钠注射液500ml+亚胺培南（泰能）0.5g静脉滴注，每日3次		

【模拟实训案例题1】

一、院前救护

1. 现场情况　王先生和李女士晚饭后在江边散步,横穿马路时被飞驰而过的小车撞倒,王先生当时倒地不起,呼之不应,腹部膨隆;李女士左前臂和右大腿明显畸形并有出血,面色苍白。

2. 模拟实训

（1）你和朋友恰巧在附近散步,看到事故现场,你们可以做些什么?（口述、角色扮演）

（2）若你们是急救人员,到达现场后请对王先生和李女士进行简单的护理体检。（口述、角色扮演）

（3）若你们是急救人员,请对王先生进行双人CPR（使用呼吸球囊）,并对王先生和李女士进行有效的其他院前急救（保持呼吸道开放和维持呼吸功能、开放静脉通道、止血、包扎、固定、搬运）。（口述、角色扮演）

二、院内救护

1. 诊疗情况　王先生现场心肺复苏成功,入院后诊断为:CPR术后、脾破裂,行脾切除术。术后林格氏液1000ml静脉滴注,立即;给予气管插管接呼吸机支持治疗;20%甘露醇250ml静脉滴注,立即;冬眠合剂:0.9%氯化钠注射液500ml+哌替啶100mg+氯丙嗪50mg+异丙嗪50mg静脉滴注,每日3次;地塞米松5mg静脉推注,每日1次;尼莫地平50ml静脉推注,每日1次;心电监护;监测尿量;监测肝肾功能以及对症支持处理。

李女士入院后确诊为:脾破裂、左前臂和右大腿开放性骨折,在完善术前检查后行脾切除术、左前臂和右大腿切开复位内固定术。

2. 模拟实训

（1）请为患者进行心电监护和呼吸机监护。（口述、角色扮演）

（2）王先生住院第三天突发室颤,请为其进行心电除颤。（口述、角色扮演）

（3）为患者进行常规监测和护理（神经系统、泌尿系统、肝肾功能、胃肠功能、运动系统、皮肤黏膜等）。（口述、角色扮演）

三、出院宣教

1. 诊疗情况　3周后,王先生神志清楚,生命体征平稳,可进软食,并能自主下床活动。李女士生命体征稳定,可进普食,在家人帮助下可进行床边活动。计划第二天出院。

2. 模拟实训　请你对患者及其家属进行出院健康指导。（角色扮演）

【模拟实训案例题2】

一、院前救护

1. 现场情况　某大楼建筑工地,电工张先生因为操作不当,从三层楼高的脚手架上坠落地面。旁边的3位工友眼看着他掉下去,身子被脚手架重重地磕了几下,翻了几个跟头,一头撞在了地面上。工友们赶紧跑了过来。看到张某头上、右大腿上都有伤口正在流着血,叫他也没有了反应。

2. 模拟实训

（1）你正好从附近路过,看到坠落的伤员,你能做些什么?（口述、角色扮演）

（2）请你作为急救人员,到达现场后对张先生进行简单的护理体检。（口述、角色扮演）

（3）请你作为急救人员,对张先生进行CPR,并对其进行有效的院前急救（保持呼吸道开放和维持呼吸功能、开放静脉通道、止血、包扎、固定、搬运）。（口述、角色扮演）

二、院内救护

1. 诊疗情况　张先生现场心肺复苏成功,入院后诊断为: CPR术后、颅骨骨折、颅内血肿、脾破裂、右股骨骨折。行颅内血肿清除术、脾切除术、右股骨切开复位固定术。术后林格氏液1000ml静脉滴注,立即;给予气管插管接呼吸机支持治疗;甘露醇250ml静脉滴注,立即;冬眠合剂: 0.9%氯化钠注射液500ml+哌替啶100mg+氯丙嗪50mg+异丙嗪50mg静脉滴注,每日3次;心电监护;监测尿量;监测肝肾功能以及对症支持处理。

2. 模拟实训

（1）请为患者进行颅内压监测、心电监护和呼吸机监护。（口述、角色扮演）

（2）张先生住院第四天突然颅内压增高,请为其进行紧急处理。（口述、角色扮演）

（3）为患者进行常规监测和护理（神经系统、泌尿系统、肝肾功能、胃肠功能、运动系统、皮肤黏膜等）。（口述、角色扮演）

三、出院宣教

1. 诊疗情况　4周后,张先生神志清楚,生命体征平稳,可进软食,并能进行床上简单活动。计划第二天出院。

2. 模拟实训　请你对患者及其家属进行出院健康指导。（口述、角色扮演）

【综合性课后思考题】

1. 请为实训案例2中的张先生进行右下肢的包扎和固定（注意方法和要点）,并将其正确搬运至救护车上。

2. 实训案例1中的李先生发生了室颤,请立即为其除颤（注意步骤和要点）。

（徐建宁）

第二节　呼吸支持治疗患者情景模拟训练

【学习目标】

知识目标: 掌握各种缺氧的表现、氧疗适应证及急性呼吸衰竭患者氧疗方法。

能力目标: 1. 能对呼吸困难患者使用口咽通气管和面罩吸氧。

2. 能对呼吸停止患者使用呼吸皮囊辅助呼吸。

3. 能对患者进行血氧饱和度监测和血气分析。

4. 能对使用呼吸机呼吸支持治疗气管插管患者进行监护。

5. 能对使用呼吸机呼吸支持治疗气管切开患者进行监护。

情感目标: 1. 具有同理心和爱护伤员观念。

2. 具备良好的职业道德和慎独精神。

【模拟实训演示】

一、院前救护

1. 现场情况　患者李大伯,72岁。反复咳嗽、咳痰10余年,近3年逐渐加重,既往无系统治疗,有吸烟史50年。今日气温突然下降,李大伯从早上就觉得呼吸困难、气急、咳嗽加重,2小时后症状没有好转,家人急忙拨打了120急救电话。

20分钟后120急救人员赶到李大伯家里,急救医生对李大伯进行了简单体检,发现: 患者神志清,精神差,身体消瘦,半卧位; 双侧瞳孔等大等圆,对光反应灵敏; 李大伯大汗淋漓,呼吸急促,喉部未闻及痰鸣音,口唇及甲床呈发绀色,吸气时可见肋间隙及锁骨上窝凹陷。生命体征监测显示: SpO_2(血氧饱和度)85%~89%, T38.5℃, P110次/分, R26次/分, Bp105/68mmHg, HR110次/分。听诊双肺呼吸音粗,下肺可闻及湿啰音。

2. 现场急救护理要点

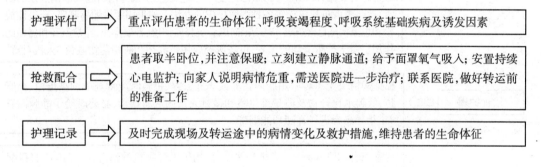

知识拓展

呼吸衰竭患者合理氧疗方案

1. 对缺氧不伴二氧化碳潴留(即Ⅰ型呼吸衰竭)的患者,应给予高浓度吸氧(＞35%),但是,长期高浓度吸氧会导致氧中毒,因此,宜将吸入氧浓度控制在50%以内。

2. 对缺氧伴二氧化碳潴留(即Ⅱ型呼吸衰竭)的患者,氧疗原则为低浓度(＜35%)持续给氧。

3. 注意保持氧气的湿化,以免干燥的氧气对呼吸道黏膜产生刺激和痰痂形成。

4. 可采用鼻导管、面罩、头罩、喉罩、呼吸皮囊等给氧方式,通常应给低流量(1~2L/min)、低浓度(25%~30%)持续吸氧。在严重缺氧、紧急抢救时,可采用高浓度、高流量给氧方式,但持续时间以4~6小时内为宜。

二、院内救护

1. 救治情况　到达医院急诊科后,在120急救医生和急诊室护士交接班的时候,患者突然表现为异常烦躁,无法自述不适,随后突然呼之不应,心电监护显示心搏、呼吸骤停。

护士立即将李大伯平卧,遵医嘱给予肾上腺素1mg静脉推注,胸外心脏按压,安置喉罩,使用呼吸皮囊辅助通气,加大氧流量,予患者开启绿色通道,通知呼吸科、心内科医生会诊。

心电监护出现室颤波时,护士遵医嘱进行了除颤(双向波,200J),患者恢复了窦性心律,入院诊断为:Ⅱ型呼吸衰竭、COPD急性发作、CPR术后。护士遵医嘱给予0.9%氯化钠注射液250ml+尼可刹米(可拉明)0.75g+洛贝林3mg静脉滴注;急查动脉血气,气管插管接呼吸机氧疗,呼吸机模式设为A/C模式,呼吸频率10次/分,吸呼比1:1.6,呼气末正压3cmH$_2$O。

因患者病情危重,随即转入监护室继续救治。监护室予以机械通气支持治疗;西地兰0.6mg静脉推注,立即;呋塞米40mg静脉注射,立即;0.9%氯化钠注射液250ml+西米替丁0.2g静脉滴注,每日3次;0.9%氯化钠注射液250ml+奥美拉唑镁(洛赛克)40mg静脉滴注,每日1次;0.9%氯化钠注射液250ml+头孢唑南2g静脉滴注,每日2次。

2. 护理要点

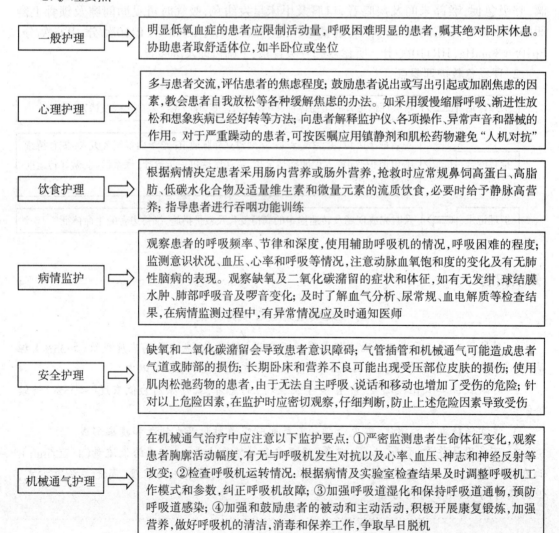

一般护理	明显低氧血症的患者应限制活动量,呼吸困难明显的患者,嘱其绝对卧床休息。协助患者取舒适体位,如半卧位或坐位
心理护理	多与患者交流,评估患者的焦虑程度;鼓励患者说出或写出引起或加剧焦虑的因素,教会患者自我放松等各种缓解焦虑的办法。如采用缓慢缩唇呼吸、渐进性放松和想象疾病已经好转等方法;向患者解释监护仪、各项操作、异常声音和器械的作用。对于严重躁动的患者,可按医嘱应用镇静剂和肌松药物避免"人机对抗"
饮食护理	根据病情决定患者采用肠内营养或肠外营养,抢救时应常规鼻饲高蛋白、高脂肪、低碳水化合物及适量维生素和微量元素的流质饮食,必要时给予静脉高营养;指导患者进行吞咽功能训练
病情监护	观察患者的呼吸频率、节律和深度,使用辅助呼吸机的情况,呼吸困难的程度;监测意识状况、血压、心率和呼吸等情况,注意动脉血氧饱和度的变化及有无肺性脑病的表现。观察缺氧及二氧化碳潴留的症状和体征,如有无发绀、球结膜水肿、肺部呼吸音及啰音变化;及时了解血气分析、尿常规、血电解质等检查结果,在病情监测过程中,有异常情况应及时通知医师
安全护理	缺氧和二氧化碳潴留会导致患者意识障碍;气管插管和机械通气可能造成患者气道或肺部的损伤;长期卧床和营养不良可能出现受压部位皮肤的损伤;使用肌肉松弛药物的患者,由于无法自主呼吸、说话和移动也增加了受伤的危险;针对以上危险因素,在监护时应密切观察,仔细判断,防止上述危险因素导致受伤
机械通气护理	在机械通气治疗中应注意以下监护要点:①严密监测患者生命体征变化,观察患者胸廓活动幅度,有无与呼吸机发生对抗以及心率、血压、神志和神经反射等改变;②检查呼吸机运转情况:根据病情及实验室检查结果及时调整呼吸机工作模式和参数,纠正呼吸机故障;③加强呼吸道湿化和保持呼吸道通畅,预防呼吸道感染;④加强和鼓励患者的被动和主动活动,积极开展康复锻炼,加强营养,做好呼吸机的清洁,消毒和保养工作,争取早日脱机

知识拓展 ··

呼吸衰竭患者的临床用药护理

1. 茶碱类、β₂受体激动剂　这类药物能松弛支气管平滑肌,减少气道阻力,改善通气功能,缓解呼吸困难。

2. 呼吸兴奋药　静脉点滴时速度不宜过快,注意观察呼吸频率、节律、睫毛反应、神志以及动脉血气的变化,以便调节剂量。如出现恶心、呕吐、烦躁、面色潮红、皮肤瘙痒等现象,需要减慢滴速。可拉明能选择性兴奋延髓呼吸中枢,并作用于颈动脉体、主动脉体化学感受器反射性兴奋呼吸中枢,微弱兴奋血管运动中枢。适用于中枢性呼吸衰竭、中枢抑制药物中毒的解救。洛贝林可刺激颈动脉体和主动脉体化学感受器,反射性兴奋呼吸中枢,使呼吸加快。

3. 禁用或慎用镇静催眠药物　Ⅱ型呼吸衰竭的患者常因咳嗽、咳痰、呼吸困难而影响睡眠,缺氧及二氧化碳潴留引起烦躁不安,护士在执行医嘱时要注意加以判断,禁用或慎用对呼吸有抑制作用的镇静催眠药物。

··

三、出院宣教

1. 治疗情况　入院后6天,李大伯神志清楚,生命体征平稳,已拔除气管插管,可进软食,能坐在床上活动,于是转入呼吸科普通病房。入院后12天,李大伯已经不需要氧疗,并能自主下床活动,计划第二天出院。

2. 护理要点

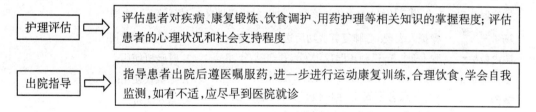

知识拓展 ··

呼吸衰竭的健康指导

1. 康复指导　教会患者缩唇呼吸、腹式呼吸、体位引流、有效咳嗽、咳痰的技术,提高患者的自我保健及护理能力,促进康复,延缓肺功能恶化。教会患者及家属合理使用氧疗,不要自行调大或减小氧流量。

2. 生活指导　指导患者制订合理的活动及休息计划,教会患者减少氧耗量的活动与休息方法;注意增强体质,避免引起呼吸衰竭的各种诱因,教会患者提高预防呼吸道感染的方法,如冷水洗澡等耐寒训练;加强营养,增强体质;避免吸入刺激性气体,劝告吸烟患者戒烟。避免对机体的不良刺激,如劳累、情绪激动等;尽量减少与呼吸道感染患者的接触,少去或不去人群拥挤的地方,避免交叉感染的发生。

131

3. 自我病情监测　学会识别病情变化,如咳嗽加剧、痰量增多、色变黄、呼吸困难加重或神志改变,应及早就医。

【综合模拟人模拟场景设置】

情景	模拟人的参数设置和台词设计	护理实践操作内容
场景一: 现场情况 第一天	模拟人表现: T=37.0℃;P=110次/分;R=26次/分;HR=110次/分;Bp=105/68mmHg。口唇及甲床呈发绀色,呼吸困难,听诊双肺呼吸音粗,下肺可闻及湿啰音。 台词(患者主诉):我很难过,呼吸吃力,感觉很累	1. 患者取半卧位,并注意保暖; 2. 给予面罩氧气吸入; 3. 建立静脉通道; 4. 安置持续心电监护; 5. 联系医院,做好转运前的准备工作
场景二: 院内救护 急诊科救治 第一天	模拟人表现: 入院后生命体征:T=36.5℃;R=27次/分;HR=156次/分;P=100次/分;Bp=95/60mmHg;SpO$_2$70%~75%。患者突然表现为异常烦躁,随后突然呼之不应,心电监护显示心搏、呼吸骤停。 台词(患者家属主诉):医生,快来看呀,我家老头子怎么啦!刚才还翻来翻去,怎么突然不动啦!	1. 开放静脉通道,补液,维持循环功能; 2. 呼吸支持治疗; 3. 心肺复苏术使用; 4. 心电监护; 5. 放置导尿管; 6. 对家属做好心理护理

医嘱: 心电监护;胸外心脏按压;安置喉罩;呼吸皮囊辅助通气;肾上腺素1mg静脉推注,立即;0.9%氯化钠注射液500ml+氢化可的松200mg静脉滴注,立即;林格氏液500ml静脉滴注,立即

场景三: 院内救护 重症监护室 救治 第一天	模拟人表现: 心肺复苏成功后送入监护室救治。晚上9时,T=37.4℃,P=125次/分,R=20次/分,Bp=108/80mmHg,患者突然发生心室颤动。 台词(患者家属主诉):快来人呀,监护仪一直在叫,是不是我家老头子有问题啦	1. 心电监护使用; 2. 呼吸机使用; 3. 除颤仪使用; 4. 营养支持; 5. 肝肾功能监护; 6. 对患者的家属做好心理护理

医嘱: 立即除颤;心电监护;气管插管接呼吸机治疗;0.9%氯化钠注射液250ml+尼可刹米(可拉明)0.75g+洛贝林3mg静脉滴注,立即;监测每小时尿量;肠内营养液鼻饲;0.9%氯化钠注射液250ml+亚胺培南(泰能)0.5g静脉滴注,每日3次

场景四: 呼吸科病房 第九天	模拟人表现: 拔除气管插管后回到呼吸科普通病房。T=37.5℃,P=90次/分,R=20次/分,Bp=125/80mmHg。 台词(患者主诉):我感觉还行,可以吃饭,还可以自己上卫生间,感觉舒服多了	1. 指导患者呼吸功能锻炼; 2. 饮食指导; 3. 用药指导; 4. 运动指导; 5. 病情自我监测指导

医嘱:0.9%氯化钠注射液250ml+哌拉西林3g静脉滴注,每日3次;0.9%氯化钠注射液100ml+盐酸氨溴索(沐舒坦)15mg静脉滴注,每日3次;异丙托溴铵喷雾每次2撤(40μg),每4小时吸入1次

【模拟实训案例题1】

一、院前救护

1. 现场情况　王大妈,78岁。近10年来每于秋冬季节或受凉后出现咳嗽,咳白色黏痰,偶为黄痰,伴气促,活动后加重。2天前,受凉后再次出现上述症状加重,频频咳嗽,咳白色痰,量多,夜间不能平卧,发热,上腹部胀闷不适,纳差,乏力,5小时前患者呼吸困难加重,家人急忙拨打了120急救电话。

2. 模拟实训
（1）若你们是急救人员,到达现场后请对王大妈进行简单的护理体检。（角色扮演）
（2）若你们是急救人员,请对王大妈进行面罩吸氧、心电监护、开放静脉通道、补液,必要时使用呼吸皮囊辅助呼吸。（角色扮演）

二、院内救护

1. 诊疗情况　入院后体格检查: T36.5℃, R38次/分, P130次/分, Bp130/80mmHg,神志清,精神差,呼吸促,颈静脉充盈,气管向右偏移,桶状胸,肋间隙增宽,右肺呼吸音增粗,左肺呼吸音减弱,双下肺可闻及哮鸣音及湿性啰音。入院诊断: COPD急性发作、肺炎、呼吸衰竭。根据医嘱予吸氧、心电监护、一级护理,告病重,0.9%氯化钠注射液150ml+哌拉西林3g静脉滴注,每日2次; 0.9%氯化钠注射液250ml+盐酸氨溴索（沐舒坦）15mg静脉滴注,每日2次; 异丙托溴铵喷雾每次2揿（40μg）,每4小时吸入1次,平喘治疗。血气分析: pH7.14,二氧化碳分压96.0mmHg,氧分压22.7mmHg。1小时后动脉血氧饱和度降至81%,患者呼吸衰竭加重,马上气管插管,接呼吸机辅助通气。考虑患者可能需要长期机械通气治疗,病情稳定后,对王大妈做了气管切开术接呼吸机辅助通气。

2. 模拟实训
（1）请为患者抽取动脉血,做血气分析。（角色扮演）
（2）请为患者进行心电监护和呼吸机监护。（角色扮演）
（3）请为患者做好气管切开的护理。（角色扮演）
（4）为患者进行常规监测和护理（神经系统、泌尿系统、肝肾功能、胃肠功能、运动系统、皮肤黏膜等）。（小组讨论、角色扮演）

三、出院宣教

1. 诊疗情况　机械通气2周后,王大妈神志清楚,生命体征平稳,堵管后可平稳呼吸,血气分析指标正常,可进软食,并能自主下床活动,由监护室转入呼吸科普通病房。在呼吸科普通病房,王大妈恢复良好,计划第二天出院,嘱其注意保暖,预防受凉,加强营养和适当锻炼,若有不适,应及时到医院就诊治疗。

2. 模拟实训　请你对患者及其家属进行出院健康指导。（口述、角色扮演）

【模拟实训案例题2】

一、院前救护

1. 现场情况　张大伯,68岁,小学文化,退休工人。有吸烟史40年,慢性咳嗽,咳痰史7年,活动后气短,心悸2年。3天前受凉后出现发热,咳黄色脓痰,不易咳出,乏力,纳差,6小时前患者开始出现呼吸困难,不能站立,家人急忙拨打了120急救电话。

2. 模拟实训

（1）急救人员到达后请对张大伯进行简单的护理体检。（口述、角色扮演）

（2）请对张大伯选择合适的氧疗方式、心电监护、开放静脉通道、补液,必要时使用呼吸皮囊辅助呼吸。（口述、角色扮演）

二、院内救护

1. 诊疗情况　入院后体格检查: T38.6℃, P120次/分, R28次/分, Bp150/100mmHg,神志清楚,口唇发绀,呼吸费力,咳嗽无力,双侧下肢水肿,尿少,颈静脉怒张,桶状胸,叩诊过清音,听诊两肺呼吸音减低,两肺干湿啰音,心律齐,未闻杂音。血常规: 白细胞11×10^9/L,中性粒细胞0.95。血气分析: pH7.16, PaO_2 25mmHg, $PaCO_2$ 89mmHg。X线片示右下肺动脉干扩张,右室扩大。入院诊断为肺心病、肺炎、呼吸衰竭。根据医嘱予吸氧、心电监护、一级护理,告病重,0.9%氯化钠注射液250ml+亚胺培南(泰能)0.5g静脉滴注,每日3次; 0.9%氯化钠注射液150ml+盐酸氨溴索(沐舒坦)15mg静脉滴注,每日3次;异丙托溴铵喷雾每次2揿(40μg),每4小时吸入1次,平喘治疗。面罩吸氧后2小时,张大伯血氧饱和度降至70%,为其紧急气管插管接呼吸机辅助通气治疗。

2. 模拟实训

（1）请为患者进行护理评估,列出主要的护理问题及护理措施。（口述、角色扮演）

（2）请为患者制订面罩吸氧的氧疗方案。（小组讨论）

（3）为患者进行气管插管机械通气治疗期间的护理。（角色扮演）

三、出院宣教

1. 诊疗情况　机械通气1周后,张大伯神志清楚,生命体征平稳,撤离呼吸机后血气分析指标正常,可平稳呼吸,于是拔除气管插管,由监护室转入呼吸科普通病房。在呼吸科病房治疗1周后,张大伯恢复良好,计划第二天出院,嘱其注意保暖,预防受凉,加强营养和适当锻炼,若有不适,应及时到医院就诊治疗。

2. 模拟实训　请你对患者及其家属进行出院健康指导。（角色扮演）

【综合性课后思考题】

1. 模拟案例2中的张大伯在现场出现极度呼吸困难,请为其进行呼吸球囊辅助通气。

2. 模拟案例2中的张大伯在院内进行了气管插管辅助通气,张大伯在气管插管期间护理的要点有哪些?

3. 模拟案例1中的王大妈需要长时间呼吸机支持治疗,因此做了气管切开术,接呼吸机辅助通气治疗,请问王大妈在此阶段的护理要点有哪些(重点是气管切开和呼吸机的监护)?

(徐建宁)

第三节　循环支持治疗患者护理情景模拟训练

【学习目标】

知识目标: 1. 了解急性心力衰竭的发病机制。

2. 熟悉急性心力衰竭、休克的概念、病因及诱因。

3. 掌握急性心力衰竭、失血性休克的临床表现、急救处理及护理。

能力目标: 1. 能对急性心力衰竭、失血性休克患者进行护理评估。

2. 能对急性心力衰竭、失血性休克患者进行整体护理。

3. 能与急性心力衰竭、失血性休克患者进行有效沟通。

4. 能对急性心力衰竭、失血性休克患者进行健康教育。

情感目标: 1. 对患者关心,有耐心和同理心。

2. 有慎独精神,工作责任心强。

【模拟实训演示】

一、入急诊

1. 诊疗情况　患者张先生,男,68岁,已婚,农民。因"反复胸闷、气促10余年,加重3天"入院。患者于10余年前开始出现胸闷、气促,以体力劳动时明显,呈进行性加重,无胸痛、咯血等,一直未正规治疗。3天前受凉后出现胸闷、气促加重,伴夜间阵发性呼吸困难,不能平卧,略有咳嗽咳痰,为白色浆液性泡沫状痰,略感发热,无畏寒、胸痛。今天上午因上述症状未好转,来院急诊科就诊,测血压180/100mmHg,心率108次/分,拟"高血压、高血压性心脏病、心力衰竭"收住入院。患者入院以来,精神一般,胃纳差,睡眠一般,大小便正常。吸烟史30余年,约20支/日,否认饮酒史。

既往史: 发现高血压20余年,未正规治疗,自服降压药"吲达帕胺片(寿比山)",1片/日,血压控制不佳,约160/90mmHg。否认冠心病、慢性支气管炎、支气管哮喘等病史;否认肝炎、结核病病史及输血史。

家族史: 父亲有高血压史,父母亲均已去世,死因不明。

婚育史: 适龄结婚,育有1子1女。妻子与子女体健。

体格检查: T37.5℃, P108次/分, R26次/分, Bp180/100mmHg。神志清,精神软,端坐呼吸,咽充血,双侧咽扁桃体Ⅰ度红肿,颈静脉充盈,心界向左下扩大,心率108次/分,呈奔马律,肺动脉瓣区第二心音亢进,无明显杂音,两肺呼吸音粗,肺底可闻及明显的细湿啰音,腹软,无压痛,肝脾肋下未及,双下肢轻度浮肿,神经系统(−)。急诊B型利钠肽(BNP)300ng/L、胸片提示两肺纹理增粗,肺门呈"蝴蝶"影;心电图: 窦性心动过速,左室高电压, V_3-V_5导联ST段压低。

2. 护理要点

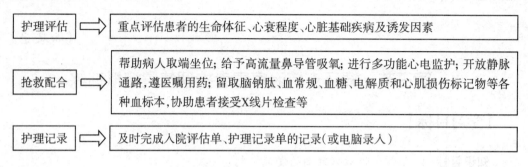

| 护理评估 | ⇒ | 重点评估患者的生命体征、心衰程度、心脏基础疾病及诱发因素 |

| 抢救配合 | ⇒ | 帮助病人取端坐位；给予高流量鼻导管吸氧；进行多功能心电监护；开放静脉通路，遵医嘱用药；留取脑钠肽、血常规、血糖、电解质和心肌损伤标记物等各种血标本，协助患者接受X线片检查等 |

| 护理记录 | ⇒ | 及时完成入院评估单、护理记录单的记录（或电脑录入） |

知识拓展 ···

B型利钠肽

B型利钠肽（brain natriuretic peptide，BNP），是由心肌细胞合成的具有生物学活性的天然激素，主要在心室表达，同时也存在于脑组织中。当左心室功能不全时，由于心肌扩张而快速合成释放入血，有助于调节心脏功能，临床上作为心衰定量标志物，不仅反映左室收缩功能障碍，也反映左室舒张功能障碍、瓣膜功能障碍和右室功能障碍情况。

二、住院过程中

1. 诊疗情况　患者入院后医师根据其临床表现及辅助检查，诊断为：高血压3期（极高危），高血压性心脏病，心功能Ⅳ级。综合治疗方案为：积极控制血压、减轻心脏负荷、增加心脏排血量、改善组织供氧、营养心肌、维持水电解质平衡等相关治疗。同时，针对呼吸系统的感染，加用抗感染药物。医嘱：阿司匹林肠溶片0.1g口服，每日1次；厄贝沙坦片150mg口服，每日1次；呋塞米片20mg口服，每日1次；螺内酯片20mg口服，每日3次；地高辛片0.125mg口服，每日1次；0.9%氯化钠注射液100ml+左卡尼汀2.0g静脉滴注，每日1次；0.9%氯化钠注射液250ml+血栓通0.5g静脉滴注，每日1次；0.9%氯化钠注射液100ml+哌拉西林他唑巴坦2.5g静脉滴注，每日2次。住院第二天凌晨2点，患者主诉不能平卧、气促，护士立即通知医师并遵医嘱用药：0.9%氯化钠注射液20ml+西地兰0.2mg静脉推注，呋塞米20mg静脉推注，半小时后患者症状好转，继续观察。

2. 护理要点

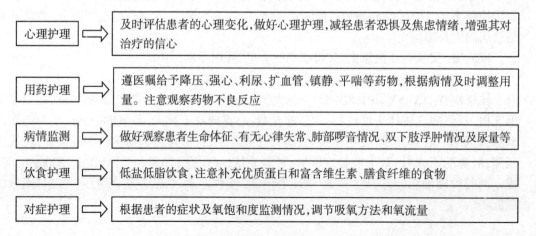

| 心理护理 | ⇒ | 及时评估患者的心理变化，做好心理护理，减轻患者恐惧及焦虑情绪，增强其对治疗的信心 |

| 用药护理 | ⇒ | 遵医嘱给予降压、强心、利尿、扩血管、镇静、平喘等药物，根据病情及时调整用量。注意观察药物不良反应 |

| 病情监测 | ⇒ | 做好观察患者生命体征、有无心律失常、肺部啰音情况、双下肢浮肿情况及尿量等 |

| 饮食护理 | ⇒ | 低盐低脂饮食，注意补充优质蛋白和富含维生素、膳食纤维的食物 |

| 对症护理 | ⇒ | 根据患者的症状及氧饱和度监测情况，调节吸氧方法和氧流量 |

知识拓展

急性心力衰竭常用药物

1. 血管扩张药　可用于急性心衰早期阶段,收缩压<90mmHg时禁忌使用。

（1）硝酸酯类:适用于急性冠状动脉综合征伴心衰的患者,应用过程中要密切监测血压,根据血压调整合适的维持剂量。

（2）硝普钠:适用于各种原因引起的急性左心衰与肺水肿,尤其是伴高血压者。应用过程中要密切监测血压,根据血压调整合适的维持剂量。停药应逐渐减量,并加用口服血管扩张剂,以避免反跳现象。

2. 正性肌力药物

（1）洋地黄类药物:适用于房颤伴有快速心室率并已知有心室扩大伴左心室收缩功能不全者。应用过程中注意观察有无洋地黄中毒症状。

（2）多巴胺:一般从小剂量开始,逐渐增加剂量,短期应用。可引起低氧血症,应监测SaO_2,必要时给氧。

（3）多巴酚丁胺:使用时监测血压,常见不良反应有心律失常、心动过速,偶尔可因加重心肌缺血而出现胸痛。

（4）磷酸二酯酶抑制剂:主要应用米力农。常见不良反应有低血压和心律失常。

3. 利尿药　适用于急性心衰伴肺循环和(或)体循环明显瘀血以及容量负荷过重的患者。首选呋塞米,应用过程中注意监测尿量,并根据尿量和症状的改善情况及时调整剂量。

三、出院时

1. 诊疗情况　患者入院第十天,T36.7℃,P82次/分,R18次/分,Bp130/84mmHg。精神尚可,胃纳可,睡眠一般,大小便正常,双下肢无浮肿,无胸闷、气促、咳嗽、咳痰、发热等症状,可平卧休息。患者病情稳定,拟办理出院。出院带药:卡托普利片40mg口服,每日2次;地高辛片0.125mg口服,每日1次;呋塞米片20mg口服,每日1次;螺内酯片20mg口服,每日3次;单硝酸异山梨酯片20mg口服,每日2次。

2. 护理要点

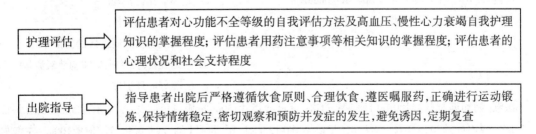

护理评估	评估患者对心功能不全等级的自我评估方法及高血压、慢性心力衰竭自我护理知识的掌握程度;评估患者用药注意事项等相关知识的掌握程度;评估患者的心理状况和社会支持程度
出院指导	指导患者出院后严格遵循饮食原则、合理饮食,遵医嘱服药,正确进行运动锻炼,保持情绪稳定,密切观察和预防并发症的发生,避免诱因,定期复查

知识拓展

慢性心力衰竭患者生活方式调整

1. 限钠　心衰急性发作伴有容量负荷过重的患者,要限制钠摄入<2g/d。一般不主张严格限制钠摄入和将限钠扩大到轻度或稳定期心衰患者,因其对肾功能和神经体液机制具有不利作用,并可能与慢性代偿性心衰患者预后较差相关。

2. 限水　严重低钠血症(血钠<130mmol/L)患者液体摄入量应<2L/d。严重心衰患者液量限制在1.5~2.0L/d,有助于减轻症状和充血。轻中度症状患者常规限制液体并无益处。

3. 营养和饮食　宜低脂饮食,戒烟,肥胖患者应减轻体质量。严重心衰伴明显消瘦(心脏恶病质)者,应给予营养支持。

4. 休息和适度运动　失代偿期需卧床休息,多做被动运动以预防深部静脉血栓形成。临床情况改善后在不引起症状的情况下,鼓励体力活动,以防止肌肉"去适应状态"(失用性萎缩)。NYHA Ⅱ~Ⅲ级患者可在康复专业人员指导下进行运动训练,能改善症状、提高生活质量。

【综合模拟人模拟场景设置】

情景	模拟人的参数设置和台词设计	护理实践操作内容
场景一: 急诊科 入急诊	模拟人表现: T=37.5℃; P=108次/分; R=26次/分; HR=108次/分; Bp=180/100mmHg。肺动脉瓣区第二心音亢进,两肺呼吸音粗,窦性心动过速。 台词(家属陈述):3天前受凉后出现胸闷、气促,还有点咳嗽、咳痰,晚上睡觉时感觉呼吸费力,今天呼吸费力的感觉更明显	1. 基本资料收集,核对患者身份; 2. 病史询问; 3. 身体评估; 4. 心电监护; 5. 高流量鼻导管吸氧; 6. 留取脑钠肽、血常规、血糖、电解质和心肌损伤标记物等各种血标本; 7. 遵医嘱应用西地兰、呋塞米; 8. 与心内科护士做好交接班
场景二: 心内科病房 住院过程 (第一天)	模拟人表现: T=37.3℃; P=90次/分; R=20次/分; HR=90次/分; Bp=140/90mmHg。 台词(患者主诉):我今天胃口不太好,不想吃饭。早上呼吸费力特别难受,病情是不是很严重啊?	1. 病情评估; 2. 做好用药护理; 3. 做好病情监护; 4. 对患者及家属进行饮食指导; 5. 对症护理:根据病情调节氧流量; 6. 做好心理护理

医嘱:阿司匹林肠溶片0.1g口服,每日1次;厄贝沙坦片150mg口服,每日1次;呋塞米片20mg口服,每日1次;螺内酯片20mg口服,每日3次;地高辛片0.125mg口服,每日1次;0.9%氯化钠注射液100ml+左卡尼汀2.0g静脉滴注,每日1次;0.9%氯化钠注射液250ml+血栓通0.5g静脉滴注;每日1次;0.9%氯化钠注射液100ml+哌拉西林他唑巴坦2.5g静脉滴注,每日3次

情景	模拟人的参数设置和台词设计	护理实践操作内容
场景三： 心内科病房 住院过程 （第二天）	模拟人表现：凌晨2时，T=36.4℃，P=100次/分， R=22次/分，Bp=150/96mmHg。 台词（家属陈述）：晚上睡眠一直不怎么好，刚刚 说呼吸费力，不能平卧，心电监护开始报警，我 就赶紧叫护士过来看看	1. 病情询问； 2. 呼叫医师； 3. 遵医嘱用药； 4. 病情监测
医嘱：0.9%氯化钠注射液20ml+西地兰0.2mg静脉推注；呋塞米20mg静脉推注；高流量吸氧		
场景四： 心内科病房 出院时	模拟人表现：T=36.7℃，P=82次/分，R=18次/分， Bp=130/84mmHg。 台词（患者主诉）：我感觉挺好，没有上不来气的 感觉了，也能下床活动，胃口也还好，没什么不 舒服的	1. 评估病情； 2. 介绍出院手续办理程序； 3. 出院指导
医嘱：出院带药：卡托普利片40mg口服，每日2次；地高辛片 0.125mg口服，每日1次；呋塞米片20mg口服， 每日1次；螺内酯片 20mg口服，每日3次；单硝酸异山梨酯片20mg口服，每日2次		

【模拟实训案例题1】

一、入急诊

1. 诊疗情况　患者朱先生，男，54岁，农民，因"胸痛26小时，呼吸困难3小时"入院。患者于26小时前与人争吵后突感胸骨后剧烈疼痛，呈压榨性，伴濒死感，疼痛向左上肢放射，伴面色苍白、大汗，感胸闷、气促，无畏寒、发热，无咳嗽咳痰、咯血等。自服"复方丹参滴丸"无缓解，遂赴当地医院就诊，心电图示：V_3-V_5 导联ST段弓背向上抬高，予抗凝、抗血小板等保守治疗后，胸痛略好转，但胸闷、气促加重，于3小时前出现呼吸困难，不能平卧，伴咳嗽、咳痰，白色泡沫状黏痰，遂急送我院进一步治疗，急诊拟"冠心病、心肌梗死、急性心力衰竭"收住入院。患者病来，精神软，未进食，小便正常，大便未解，睡眠可。

既往史：冠心病史8年，一直服用"复方丹参滴丸"，5粒/次，每日3次。8年来，时有胸闷、气促发作，于劳累后较易发病，休息或服用"复方丹参滴丸"后可缓解。否认高血压、糖尿病、慢性支气管炎等病史，否认肝炎、结核等传染病史，否认药物、食物过敏史，否认重大手术外伤史，预防接种史不详。

家族史：父亲已去世，母亲患高血压。

婚育史：已婚，育有1子1女，妻子、子女体健。

体格检查：T37.3℃，P98次/分，R22次/分，Bp135/80mmHg。神志清，精神软，面色苍白、大汗，颈静脉充盈，心界不大，心率98次/分，律齐，第一心音减弱，可闻及收缩期3/6级吹风样杂音。两肺呼吸音粗，肺底可闻及细湿啰音。腹软，无压痛，肝脾肋下未及，双下肢无浮肿，神经系统（－）。

辅助检查：急诊心电图（ECG）：V_3-V_5导联异常Q波。

2. 模拟实训问题

（1）作为急诊科护士,应立即采取哪些即刻护理措施?（角色扮演）

（2）急诊室护士将患者送入心内科病房,你作为责任护士应该如何做好交接工作?（角色扮演）

（3）患者入院后,请对其进行护理体检。（角色扮演）

（4）对于该患者,你当天的护理工作重点是什么?（口述、角色扮演）

（5）请简述患者治疗重点及护理要点。（小组讨论）

二、住院期间

1. 诊疗情况　患者入院后医师根据临床表现及辅助检查,诊断为:冠状动脉粥样硬化性心脏病,急性前壁心肌梗死Killip分级Ⅲ级。入院后综合治疗方案为:①绝对卧床休息;②心电监护;③氧气吸入;④药物应用:0.9%氯化钠注射液50ml+硝酸甘油5mg微泵静脉推注6小时;呋塞米20mg静脉推注,立即;卡托普利40mg口服,每日1次;阿司匹林300mg口服,每日1次;氯吡格雷（波立维）150mg口服,每日1次;0.9%氯化钠注射液100ml+左卡尼汀注射液2.0g静脉滴注,每日1次。患者入院第三天下午2点,自述胸闷心悸明显,多功能心电监护提示Ⅱ导联P波消失,代之以间隔不均匀、振幅不等、形状不同的f波,R-R间期不规则,心率120次/分。

2. 模拟实训问题

（1）请为患者输注硝酸甘油并简述注意事项。（角色扮演、小组讨论）

（2）请问患者可能出现了什么情况?（小组讨论）

（3）请为患者进行心脏体格检查。（角色扮演）

（4）针对该症状的处理及护理要点是什么?（口述）

三、出院时

1. 诊疗情况　患者入院第十五天,经过综合治疗,病情逐渐好转,精神状态可,无胸痛、胸闷、心悸。体格检查:T36.5℃,P80次/分,R18次/分,Bp120/70mmHg,HR80次/分,律齐,无杂音,两肺呼吸音清,肺底未闻及啰音,腹软,无压痛,双下肢无浮肿。心肌酶谱复查正常,水电解质正常,准备出院。出院带药:氯吡格雷（波立维）75mg口服,每日1次;卡托普利片40mg口服,每日2次;地高辛片0.125mg口服,每日1次;呋塞米片20mg口服,每日1次;螺内酯片20mg口服,每日3次;单硝酸异山梨酯片20mg口服,每日2次。

2. 模拟实训问题　请你对患者及家属进行出院健康指导。（角色扮演）

【模拟实训案例题2】

一、入急诊

1. 诊疗情况　患者王先生,男,36岁,农民,因"高处跌落致左腹部疼痛1小时"入院。患者于1小时前干农活时不慎从2米高坡上跌落致左腹部疼痛,较剧烈,伴大汗,感胸闷、气促,四肢发冷,无恶心呕吐、无头痛、胸痛,无四肢活动障碍等。由120急送急诊。

既往史:否认高血压、糖尿病、慢性支气管炎等病史,否认肝炎、结核等传染病史,否认药物、食物过敏史,否认重大手术外伤史,预防接种史不详。

家族史：父亲体健,母亲患高血压。

婚育史：已婚,育有1子,妻子、儿子体健。

体格检查：T36.1℃,P110次/分,R28次/分,Bp85/60mmHg,SpO$_2$95%。神志清,精神紧张,面色苍白、大汗,脉搏细弱,心率110次/分,律齐。两肺呼吸音清,肺底未闻及啰音。腹部紧张,左上腹压痛明显,伴反跳痛,肝脾触诊不满意,腹部移动性浊音弱阳性,肠鸣音减弱,四肢无活动障碍,神经系统(-)。

辅助检查：血常规：白细胞计数12.0×10^9/L,中性粒细胞占85%,血红蛋白90g/L。急诊腹部B超：脾破裂。胸腹联合平片：未见明显骨折和膈下游离气体。

2.模拟实训问题

(1)作为急诊科护士,应立即采取哪些护理措施?(角色扮演)

(2)患者入院后,请对其进行护理体检。(角色扮演)

(3)对于该患者,你当天的护理工作重点是什么?(口述、角色扮演)

(4)请与手术室护士进行交接。(角色扮演)

二、住院过程中

1.诊疗情况　患者入院后医师根据其临床表现及辅助检查,诊断为：脾破裂,失血性休克。急诊医嘱：一级护理,暂禁食,氧气吸入,多功能心电监护;完善各项辅助检查：血型测定、交叉配血、凝血功能、备血等;留置导尿,记尿量;0.9%氯化钠注射液1000ml快速静脉滴注;低分子右旋糖酐250ml静脉滴注;术前准备。

经过急诊脾切除术、输血补液、抗感染、止血等对症治疗后,患者病情稳定,腹带固定好,腹部敷料包扎好,干燥无渗出,肠鸣音未闻及,左侧腹腔引流管通畅固定在位。医嘱：①一级护理,暂禁食;②心电监护;③药物治疗：0.9%氯化钠注射液250ml+奥美拉唑25mg静脉滴注,每日1次;0.9%氯化钠注射液250ml+尖吻腹蛇血凝酶2单位静脉滴注,每日1次;0.9%氯化钠注射液100ml+哌拉西林他唑巴坦注射液2.5g静脉滴注,每日2次。20%脂肪乳500ml+氨基酸500ml+5%葡萄糖注射液1000ml+0.9%氯化钠注射液1000ml+水溶性维生素(水乐维他)10ml+脂溶性维生素(维他利匹特)10ml静脉滴注,每日1次。

2.模拟实训问题

(1)请为患者更换腹腔引流管。(角色扮演)

(2)请问脾切除术后患者可能出现哪些并发症,如何预防?(小组讨论)

(3)肠外营养支持患者的护理要点有哪些?(小组讨论)

(4)请为患者进行饮食宣教。(角色扮演)

三、出院时

1.诊疗情况　术后第七天,患者病情明显好转,精神状态可,无腹痛、胸闷、气促。体格检查：T37.0℃,P80次/分,R18次/分,Bp110/70mmHg,心率80次/分,律齐,无杂音,两肺呼吸音清,肺底未闻及啰音,腹软,手术切口无红肿渗出,双下肢无浮肿。血常规复查正常,水电解质正常,准备出院。

2.模拟实训问题　请你对患者及家属进行出院健康指导。(角色扮演)

【综合性课后思考题】

1. 请为实训案例中慢性心力衰竭急性发作患者进行慢性心衰自我护理教育。
2. 请查阅文献资料,简述慢性心力衰竭患者生活质量评估的方法。
3. 休克患者进行床旁血流动力学监测的常用指标及注意事项有哪些?
4. 请分析失血性休克与其他类型休克(如过敏性休克、感染性休克等)临床表现及护理措施的异同。

(李月霞)

第四节　意外伤害患者护理情景模拟训练

【学习目标】

知识目标: 掌握中暑、触电、溺水等各种意外伤害的判断、急救和护理要点。

能力目标: 1. 能对中暑、触电、溺水患者进行护理评估。
2. 能对中暑、触电、溺水患者进行急救护理。
3. 能对中暑、触电、溺水患者进行健康宣教。

情感目标: 1. 具有同理心和爱护伤员观念。
2. 具备良好的心理素质和应变能力。

【模拟实训演示】

一、院前救护

1. **现场情况**　8月份的杭州某建筑工地,当日晴天,气温38℃,湿度76%。昨晚熬夜工作的经理王先生,早上9点来工地视察工程进展,半小时后出现头痛、头晕、口渴、多汗、四肢无力发酸、注意力不集中、动作不协调等症状,自感体温偏高,于是在同事的搀扶下回到了办公室,办公室有空调,王先生吹着空调喝了两杯苏打水,感觉慢慢好起来了。

早上8点就开始在工地工作的小李在搬运砖头时突感头晕,砖块滑落,人也倒地,同事小张、小谢看到急忙赶过去,只见他面色潮红,大量出汗,用手去触摸皮肤明显灼热,并喊口渴,于是赶快将其转运到树荫下并脱去其外套,同时,呼喊工友去食堂配些含盐温水,去医务室要来清凉油和藿香正气水给小李使用,医务室保健人员到来后用温水给其擦拭额部、颞部、腋部等,情况好转后将小李搀扶到医务室,在医务室休息数小时后,小李也慢慢好起来了。

同一工地工作的小王在搬运数小时钢筋后突然晕倒,附近工友赶忙拨打120。医护人员赶到后询问,得知他感到剧烈头痛、恶心并呕吐,之后还出现烦躁不安,伴有大量冷汗,继而无汗。体格检查: T40.8℃, R25次/分, P135次/分,神志模糊、逐渐转向昏迷并出现四肢抽搐。

2. 现场急救护理要点

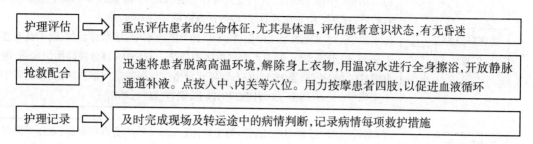

知识拓展

不同中暑类型的表现

1. **先兆中暑**　在高温环境下劳动工作过一定时间,出现大量出汗、口渴、头晕、眼花、恶心、四肢无力、注意力不集中等症状,体温正常或略升高,但不超过38℃,脱离高热环境短暂休息后症状很快可以消除。

2. **轻度中暑**　有先兆中暑的症状,出现面色潮红、脉搏增快等表现,体温升高至38.5℃以上。

3. **重度中暑**　分为热痉挛、热衰竭、热射病三类。

（1）**热痉挛**:常见于健康年轻人,由于在高温环境中,身体大量出汗,丢失大量氯化钠,使血钠过低,引起腿部、甚至四肢及全身肌肉痉挛,体温无明显升高。

（2）**热衰竭**:多见于体弱、未适应高温环境者,大量出汗又未及时补充液体,机体有效血容量减少,同时外周血管扩张,超过循环系统的维持能力,发生周围循环衰竭,患者出现头痛、头晕、冷汗淋漓、面色苍白、血压低、四肢无力。

（3）**热射病**:是中暑最严重的一种。临床典型表现为高热,体温急剧升高达41℃以上,无汗,意识障碍。患者直接在烈日的曝晒下,强烈的日光穿透头部皮肤及颅骨引起脑细胞受损,进而造成脑细胞充血水肿。

二、院内救护

1. **救治情况**　到达医院急诊科后,立即气管插管接呼吸机呼吸支持治疗,留置导尿管,急诊护士遵医嘱立即为小王开通了3路静脉通道,4~10℃ 0.9%氯化钠注射液500ml静脉滴注、4~10℃林格氏液1000ml静脉滴注、4~10℃ 5%葡萄糖氯化钠注射液1000ml静脉滴注,立即;头部放置冰帽,身下置冰毯,置冰袋于腹股沟、腋窝、颈部等大血管处,4℃冷盐水500ml保留灌肠。

0.9%氯化钠注射液500ml+氯丙嗪30mg静脉滴注,每日1次;5%葡萄糖注射液500ml+醒脑静20ml静脉滴注,每日1次;5%葡萄糖注射液500ml+地塞米松5mg静脉滴注,每日1次;低分子肝素钠5000IU皮下注射,每12小时1次,连续7天。同时注意纠正水、电解质紊乱及酸碱失衡,积极防治休克、心力衰竭、肾衰竭、肝功能衰竭以及继发感染等。

2. 护理要点

物理降温的护理	⇒	温水擦浴：用温水擦浴，直到皮肤发红，促使散热。降温过程中要不断按摩患者四肢及躯体，防止血管收缩，以促进血液循环，加速散热。 冷水浸浴：将患者取半坐卧位，浸于4~10℃的冷水中，按摩患者颈、躯干及四肢的肌肉，使皮肤潮红，同时严密观察生命体征。浸浴10~15分钟即抬出水面，测肛温1次，如温度降至38.5℃左右即停止浸浴。体温稳定即撤去冰浴，移患者于干燥床褥上。若体温又回升至39℃以上，则再度进行冰浴
药物降温的护理	⇒	冬眠疗法使用过程中要注意监测生命体征，尤其要严密观察血压，血压下降时应减慢滴速或停药，低血压时应肌内注射重酒石酸间羟胺(阿拉明)、盐酸去氧肾上腺素(新福林)或其他α受体兴奋剂
病情观察	⇒	每10~15分钟监测体温(肛温)1次，降至38.5℃后要缓慢降温。观察患者皮肤弹性、周围血管充盈度及末梢循环情况，监测记录24小时出入量，正确评估脱水性质及程度。监测电解质及动脉血气，以指导静脉补液，防治休克。肌肉痉挛者，保证呼吸道通畅和补液充分的情况下，地西泮(安定)1~2mg/kg静脉注射。做好口腔、皮肤等基础护理
并发症护理	⇒	保持呼吸道通畅并做好氧疗护理。患者出现寒战、起鸡皮疙瘩，提示药物降温药量不足；出现呼吸抑制、深昏迷，收缩压低于80mmHg，应停用降温药物；发生心力衰竭要用快速效应的洋地黄制剂。疑有脑水肿应给甘露醇脱水，有急性肾衰竭可进行血液透析。发生弥散性血管内凝血时应用肝素，需要时加用抗纤维蛋白溶解药物。待肛温降至38.5℃时，应停止降温，将患者转移到室温在25℃以下的环境中继续密切观察
安全护理	⇒	为防止患者发生高热惊厥，应将其置于保护床内，防坠床和碰伤；床边备开口器和舌钳，防舌咬伤

知识拓展

人工冬眠疗法

1. 人工冬眠药物配方　①冬眠Ⅰ号：氯丙嗪50mg、异丙嗪50mg、哌替啶100mg+0.9%氯化钠注射液至20ml；②冬眠Ⅱ号：氯丙嗪50mg、异丙嗪50mg+0.9%氯化钠注射液至20ml。注意：婴幼儿及呼吸抑制者用冬眠Ⅱ号，冬眠Ⅰ号中的哌替啶可抑制呼吸中枢。

2. 实施步骤　人工冬眠疗法分为三期。①诱导期：用药5~10分钟后至沉睡，经过2~4小时体温在35~36℃；②冬眠期：安静沉睡，面色红润，R、P、Bp稳定，体温35~36℃；③恢复期：病情平稳后停用冬眠药物，逐渐撤出冰袋、恢复体温。

3. 护理要点　①冬眠期间专人看护，不可离开，防止出现意外；②诱导期：进入冬眠状态之前病情变化最多，患者可出现烦躁、高热、惊厥、呼吸抑制，也可因为剂量不足出现寒战反应；③冬眠期：表面平稳，但是咽喉反射往往消失，吞咽反射也消失，需加强呼吸道管理，颌部肌肉松弛出现舌后坠，可放置口咽管预防窒息，注意预防压疮，观察有无尿潴留发生；④恢复期：患者可能出现谵妄、躁动，4~6小时消失，在此期间应加强看护，防止意外发生。

三、出院宣教

1. 治疗情况 入院后10天,小王神志清楚,生命体征平稳,已拔除气管插管,可进软食,能坐在床上活动,于是转入普通病房继续治疗。入院后16天,小王已能自主下床活动,计划第三天出院,嘱其今后在工作中要注意职业防护,尤其在高温天气要做好中暑的预防工作,再出现类似症状一定要及时到医院就诊治疗。

2. 护理要点

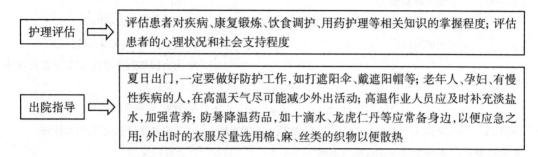

护理评估 ⟹ 评估患者对疾病、康复锻炼、饮食调护、用药护理等相关知识的掌握程度;评估患者的心理状况和社会支持程度

出院指导 ⟹ 夏日出门,一定要做好防护工作,如打遮阳伞、戴遮阳帽等;老年人、孕妇、有慢性疾病的人,在高温天气尽可能减少外出活动;高温作业人员应及时补充淡盐水,加强营养;防暑降温药品,如十滴水、龙虎仁丹等应常备身边,以便应急之用;外出时的衣服尽量选用棉、麻、丝类的织物以便散热

知识拓展

横纹肌溶解症

1. 概念 由于挤压、运动、高热、药物、炎症等原因所致横纹肌破坏和崩解,导致肌酸激酶、肌红蛋白等肌细胞内的成分进入细胞外液及血循环,引起内环境紊乱、急性肾衰竭等组织器官损害的临床综合征。

2. 发病机制 气温或体温过高或过低均可引起肌肉损伤,诱发横纹肌溶解。热射病是体温过高导致横纹肌溶解症的一个原因。劳力型热射病,高温和运动(体力劳动)叠加在一起,更容易发生横纹肌溶解。

3. 临床表现 横纹肌溶解症的临床表现缺乏特异性,局部表现主要是热痉挛后的肌肉疼痛、肿胀、压痛、肌无力,全身表现主要包括全身不适、乏力、发热、心动过速、恶心、呕吐等。横纹肌溶解症典型的"三联征"包括肌痛、乏力和深色尿。

4. 实验室检查 肌酸激酶(CK)是反映肌细胞损伤最敏感的指标。可出现深红棕色的肌红蛋白尿,尿隐血试验阳性而镜检可无明显红细胞,尿沉渣检查可见棕色色素管型和肾小管上皮细胞。横纹肌溶解合并急性肾损伤的患者,血肌酐、尿素氮、尿酸均可升高,尤其是以血肌酐增高为主。血电解质酸碱平衡的变化,急性期主要表现为高钾血症、高磷血症、低钙血症以及代谢性酸中毒,恢复期可发生高钙血症。

5. 治疗及护理要点 主要是及时、积极地补液,维持生命体征和内环境的稳定,清除对机体有害的物质,维持水电解质酸碱平衡,必要时行血液滤过、血液透析等肾脏替代、器官支持治疗。

【综合模拟人模拟场景设置】

情景	模拟人的参数设置和台词设计	护理实践操作内容
场景一： 现场情况 第一天	模拟人表现：T=40.8℃；P=135次/分；R=25次/分；Bp=90/60mmHg。神志模糊、逐渐转向昏迷并出现四肢抽搐。 台词（患者同事主诉）：快来人啊，小张晕倒了，还抽搐！	1. 迅速将患者脱离高温环境； 2. 解除身上衣物，用温凉水进行全身擦浴； 3. 开放静脉通道补液； 4. 点按人中、内关等穴位； 5. 用力按摩患者四肢，以防止血液循环停滞； 6. 吸氧，呼吸支持
场景二： 院内救护 急诊科救治 第一天	模拟人表现：T=40.1℃；P=130次/分；R=20次/分；Bp=98/68mmHg，意识不清。 台词（患者同事主诉）：我们一起在工地干活，大概20分钟前，小张突然就倒在地上，不省人事，还出现抽搐	1. 开放多路静脉通道，静脉输液； 2. 冰毯降温； 3. 4℃冷盐水1000ml保留灌肠； 4. 气管插管接呼吸机支持治疗； 5. 心电监护； 6. 放置导尿管； 7. 病情评估； 8. 做好心理护理

医嘱：0.9%氯化钠注射液500ml+氯丙嗪30mg静脉滴注，每日1次；5%葡萄糖注射液500ml+醒脑静20ml静脉滴注，每日1次；5%葡萄糖注射液500ml+地塞米松5mg静脉滴注，每日1次；低分子肝素钠5000IU皮下注射，每12小时1次，连续7天

情景	模拟人的参数设置和台词设计	护理实践操作内容
场景三： 院内救护 重症监护室 救治 第一天	模拟人表现：患者病情危重，急诊室抢救后送入重症监护室继续救治。在冬眠疗法的治疗下，T=35.4℃，P=110次/分，R=18次/分，Bp=108/78mmHg，体温控制在35~36℃之间。 台词（患者家属主诉）：护士，小张病情怎么样了，他怎么天天都在睡觉啊？	1. 心电监护使用； 2. 呼吸机使用； 3. 冬眠疗法期间的病情监测； 4. 心、肝、脑、肾等重要脏器功能监护； 5. 对患者的家属做好心理护理

医嘱：皮下注射低分子肝素钠5000IU，早期抗凝；0.9%氯化钠注射液500ml+醒脑静注射液20ml静脉滴注，每日1次；0.9%氯化钠注射液500ml+生脉注射液40ml静脉滴注，每日1次；同时进行物理降温和人工冬眠合剂药物降温

情景	模拟人的参数设置和台词设计	护理实践操作内容
场景四： 普通病房 第七天	模拟人表现：生命体征稳定后回到普通病房。T=37.5℃，P=80次/分，R=18次/分，Bp=125/80mmHg。 台词（患者主诉）：我感觉好多了，可以吃饭，可以活动，感觉舒服多了	1. 出院健康指导； 2. 中暑预防指导

医嘱：嘱其今后在工作中要注意职业防护，尤其在高温天要做好中暑的预防工作，再出现类似症状一定要及时到医院就诊

【模拟实训案例题1】

一、院前救护

1. **现场情况**　王大妈,78岁,平时独自一人在家,女儿周末回来。今年夏天7月特别热,已经连续35℃以上高温10天,王大妈为节约电费,白天都不开空调,今天中饭后突感头晕、头胀、头痛、恶心。休息片刻后觉发热、面红、气急、心悸、全身乏力,但仍擦桌、扫地,实在坚持不住,便躺下睡觉。晚上7时左右,女儿回家发现患者颜面潮红,呼之能醒,但反应迟钝,立即拨打了120急救电话。

2. **模拟实训**

（1）若你们是急救人员,到达现场后请对王大妈进行简单的护理体检。（角色扮演）

（2）若你们是急救人员,请对王大妈进行现场降温急救处理。（角色扮演）

二、院内救护

1. **诊疗情况**　入院后体格检查: T41℃（肛温）, P122次/分, R28次/分, Bp130/80mmHg;意识模糊,查体不合作,颜面潮红,瞳孔稍大,对光反应迟钝;全身皮肤干燥无汗,颈软;两肺呼吸音粗;HR122次/分,律齐,无病理性杂音;神经系统检查各项反射存在。辅助检查:血、尿、粪常规无异常,血糖5.4mmol/L。

急诊护士马上为王大妈吸氧;留置导尿;开通3路静脉通道,快速扩容,以晶体液为主,结合血浆蛋白,尽快补足血容量,纠正低钾(低钠)等电解质紊乱;低分子肝素钠5000IU皮下注射,每日1次; 0.9%氯化钠注射液500ml+醒脑静注射液20ml静脉滴注,每日1次,0.9%氯化钠注射液500ml+生脉注射液40ml静脉滴注,每日1次;同时进行物理降温和人工冬眠合剂药物降温。

2. **模拟实训**

（1）请为患者进行温水擦浴。（角色扮演）

（2）请为患者进行冰帽、冰毯及冰敷大血管降温治疗。（角色扮演）

（3）请为患者进行冰盐水保留灌肠。（角色扮演）

（4）请为患者进行人工冬眠疗法监测和护理。（小组讨论、角色扮演）

三、出院宣教

1. **诊疗情况**　3周后,王大妈神志清楚,生命体征平稳,实验室检查指标正常,可进软食,并能自主下床活动,由监护室转入普通病房。在普通病房,王大妈恢复良好,计划第二天出院,嘱其家属今后在生活中要多关注老人,尤其在高温天要做好中暑的预防工作,再出现类似症状一定要及时到医院就诊治疗。

2. **模拟实训**　请你对患者及其家属进行出院健康指导。（角色扮演）

【模拟实训案例题2】

一、院前救护

1. 现场情况　盛夏7月的一个下午,某武警消防队的官兵正在路边进行消防战术演练,当天下午气温37℃,湿度78%,战士们个个大汗淋漓,气喘吁吁。突然,战士小张扶着额头晃了几下,摔倒在路边。旁边的战友们赶紧围过来查看,发现小张面色潮红,皮肤温度很高,双眼上翻,四肢抽搐,呼叫不应,于是急忙拨打了120急救电话。

2. 模拟实训
（1）急救人员到达后请对小张进行简单的护理体检。（角色扮演）
（2）请对小张进行现场的降温防暑处理。（角色扮演）

二、院内救护

1. 诊疗情况　入院后体格检查: T40.6℃, P130次/分, R26次/分, Bp100/60mmHg,神志模糊,全身皮肤干燥无汗。实验室检查示: 代谢性酸中毒、高钾、低钙、高磷血症,血糖5.1mmol/L。急诊立即给予平卧位; 吸氧; 留置导尿; 开放多路静脉通道,复方林格氏液1000ml快速静脉滴注,立即; 低分子肝素钠5000IU皮下注射,每日1次; 0.9%氯化钠注射液500ml+清开灵注射液40ml静脉滴注,每日1次; 进行物理降温和人工冬眠疗法。

2. 模拟实训
（1）请为患者进行护理评估,列出主要的护理问题及护理措施。（小组讨论、角色扮演）
（2）请为患者制订物理降温的方案。（小组讨论）
（3）为患者进行人工冬眠疗法期间的护理。（角色扮演）

三、出院宣教

1. 诊疗情况　监护室治疗8天后,小张神志清楚,生命体征平稳,由监护室转入普通病房。在普通病房治疗1周后,小张恢复良好,计划第二天出院,嘱其今后在工作和训练中要注意职业防护,尤其在高温天要做好中暑的预防工作,再出现类似症状一定要及时到医院就诊治疗。

2. 模拟实训　请你对患者及其家属进行出院健康指导。（角色扮演）

【综合性课后思考题】

1. 针对模拟案例2中的小张,你有哪些现场处理的措施? 小张到医院后你有哪些体表降温的方法?

2. 模拟案例1中的王大妈,在病房进行人工冬眠疗法降温,在此期间的监护要点有哪些? 王大妈病愈出院,请为其做预防中暑的宣教。

（徐建宁）

第五节　急性中毒患者护理情景模拟训练

【学习目标】

知识目标: 1. 了解有机磷农药中毒病因、毒物吸收、代谢和排出。

2. 熟悉急性有机磷中毒、一氧化碳中毒的发病机制。

3. 掌握急性有机磷中毒、一氧化碳中毒的临床表现、病情判断、急救处理及护理。

能力目标: 1. 能对急性有机磷中毒、一氧化碳中毒患者进行护理评估与病情观察。

2. 能对急性有机磷中毒患者进行洗胃操作。

3. 能与急性有机磷中毒、一氧化碳中毒患者进行有效沟通。

4. 能对急性有机磷中毒、一氧化碳中毒患者进行健康教育。

情感目标: 1. 对患者关心,有耐心和同理心。

2. 有慎独精神,工作责任心强。

【模拟实训演示】

一、入急诊

1. **诊疗情况**　患者张女士,女,41岁,已婚,农民。因"自服甲胺磷半小时"入院。于半小时前与家人争吵后自服甲胺磷一口(约20ml),遂即出现大汗、口吐白沫、四肢抽搐,由家人急送医院。

既往史: 既往体健,否认高血压、冠心病、糖尿病等慢性病史。否认肝炎、结核病病史、输血史。

家族史: 父母体健。

婚育史: 适龄结婚,育有1子1女。丈夫与子女体健。

体格检查: T36.9℃,P46次/分,R22次/分,Bp120/70mmHg。神志清,精神软,双侧瞳孔针尖样,等大等圆,对光反射存在,心率46次/分,律齐,两肺呼吸音粗,肺底可闻及明显的细湿啰音,腹软,无压痛,肝脾肋下未及,肠鸣音8次/分,神经系统(-)。心电监护:窦性心动过缓。急诊全血胆碱酯酶活力(CHE)为32%。

2. **护理要点**

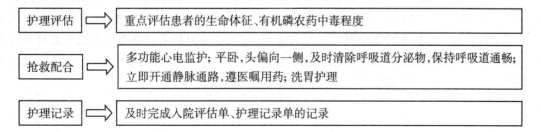

护理评估	⟹	重点评估患者的生命体征、有机磷农药中毒程度
抢救配合	⟹	多功能心电监护;平卧,头偏向一侧,及时清除呼吸道分泌物,保持呼吸道通畅;立即开通静脉通路,遵医嘱用药;洗胃护理
护理记录	⟹	及时完成入院评估单、护理记录单的记录

知识拓展 ··

全血胆碱酯酶活力

全血胆碱酯酶活力（cholinesterase，CHE）是诊断有机磷杀虫药中毒的特异性实验指标，对判断中毒程度、疗效和预后均极为重要。一般以正常人的CHE活力值为100%，降至70%以下即有意义。

··

二、住院过程中

1. 诊疗情况　患者入院后医师根据其临床表现及辅助检查，诊断为：有机磷农药中度中毒。综合治疗方案为：监测生命体征、维持阿托品化，对抗毒蕈碱样症状，解磷定恢复胆碱酯酶活力，注意护胃，预防肺部感染，维持水电解质平衡等相关治疗。医嘱：①一级护理，暂禁食、完善各项辅助检查。②洗胃治疗。③吸氧。④药物治疗：阿托品5mg静脉注射，每15分钟1次，达到阿托品化后，逐渐减至维持剂量1~2mg静脉注射，每2~6小时1次；0.9%氯化钠注射液250ml+氯解磷定0.5g静脉滴注，必要时2~4小时后重复。

2. 护理要点

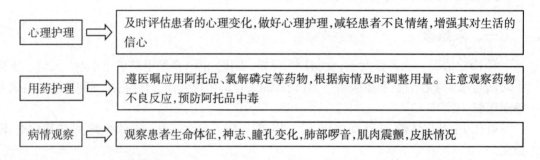

心理护理	⇒	及时评估患者的心理变化，做好心理护理，减轻患者不良情绪，增强其对生活的信心
用药护理	⇒	遵医嘱应用阿托品、氯解磷定等药物，根据病情及时调整用量。注意观察药物不良反应，预防阿托品中毒
病情观察	⇒	观察患者生命体征，神志、瞳孔变化，肺部啰音，肌肉震颤，皮肤情况

知识拓展 ··

有机磷农药中毒常用药物

1. 抗胆碱药　代表性药物为阿托品，可与乙酰胆碱争夺胆碱能受体，阻断乙酰胆碱作用，能有效解除毒蕈碱样症状和中枢神经系统症状，改善呼吸中枢抑制。

2. 胆碱酯酶复能剂　代表药物有碘解磷定、氯解磷定，能使被抑制的胆碱酯酶恢复活力，有助于消除有机磷中毒的烟碱样症状，但对毒蕈碱样症状作用较差，也不能对抗呼吸中枢的抑制，所以选择一种复能剂与阿托品合用，可取得协同效果。中毒后如果不及时应用复能剂治疗，被抑制的胆碱酯酶将在数小时至2~3天内变为不可逆性，即所谓"老化酶"，最后被破坏。复能剂对"老化酶"无效，故须早期、足量应用。

··

三、出院时

1. 诊疗情况 患者精神可,胃纳、睡眠一般,大小便正常,无胸闷、气促,无恶心、呕吐,无肌肉抽搐等症状。神志清,皮肤干燥,双侧瞳孔直径4mm,等大等圆,对光反应灵敏,心率88次/分,律齐,两肺未闻及啰音,腹软,无压痛,肠鸣音3次/分,神经系统(−)。复查胆碱酯酶活力85%。出院前治疗方案:阿托品注射液0.5mg肌注,每8小时1次。患者病情稳定,拟办理出院。

2. 护理要点

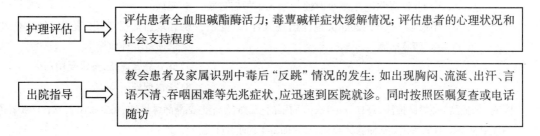

| 护理评估 | ⇒ | 评估患者全血胆碱酯酶活力;毒蕈碱样症状缓解情况;评估患者的心理状况和社会支持程度 |
| 出院指导 | ⇒ | 教会患者及家属识别中毒后"反跳"情况的发生:如出现胸闷、流涎、出汗、言语不清、吞咽困难等先兆症状,应迅速到医院就诊。同时按照医嘱复查或电话随访 |

<hr>

知识拓展 ···

<h3 align="center">有机磷农药中毒并发症</h3>

1. 中毒后"反跳" 某些有机磷杀虫药如乐果和马拉硫磷口服中毒,经急救临床症状好转后,可在数日至1周后,病情突然急剧恶化,再次出现有机磷农药中毒症状,甚至发生昏迷、肺水肿或突然死亡,此为中毒后"反跳"现象。因此,应严密观察反跳的先兆症状,如胸闷、流涎、出汗、言语不清、吞咽困难等,若出现上述症状,应迅速通知医师进行处理,立即静脉补充阿托品,再次迅速达"阿托品化"。

2. 中间型综合征 是指急性重度有机磷杀虫药(如甲胺磷、敌敌畏、乐果、久效磷等)中毒所引起的一组以肌无力为突出表现的综合征。因其发生时间介于急性中毒症状缓解后与迟发型多发性神经病之间,故被称为中间综合征。常发生于急性中毒后1~4天,主要表现为屈颈肌、四肢近端肌肉以及第3~7对和第9~12对脑神经所支配的部分肌肉肌力减退,出现眼睑下垂、眼外展障碍和面瘫。病变累及呼吸肌时,常引起呼吸肌麻痹,并迅速进展为呼吸衰竭,甚至死亡。

3. 迟发性多发性神经病 少数患者(如甲胺磷、敌敌畏、乐果、敌百虫中毒)在急性中度或重度中毒症状消失后2~3周,可出现感觉型和运动型多发性神经病变,主要表现为肢体末端烧灼、疼痛、麻木以及下肢无力、瘫痪、四肢肌肉萎缩等。

···

【综合模拟人模拟场景设置】

情景	模拟人的参数设置和台词设计	护理实践操作内容
场景一: 急诊抢救室 入急诊	模拟人表现: T=36.9℃; P=46次/分; R=22次/分; HR=46次/分; Bp=120/70mmHg。双侧瞳孔针尖样,等大等圆,对光反射存在,两肺呼吸音粗,肠鸣音8次/分。 台词(家属陈述): 半小时前与家人争吵后自服甲胺磷一口(约20ml),遂即出现大汗、口吐白沫、四肢抽搐	1. 基本资料收集,核对患者身份; 2. 病史询问; 3. 身体评估; 4. 心电监护; 5. 吸氧; 6. 留取血常规、生化、凝血功能检查、电解质等各种血标本; 7. 建立静脉通路,遵医嘱用药; 8. 洗胃护理
医嘱: 阿托品5mg静脉推注,每15分钟1次;阿托品化后维持剂量:2mg静脉推注,每2~6小时1次;0.9%氯化钠注射液250ml+氯解磷定0.5g静脉滴注,必要时2~4小时后重复		
场景二: 急诊病房 住院过程 (第三天)	模拟人表现: 早上11时, T=39.2℃; P=120次/分; R=22次/分; Bp=115/75mmHg; HR=120次/分; 瞳孔6mm。 台词(家属陈述): 我刚刚出去上了个厕所,进来病房时就发现她烦躁、抽搐,叫她也没有反应,不知道怎么了	1. 病情询问; 2. 身体评估; 3. 阿托品中毒处理; 4. 物理降温; 5. 讨论阿托品化和阿托品中毒的区别、阿托品中毒的预防
阿托品中毒处理: 立即停止用药,对症治疗。必要时可应用拟胆碱药硝酸毛果芸香碱注射液5~10mg皮下注射,每20分钟注射1次直至阿托品症状减轻或消失		
场景三: 急诊病房 出院时	模拟人表现: T=36.2℃, P=80次/分, R=18次/分, Bp=120/70mmHg。 台词(患者主诉): 我感觉好多了,没有什么不舒服	1. 评估病情; 2. 介绍出院手续办理程序; 3. 出院指导
医嘱: 出院带药:硫酸阿托品片0.3mg,每日3次,逐渐减量至每日1次,共用一周		

【模拟实训案例题1】

一、入急诊

1. 诊疗情况　患者朱先生,男,52岁,农民。因"误服农药后口吐白沫、四肢抽搐半小时"入急诊室。患者于半小时前不慎误服农药约50ml,出现口吐白沫、四肢抽搐、意识不清,遂由家属送入急诊治疗。

既往史: 既往体健,否认高血压、冠心病、糖尿病等慢性病史。否认肝炎、结核病病史、输血史。

家族史: 父母体健。

婚育史: 适龄结婚,育有1子1女。妻子与子女体健。

体格检查: T37.0℃, P40次/分, R20次/分, Bp125/70mmHg。神志不清,口吐白沫,双侧瞳孔针尖样,等大等圆,对光反射存在,心率40次/分,律齐,两肺呼吸音粗,可闻及明显的细湿啰音,腹软,无压痛,肝脾肋下未及,肠鸣音8次/分,神经系统(－)。心电监护: 窦性心动过缓。急诊CHE为25%。

急诊医嘱: 一级护理,暂禁食; 氧气吸入; 多功能心电监护; 洗胃; 完善各项辅助检查: 生化、凝血功能、全血胆碱酯酶等检查; 阿托品10mg静脉注射,每10分钟1次,立即; 氯解磷定0.5g+0.9%氯化钠注射液250ml静脉滴注,立即; 必要时进行气管插管。

2. 模拟实训问题

（1）作为急诊科护士,应立即采取哪些护理措施?（角色扮演）

（2）患者入院后,请对其进行护理体检。（角色扮演）

（3）请对该患者静脉注射阿托品。（角色扮演）

（4）作为急诊科护士,应重点对患者进行哪些方面的观察?（小组讨论）

（5）请为该患者进行洗胃。（角色扮演）

二、住院期间

1. 诊疗情况　患者入院后医师根据其临床表现及辅助检查,诊断为: 有机磷农药重度中毒。入院后综合治疗方案为: ①一级护理,暂禁食、完善各项辅助检查。②洗胃治疗。③药物治疗: 阿托品10mg静脉注射达到阿托品化后,逐渐减至维持剂量1~2mg,静脉注射,每1~6小时1次; 氯解磷定视病情应用4~6小时后停药。6小时后患者意识恢复清醒,无恶心呕吐,四肢抽搐等,继续观察。但于第三天上午10点突然出现高热,烦躁、谵妄。体格检查: T39.2℃, P120次/分,瞳孔6mm,心率120次/分,两肺未闻及啰音,神经系统检查不合作。

2. 模拟实训问题

（1）请简述患者用药原则及注意事项?（小组讨论）

（2）请问患者第三天可能出现了什么情况?（小组讨论）

（3）针对该症状的处理及护理要点是什么?（口述）

三、出院时

1. 诊疗情况　经过综合治疗,病情逐渐好转,精神状态可,无恶心呕吐、胸闷等。体格检查: 神志清, T36.2℃, P80次/分, R18次/分, Bp120/70mmHg,心率80次/分,律齐,无杂音,两肺呼吸音清,未闻及啰音,腹软,无压痛,肠鸣音3次/分。全血胆碱酯酶活力复查正常,水电解质正常,准备出院。

2. 模拟实训问题　请你对患者及家属进行出院健康指导。（角色扮演）

【模拟实训案例题2】

一、入急诊

1. 诊疗情况　患者朱女士,60岁,农民。因"被人发现昏迷半小时"入急诊室。患者于半小时前由家人发现昏迷在蚕房(具体昏迷时间不详,蚕房内有煤炉升温),呼之不应,身旁有呕吐物,为胃内容物,伴小便失禁,无明显外伤痕迹,无肢体抽搐,遂由家属急送来院。

既往史:有高血压病史,正规服药,血压控制在130/70mmHg,否认冠心病、糖尿病等慢性病史;否认肝炎、结核病病史及输血史。

家族史:父母已故。

婚育史:适龄结婚,育有1子1女。丈夫与子女体健。

体格检查:T36.5℃,P100次/分,R20次/分,Bp130/70mmHg。神志不清,双侧瞳孔等大等圆,直径约3.5mm,对光反射敏感,口唇黏膜呈樱桃红色;心率100次/分,律齐;两肺呼吸音粗,未闻及明显的细湿啰音;腹软,无压痛,肝脾肋下未及;四肢无殊;神经系统(-)。

2.模拟实训问题

(1)作为急诊科护士,应立即采取哪些护理措施?(角色扮演)

(2)患者入院后,请对其进行护理体检。(角色扮演)

(3)请为该患者进行面罩吸氧。(角色扮演)

(4)请对该患者进行病情判断。(口述)

二、住院过程中

1.诊疗情况 患者入院后医师根据其临床表现及辅助检查,诊断为:急性一氧化碳中毒。入院后医嘱:①一级护理,暂禁食;②面罩高流量氧气吸入;③多功能心电监护;④完善各项辅助检查:生化、凝血功能、血糖、碳氧血红蛋白定性试验、头颅CT、心电图;⑤药物治疗:20%甘露醇250ml静脉滴注,每8h1次;5%葡萄糖溶液500ml+维生素C4.0g+ATP40mg+辅酶A100U静脉滴注,每日1次。

患者入院后经面罩高流量吸氧、脱水、减轻脑水肿、高压氧治疗后,意识恢复清醒,无头痛、无恶心呕吐等,体格检查:T36.2℃,P80次/分,多功能心电监护血氧饱和度99%,瞳孔直径约3.5mm,心率80次/分,口唇无樱桃红、无发绀,心肺无殊,神经系统(-)。长期医嘱:①一级护理,流质饮食;②高流量面罩给氧;③药物治疗:5%葡萄糖溶液500ml+维生素C4.0g+ATP40mg+辅酶A100U静脉滴注,每日1次;维生素C0.2g口服,每日3次;维生素$B_1$20mg口服,每日3次;维生素$B_6$20mg口服,每日3次。

2.模拟实训问题

(1)请问患者进行氧疗、防止脑水肿的机制是什么?(小组讨论)

(2)请问护士在患者高压氧治疗期间应做好哪些护理工作?(小组讨论)

三、出院时

1.诊疗情况 患者经过综合治疗,病情好转,精神状态可,无头痛,无恶心呕吐等。体格检查:神志清,T36.2℃,P80次/分,R18次/分,Bp130/70mmHg,心率80次/分,心肺无殊,神经系统(-),复查碳氧血红蛋白(-),准备出院。

2.模拟实训问题 请你对患者及家属进行出院健康指导。(角色扮演)

【综合性课后思考题】

1.简述电动洗胃机洗胃的注意事项。

2. 简述有机磷农药中毒、一氧化碳中毒的机制。

3. 请总结急性中毒患者的急救原则。

4. 有机磷农药中毒常用洗胃液及适应证有哪些?

5. 请查阅相关资料,介绍几种对有自杀倾向患者进行有效心理护理的方法。

（李月霞）

第五章

妇产科疾病患者护理情景模拟

第一节　正常分娩妇女护理情景模拟训练

【学习目标】

知识目标： 1. 熟悉枕先露的分娩机转。

2. 掌握临产的诊断及分娩各期的临床表现和护理。

3. 掌握新生儿阿普加评分（Apgar）、出生后即刻护理和早吸吮的知识。

能力目标： 1. 能对临产孕妇进行护理评估。

2. 能正确观察产程进展，指导待产妇积极配合，顺利分娩。

3. 能正确对新生儿进行阿普加评分和出生后即刻护理，并指导早吸吮。

4. 能对焦虑和疼痛的分娩期妇女进行心理护理。

情感目标： 1. 关心、体贴孕妇，有同理心。

2. 有慎独精神，工作责任心强，反应灵敏，应变能力强。

【模拟实训演示】

一、入院时

1. 诊疗情况　孕妇王女士，26岁，已婚，公司职员。因"停经41$^+$周，阵发性腹痛5小时"收住入院。王女士平素月经规则，周期30天，经期3~5天，经量中等。末次月经2015年2月23日，量色性状如常，停经37天自测尿HCG阳性，停经42天，B超示：宫内早孕。孕早期无明显恶心呕吐等早孕反应，停经4$^+$月开始自觉胎动，持续至今。停经以来无头昏眼花、无胸闷心悸、无腹痛腹胀、无双下肢水肿、无皮肤瘙痒及黄疸等不适。定期产检。5小时前无明显诱因下出现阵发性腹痛，间歇5~6分钟，持续20秒，无阴道流液，自觉胎动如常，遂急诊来院就诊，拟"孕1产0孕41$^+$周先兆临产"收住入院。停经以来，王女士精神可，胃纳一般，夜寐安，二便无殊，体重增加约12kg。

既往史：王女士平素体健，否认乙肝、结核等传染病史，否认高血压、糖尿病、心脏病等重大内科病史，否认手术、外伤史，否认中毒及输血史，否认药物、食物过敏史。

家族史：父亲患有高血压，母亲体健。否认家族遗传病史、传染病史及精神病史。

月经史：初潮13岁，周期30天，经期3~5天，经量中等，痛经无，白带无殊。末次月经2015年2月23日。结婚生育史：26岁结婚，0-0-0-0。丈夫年龄及健康情况：30岁，体健。

体格检查：神志清，T36.6℃，P67次/分，R20次/分，Bp119/65mmHg。身高160cm，体重71kg，基础血压110/60mmHg。胎心135次/分，胎位LOA，骨盆测量：髂棘间径25cm，髂嵴间径27cm，骶耻外径20cm，坐骨结节间径9.0cm。宫高36cm，腹围102cm，先露头，衔接：半入。宫缩：不规则，间歇5~6分钟，持续20秒。阴道检查：宫颈消退：70%；扩张：未开；先露：V=-2；胎膜未破。羊水性状：未见。

2. 护理要点

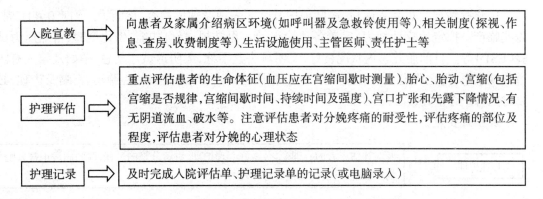

知识拓展

新产程标准及处理的专家共识（2014）

在综合国内外相关领域文献资料的基础上，结合美国国家儿童保健和人类发育研究所、美国妇产科医师协会、美国母胎医学会等提出的相关指南及专家共识，中华医学会妇产科学分会产科学组专家对新产程的临床处理达成以下共识，以指导临床实践：

1. 第一产程

（1）潜伏期：潜伏期延长（初产妇＞20小时，经产妇＞14小时）不作为剖宫产指征。破膜后且至少给予缩宫素静脉滴注12~18小时，方可诊断引产失败。在除外头盆不称及可疑胎儿窘迫的前提下，缓慢但仍然有进展（包括宫口扩张及先露下降的评估）的第一产程不作为剖宫产指征。

（2）活跃期：以宫口扩张6cm作为活跃期的标志。活跃期停滞的诊断标准：当破膜且宫口扩张≥6cm后，如宫缩正常，而宫口停止扩张≥4小时可诊断活跃期停滞；如宫缩欠佳，宫口停止扩张≥6小时可诊断活跃期停滞。活跃期停滞可作为剖宫产的指征。

2. 第二产程　第二产程延长的诊断标准：

（1）对于初产妇，如行硬脊膜外阻滞，第二产程超过4小时，产程无进展（包括胎头下降、旋转）可诊断第二产程延长；如无硬脊膜外阻滞，第二产程超过3小时，产程无进展可诊断。

（2）对于经产妇，如行硬脊膜外阻滞，第二产程超过3小时，产程无进展（包括胎头下降、旋转）可诊断第二产程延长；如无硬脊膜外阻滞，第二产程超过2小时，产程无进展则可以诊断。

由经验丰富的医师和助产士进行的阴道助产是安全的，鼓励对阴道助产技术进行培训。当胎头下降异常时，在考虑阴道助产或剖宫产之前，应对胎方位进行评估，必要时进行手转胎头到合适的胎方位。

临床医师在产程管理时应该及时应用上述新的产程处理理念，在母儿安全的前提下，密切观察产程的进展,以促进阴道分娩,降低剖宫产率,最大程度为孕产妇的安全提供保障。鉴于临床和基础研究的发展日新月异,本共识相关内容将在今后临床实践和研究中加以完善和修订。

二、住院过程中

1. 诊疗情况　患者入院后,医师根据其临床表现及辅助检查,诊断为: 孕1产0孕41[+]周,先兆临产。拟定诊疗计划为: 完善各项检查,如: 血常规、凝血功能、生化全套、宫缩压力试验(CST)等。目前胎儿宫内状况良好,无明显头盆不称,无阴道试产禁忌,孕妇及家人有阴道分娩意愿,告之阴道分娩风险及并发症,拟阴道试产,严密监测胎心胎动、宫缩及产程,必要时剖宫产终止妊娠。

2. 护理要点

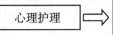 心理护理 ⟹ 及时评估患者的心理变化,做好心理护理,讲解分娩的过程,请同病房正常分娩的产妇现身说教,增强其对分娩的信心

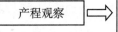 产程观察 ⟹ 密切观察产程进展,判断是否临产。入院6小时,查宫缩间歇3~4分钟,持续30秒,强度中等。阴道检查: 宫口扩张2cm,先露: V=-1。胎膜未破。入院10小时,查宫缩间歇3~4分钟,持续40秒,宫缩强。阴道检查: 宫口扩张4cm,先露: V=0。胎膜自破,前羊水清。入院15小时,宫口开全,自然分娩一健康女婴,体重3450g, Apgar评分10分。胎盘自娩,胎盘胎膜完整。会阴侧切缝合,产程总计出血250ml,子宫收缩好

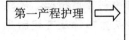 第一产程护理 ⟹ ①详细了解妊娠史,判断真假临产。完善体格检查、产科检查和必要的辅助检查。②一般护理: 测生命体征(测血压)、疼痛评分。③产程观察和处理: 观察宫缩、胎心、阴道检查宫口扩张和胎先露下降情况,了解产程进展,观察有无破膜。④促进舒适及心理支持: 提供良好温馨的分娩环境,家属陪伴或导乐分娩,减轻分娩恐惧和焦虑情绪。⑤补充液体和热量,合理安排活动和休息,鼓励自由体位,有助于加速产程进展。⑥及时排尿和排便。⑦疼痛评估及指导非药物镇痛法

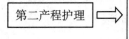 第二产程护理 ⟹ ①密切观察产程进展: 勤听胎心5~10分钟1次,观察宫缩,注意胎头"拨露"和"着冠"。②指导产妇屏气。③接产准备: 初产妇宫口开全、经产妇宫口开至4cm做好接产准备。④接产: 注意适度保护会阴,尽量减少不必要的干预措施,提倡自然分娩

第三产程护理 ⟹ ①协助胎盘娩出。②观察子宫收缩及阴道出血量。③观察软产道有无裂伤并修补。④新生儿护理: 清理呼吸道、Apgar评分、断脐、体格检查、保暖、辨认等,并进行早吸吮。⑤预防产后出血: 促进缩宫素宫缩、按摩子宫。⑥胎盘娩出后2小时(第四产程): 在产房注意观察产妇血压脉搏、子宫收缩(宫底高度、膀胱充盈)、阴道出血、会阴切口等,注意休息、营养、水分。⑦促进亲子互动: 皮肤接触、目光交流、早吸吮

三、出院时

1. 诊疗情况　患者精神尚可,胃纳可,睡眠一般,大小便正常。体格检查:T36.8℃,P70次/分,R18次/分,Bp100/65mmHg,心肺肝脾无异常,腹平软,宫底脐下三指,质硬,轮廓清,血性恶露,量少,无异味。会阴切口干燥,无渗血渗液,无红肿硬结。双乳微胀、无硬结,乳头凸,无皲裂,泌乳量可。新生儿情况良好,吃奶好,脐部敷料干燥,脐带未脱落,脐周无红肿无渗血渗液,二便无殊,体重3500g,已接种乙肝疫苗和卡介苗。出院医嘱:①注意休息及个人卫生,合理加强营养;②新生儿母乳喂养;③产后42天复诊,有不适随诊;④禁性生活及盆浴42天,严格避孕1~2年;⑤出院带药:益母草冲剂1包口服,每日3次;高锰酸钾(PP粉)10克,1:5000,每日1次,外洗。

2. 护理要点

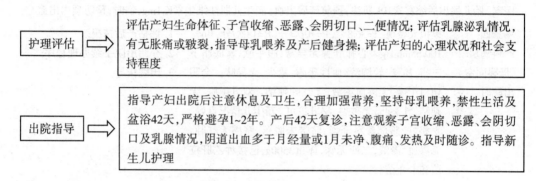

【综合模拟人模拟场景设置】

情景	模拟人的参数设置和台词设计	护理实践操作内容
场景一: 产科病房 入院时	模拟人表现:T=36.6℃;P=67次/分;R=20次/分;HR=67次/分;Bp=119/65mmHg;身高160cm,体重71kg,基础血压110/60mmHg。胎心135次/分,胎位LOA,骨盆测量:髂棘间径25cm,髂嵴间径27cm,骶耻外径20cm,坐骨结节间径9.0cm。宫高36cm,腹围102cm,先露头,衔接:半入。宫缩:不规则,间歇5~6分钟,持续20秒。阴道检查:宫颈消退70%,宫口未开;先露:V=-2,胎膜未破。羊水性状:未见。 台词(患者主诉):护士,我肚子好痛,是不是要生啦?	1. 向患者进行自我介绍,核对患者身份; 2. 病史询问; 3. 身体评估; 4. 产科检查; 5. 听胎心、摸宫缩; 6. 阴道检查; 7. 根据评估结果,实施所需的护理措施并记录
场景二: 产科病房 (第一产程护理)	模拟人表现:入院6小时,查宫缩间歇3~4分钟,持续30秒,强度中等。阴道检查:宫口扩张2cm,先露:V=-1。胎膜未破。入院10小时,查宫缩间歇3~4分钟,持续40秒,宫缩强。阴道检查:宫口扩张4cm,先露:V=0。胎膜自破,前羊水清。 台词(患者主诉):护士,我好痛啊,孩子什么时候能够生出来啊?……护士,我下面流水啦!……护士,痛死我啦,我要剖……	1. 产程评估及处理; 2. 讲解产程过程及配合; 3. 补充液体和热量,合理安排活动和休息; 4. 指导如何缓解分娩疼痛的方法

续表

情景	模拟人的参数设置和台词设计	护理实践操作内容
	医嘱：①左侧卧位，注意宫缩、胎心；②完善各项检查，如：血常规、凝血功能、生化全套、宫缩压力试验（CST）等	
场景三： 产房 分娩过程	模拟人表现：入院15小时，宫口开全，自然分娩一健康女婴，体重3450g，Apgar评分10分。胎盘自娩，胎盘胎膜完整。会阴侧切缝合，产程总计出血250ml，子宫收缩好。痛苦表情，大汗淋漓，手紧紧抓住助产士的手。 台词（患者主诉）：护士，我受不了，痛啊（宫缩来时忍不住呻吟喊叫）……	1. 产程观察和处理； 2. 指导产妇正确使用腹压； 3. 接产； 4. 正确处理新生儿； 5. 产房观察2小时，注意预防产后出血
	医嘱：胎儿娩出后缩宫素10U肌注，预防产后出血；新生儿肌注维生素$K_1$1mg，临时，预防颅内出血	
场景四： 产科病房 （母婴同室） 出院时	模拟人表现：T=36.8℃，P=70次/分，R=18次/分，Bp=100/65mmHg。心肺肝脾无异常，腹平软，宫底脐下三指，质硬，轮廓清，血性恶露，量少，无异味。会阴切口干燥，无渗血渗液，无红肿硬结。双乳微胀、无硬结，乳头凸，无皲裂，泌乳量可。新生儿情况良好，吃奶好，脐部敷料干燥，脐带未脱落，脐周无红肿、无渗血、渗液，二便无殊，体重3500g，已接种乙肝疫苗和卡介苗。 台词（患者主诉）：护士，我现在没什么不舒服的。乳房有点涨，奶水还可以，宝宝吃奶也挺好，睡得也安稳。谢谢你们啦！	1. 评估产后情况； 2. 介绍出院手续办理程序； 3. 出院指导
	出院医嘱：①注意休息及卫生，合理加强营养；②新生儿母乳喂养；③产后42天复诊，有不适随诊；④禁性生活及盆浴42天，严格避孕1~2年；⑤带药出院：益母草冲剂1包口服，每日3次；高锰酸钾（PP粉）10克，1：5000，每日1次，外洗	

【模拟实训案例题1】

一、入院时

1. 诊疗情况　孕妇李女士，25岁，公司职员。孕妇平素月经不规则，周期30~90天，经期5天，量偏少，色红，无痛经，白带无殊。末次月经不详。2015年4月25日B超提示胚芽长0.8cm，推算预产期为2015年12月11日。孕早期有恶心、呕吐等早孕反应，较剧。孕1^+月因孕酮低，予黄体酮口服保胎，治疗至孕3月。孕3^+月建围产期保健卡，定期产前检查。孕4^+月自觉胎动，持续至今，无明显异常。停经以来无明显头痛头晕、无视物模糊、无阴道流血、无胸闷心悸、无下肢水肿、无皮肤瘙痒、皮疹等不适。今孕40^+周，孕妇无腹痛腹胀，无阴道流血流液，无畏寒发热，无恶心呕吐，自觉胎动如常，要求入院待产，门诊拟"孕1产0孕40^+周LOA待产"收住入院。孕妇停经以来，精神可，胃纳佳，睡眠可，二便无殊，体重增加约14kg。

既往史: 王女士平素体健,否认高血压、糖尿病、冠心病等内科疾病病史,否认肝炎、结核等重大传染病史,否认心、肝、脑、肺、肾等脏器疾病,发现多囊卵巢综合征10年,否认其他手术、外伤史,否认中毒及输血史,否认药物、食物过敏史,否认化学毒物、放射线接触史。

家族史: 否认家族遗传病史、传染病史及精神病史。

月经史: 初潮14岁,周期30~90天,经期5天,经量少,痛经无,白带无殊,末次月经不详。

婚育史: 25岁结婚,0-0-0-0。丈夫年龄及健康情况: 26岁,体健。家族史: 父母均体健。

体格检查: 神志清, T37.0℃, P76次/分, R18次/分, Bp125/83mmHg。身高162cm,体重62.5kg,基础血压100/80mmHg。胎心140次/分,胎位LOA,估计胎儿体重3400g。骨盆测量: 23-25-20-9cm,宫高34cm,腹围95cm,先露头,衔接: 半固定,宫缩: 无,阴道检查: 未检,胎膜未破。

辅助检查: 2015年8月7日B超: 胎位LOA,胎心148次/分,胎动可及,双顶径9.5cm,股骨长6.8cm,胎盘右宫底GrⅡ级,羊水3.0cm,脐动脉S/D比值2.01。

2. 模拟实训问题

(1)门诊护士将孕妇送入病房,你作为责任护士应该如何做好交接工作?(角色扮演)

(2)孕妇入院后,请对其进行护理体检(重点是产科检查)。(角色扮演)

(3)对于该孕妇,你当天的护理工作重点是什么?(口述、角色扮演)

(4)请简述对该孕妇产前宣教的重点。(口述)

二、住院过程中

1. 诊疗情况　入院后诊断: 孕1产0孕40⁺周LOA待产; 入院后医嘱: 二级护理,产前护理常规,软食; 自数胎动,左侧卧位; 完善各项辅助检查: 血常规、血凝、血型、血生化、甲状腺功能、乙肝三系、血黏度、甘胆酸、肝炎系列、B超、二便常规、心电图等。注意宫缩、监测胎心,观察阴道流血、流液情况。争取阴道分娩,必要时行子宫下段剖宫产术终止妊娠。

患者因"孕1产0孕40⁺周LOA待产"于2015年12月20日10时30分阴道分娩一活产男婴, Apgar评分10分,体重3550g。分娩经过顺利,第一产程14小时,非药物镇痛方法: 按摩和拉玛泽呼吸法; 第二产程1小时30分,自由体位: 半卧位; 第三产程5分钟,胎盘自娩,胎盘胎膜娩出完整,会阴Ⅰ度裂伤,予行会阴Ⅰ度裂伤修补术+皮内缝合术。总产程15小时35分钟,产程总计出血200ml,子宫收缩好,血压平稳。产后2小时母婴安返病房。给予宫缩剂以促进子宫收缩。

2. 模拟实训问题

(1)指导孕妇进行拉玛泽呼吸法。(角色扮演)

(2)讨论产程观察的重点和处理方法。(小组讨论)

(3)指导孕妇如何屏气。(角色扮演)

(4)请为孕妇进行接产前会阴消毒。(角色扮演)

(5)模拟接产的方法。(角色扮演)

三、出院时

1. 诊疗情况　产妇于2015年12月20日阴道分娩一活产男婴,生命体征稳定,宫底脐下二指,质硬,血性恶露,量少,无异味。双乳微胀、无硬结,乳头凸,无皲裂,泌乳量可。会阴切口愈合Ⅱ类/甲级。新生儿情况良好,吃奶好,脐部敷料干燥,脐带未脱落,脐周无红肿,无渗血、渗液,二便无殊,体重3550g,已接种乙肝疫苗和卡介苗。出院医嘱:①注意休息及卫生,合理加强营养;②新生儿母乳喂养;③产后42天复诊,有不适随诊;④禁性生活及盆浴42天;⑤适当活动,预防产褥期血栓性疾病;⑥带药出院:产妇康4盒,口服,1包/次,每日3次。

2.模拟实训问题　请你对产妇及家属进行出院健康指导。(角色扮演)

【模拟实训案例题2】

一、入院时

1.诊疗情况　孕妇陈女士,40岁,因"停经31$^+$周,自觉胎动减少1天"入院。孕妇平素月经规则,周期30天,经期5天,量中,无痛经。末次月经2015年2月10日,量与性状同前。停经1$^+$月测尿HCG阳性。停经早期无明显恶心呕吐等早孕反应。停经3$^+$月建围产期保健卡,定期产前检查,停经4$^+$月自觉胎动并持续至今无明显异常。停经以来无明显头痛头晕、视物模糊,无胸闷心悸,无阴道流血流液、腹痛腹胀,无畏寒发热、皮肤瘙痒、皮疹等不适。停经31$^+$周,1天前自觉胎动减少,遂至本院就诊。孕妇入院时无不适,查胎心148次/分,胎动好。B超示:胎动可及,脐动脉S/D比值2.6,羊水指数11.8cm。孕妇停经以来体健,神志清,精神可,胃纳佳,睡眠可,大小便无殊,体重增加10kg。否认射线、毒物接触史。

既往史:孕妇3年前诊断为"Ⅱ型糖尿病",予以门冬胰岛素(诺和锐)早晚各16U,皮下注射,每日2次治疗,血糖控制可。孕2$^+$月调整为早、晚各20单位,孕4$^+$月早、晚各22单位,孕5$^+$月调整为早、中、晚26-16-26单位加地特胰岛素注射液(诺和平)22单位,自诉孕期血糖控制可。1年前体检发现血压偏高,予以拉贝洛尔1片口服,每日1次,孕期血糖控制可,无头晕眼花等不适。

家族史:父母体健,2姐妹体健。否认家族遗传病史、传染病史。

月经史:15岁初潮,周期30天,经期5天,量中,无痛经,白带无殊。末次月经2015年2月10日,量与性状同前。

婚育史:已婚,1-0-2-1。1998年足月平产一健康女婴,现存。2000年、2002年人工流产2次。避孕套避孕。

体格检查:T36.6℃,P72次/分,R18次/分,Bp125/85mmHg(基础血压110/70mmHg)。发育正常,营养中等,神志清楚,心肺无异常,双下肢无水肿,双肾区叩痛(-),神经系统(-)。产科检查:骨盆测量,胎位LOA,胎心148次/分,宫高29cm,腹围97cm,估计胎儿体重1300g,宫缩偶有。阴道检查未行,胎膜未破。

辅助检查:B超示:胎动可及,脐动脉S/D比值2.6,羊水指数11.8cm。

2.模拟实训问题

(1)孕妇入院后,你作为责任护士应该如何做好交接工作?(角色扮演)

(2)孕妇入院后,请对其进行护理病史评估和护理体检。(角色扮演)

(3)请为孕妇测胎心、血糖、血压,并进行胎心监护。(角色扮演)

(4)指导孕妇如何自数胎动。(口述)

二、住院过程中

1. 诊疗情况　入院后诊断：孕4产1孕31$^+$周LOA待产，先兆早产，妊娠合并慢性高血压，Ⅱ型糖尿病。入院后医嘱：左侧卧位，间歇给氧；软食（糖尿病低盐饮食）；硫酸镁注射液（25%硫酸镁30ml+5%葡萄糖溶液500ml静滴，30滴/分，临时）抑制宫缩保胎，地塞米松6mg肌注，12小时1次，共4次，促胎肺成熟；内科会诊协助控制血压及血糖：门冬胰岛素（诺和锐）早、中、晚26-16-26单位，地特胰岛素（诺和平）睡前26单位；监测血糖、血压：餐前半小时、餐后2小时、临睡前测血糖，24小时动态血压监测；进一步完善各项辅助检查，查糖化血红蛋白、24小时尿蛋白、尿常规等；注意宫缩、胎心、胎动及腹痛、阴道流血流液、有无头晕头痛、视物模糊等情况。

孕妇入院后24小时动态血压监测示血压最高130/85mmHg，最低90/60mmHg，血糖控制稳定。入院第三天晚上9点破水，羊水清。破水3小时出现宫缩，间歇4分钟，持续20秒，强度弱。查体：胎心142次/分，胎动可及。阴道检查宫口开1.5cm，先露棘上2cm，羊水清。该孕妇目前已临产，无胎儿窘迫，无头盆不称，继续阴道分娩。产妇于当天下午阴道分娩一男婴，体重1900g，Apgar评分10分，送新生儿科进一步观察。产程经过顺利，第一产程5小时，第二产程15分钟，第三产程15分钟，总产程5小时30分。胎盘自娩，胎盘胎膜娩出完整，羊水清，产时出血150ml，会阴擦伤修补。产后1小时按压宫底，阴道排出100ml血凝块，予缩宫素20U静滴，产后1小时30分按压宫底，阴道排出200ml血凝块，予卡贝1ml（卡贝缩宫素100μg）静推，产后1小时50分按压宫底，阴道排出250ml血凝块，予安列克1支（卡前列素氨丁三醇250μg）肌注后子宫质硬，观察1小时后安返病房。观察期间阴道出血550ml，血压120/85mmHg，脉搏96次/分，宫高脐平，质硬。

2. 模拟实训问题

（1）请模拟分娩过程。（角色扮演）

（2）请对新生儿进行Apgar评分。（口述）

（3）请分析产妇产后出血的原因。（小组讨论）

（4）请模拟产后出血的处理。（角色扮演）

（5）由于早产，新生儿转新生儿病房监护，请对产妇做相关的心理护理。（角色扮演）

三、出院时

1. 诊疗情况　孕妇入院后经过相关治疗后，阴道分娩一活产男婴，生命体征稳定，宫底脐下二指，质硬，血性恶露，量少，无异味。双乳微胀、无硬结，乳头凸，无皲裂，泌乳量可，会阴擦伤修补。血糖、血压控制平稳。新生儿胎龄32周，早产，出生Apgar评分10分，体重1900g，目前继续在新生儿病房进一步观察治疗。出院医嘱：①注意休息及卫生，合理加强营养；②新生儿母乳喂养；③定期内科复诊调整药物剂量，控制血糖、血压；④产后42天复诊，有不适随诊；⑤禁性生活及盆浴42天；⑥适当活动，预防产褥期血栓性疾病；⑦带药出院：产妇康颗粒1包口服，每日3次；益母草胶囊3粒口服，每日3次；蛋白琥珀酸铁口服液15ml口服，每日2次；升血宁片2片口服，每日3次。

2. 模拟实训问题

（1）请你对产妇及产妇家属进行出院健康指导。（角色扮演）

（2）由于母婴暂时分离，不能按需哺乳，请指导产妇乳汁排空和收集、保存的方法。（角色扮演）

【综合性课后思考题】

1. 请查阅文献资料,简述分娩镇痛的方法。
2. 请查阅文献资料,综述各种自由体位在分娩中的运用。
3. 请为实训案例中的产妇李女士制订产褥期的护理计划。
4. 简述缩宫素在产科的应用。

（陆旭亚）

第二节　妊娠合并症妇女护理情景模拟训练

【学习目标】

知识目标: 1. 了解妊娠期糖尿病、妊娠合并心脏病的病因和发病机制。
2. 熟悉妊娠期糖尿病、妊娠合并心脏病患者的治疗原则。
3. 掌握妊娠期糖尿病、妊娠合并心脏病患者的临床表现和护理要点。

能力目标: 1. 能对妊娠期糖尿病、妊娠合并心脏病患者进行护理评估。
2. 能对妊娠期糖尿病、妊娠合并心脏病患者进行健康教育。
3. 能对妊娠期糖尿病、妊娠合并心脏病患者实施整体护理。
4. 能与妊娠期糖尿病、妊娠合并心脏病患者及其家属进行有效沟通。

情感目标: 1. 能体现对产妇、新生儿、家属的关爱。
2. 有良好的沟通协调能力,严谨的工作作风和慎独精神。

【模拟实训演示】

一、入院时

1. 诊疗情况　金女士,28岁,孕1产0孕36^{+3}周,阴道流液伴不规律下腹痛1小时来院。孕妇平素月经规则,停经40天查尿HCG(＋),停经45天左右开始有恶心、呕吐等早孕反应,持续约停经80天自然好转。停经20周及32周B超检查,胎儿生长符合孕周,估计预产期准确。停经24周时,门诊50g糖耐量筛查为7.9mmol/L,行75g葡萄糖耐量试验(OGTT),空腹及服糖后1、2小时的血糖结果为5.9mmol/L、10.8mmol/L、9.8mmol/L,诊断为妊娠期糖尿病。在内科和产科医师指导下行饮食控制,监测血糖,血糖控制满意。停经21周出现外阴瘙痒,白带呈豆渣样,诊断为阴道假丝酵母菌病,予治疗后症状消失。孕期无高血压、浮肿及尿蛋白。今日中午,孕妇出现阴道流水,伴下腹不规律疼痛,来院就诊。

既往史:否认肝炎、结核等传染病史;否认手术及外伤史;否认药物过敏史。

个人史:否认毒物、放射线接触史,无烟酒嗜好。

婚育史:患者平素月经规律,初潮14岁,4~6天/27~30天,月经量正常,有痛经,程度较轻。2012年结婚,丈夫体健。

家族史: 父亲患有糖尿病,母亲体健,否认遗传病家族史。

体格检查:T36.5℃,P84次/分,R20次/分,Bp110/70mmHg。空腹血糖8.6mmol/L。神志清,发育、营养良好,自动体位,查体合作。皮肤黏膜无黄染及苍白,浅表淋巴结未及肿大。头颅颈部无异常。胸廓无畸形及压痛,双肺呼吸音清,未闻及干湿啰音。心界无扩大,律齐,各瓣膜区未闻及心脏杂音及附加音。腹部膨隆,无压痛、反跳痛,肝脾触诊阴性,肾区无叩痛,脊柱、四肢无畸形,双下肢无水肿。生理反射存在,病理反射未引出。

产科检查: 宫缩不规律,10~12分钟1次,每次30~35秒。宫底剑突下2横指,胎心率158次/分,胎位LOA,胎先露固定。肛查: 宫口未开,先露坐骨棘上2cm。检查阴道分泌物pH试纸变色呈碱性。

2. 护理要点

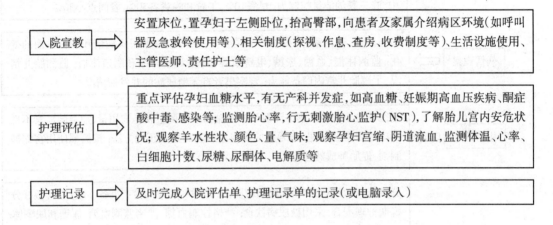

入院宣教 ⟹ 安置床位,置孕妇于左侧卧位,抬高臀部,向患者及家属介绍病区环境(如呼叫器及急救铃使用等)、相关制度(探视、作息、查房、收费制度等)、生活设施使用、主管医师、责任护士等

护理评估 ⟹ 重点评估孕妇血糖水平,有无产科并发症,如高血糖、妊娠期高血压疾病、酮症酸中毒、感染等;监测胎心率,行无刺激胎心监护(NST),了解胎儿宫内安危状况;观察羊水性状、颜色、量、气味;观察孕妇宫缩、阴道流血,监测体温、心率、白细胞计数、尿糖、尿酮体、电解质等

护理记录 ⟹ 及时完成入院评估单、护理记录单的记录(或电脑录入)

知识拓展

妊娠合并糖尿病的诊断标准

24~28周及以后,行OGTT: 诊断标准: 服糖前及服糖后1h、2h,3项血糖值应分别低于5.1mmol/L、10.0mmol/L、8.5mmol/L。任何一项血糖值达到或超过上述标准即诊断为妊娠期糖尿病(GDM)。

孕妇具有GDM高危因素或者医疗资源缺乏地区,建议妊娠24~28周首先检查空腹血糖(FPG)。FPG≥5.1mmol/L,可以直接诊断GDM,不必行OGTT;FPG<4.4mmol/L,可以暂时不行OGTT。FPG≥4.4mmol/L且<5.1mmol/L时,应尽早行OGTT。

二、住院过程中

1. 诊疗情况　患者入院后实验室检查: 血常规: 白细胞11.5×10^9/L;红细胞3.68×10^{12}/L;血红蛋白18g/L;血小板198×10^9/L。空腹血糖8.6mmol/L。B超: 单胎,胎盘后壁,Ⅱ级,胎心规律。胎心监护: 有反应型。

入院后第二天上午9时半,孕妇出现规律宫缩,阴道流液增多,于晚上11时经阴道自然分娩1女婴,产时顺利,新生儿情况良好。入院第三天晚上,出现面色苍白、大汗淋漓、双手发抖、头晕、心慌,判断为低血糖,即刻予以葡萄糖注射,病情好转。

2.护理要点

心理护理	⇒	及时评估孕妇和家属的心理变化,对孕妇及家人介绍妊娠糖尿病相关知识和照护技能,尤其是血糖控制的重要性和降糖治疗的必要性,使孕妇情绪稳定,减少焦虑,增强对治疗的信心
饮食护理	⇒	每日摄入总能量:应根据不同妊娠前体重和妊娠期的体重增长速度而定。妊娠早期应保证不低于1500kcal/d,妊娠晚期不低于1800kcal/d。推荐饮食碳水化合物摄入量占总能量的50%~60%为宜,每日碳水化合物不低于150g,对维持妊娠期血糖正常更为合适。蛋白质摄入量占总能量的20%~25%,脂肪摄入量占总能量的25%~30%为宜。少量多餐、定时定量进餐对血糖控制非常重要。早、中、晚三餐的能量控制为:早餐10%,午餐和晚餐各30%,餐间点心30%
病情观察	⇒	加强监护,需内科、产科医护人员合作,共同监测糖尿病病情和产科方面的变化;监测体温、血糖、尿糖、电解质等指标;观察宫缩和阴道流血;监测胎儿情况,了解胎儿宫内储备能力;观察患者有无糖尿病的并发症情况
用药护理	⇒	遵医嘱给予胰岛素皮下注射。根据血糖水平调整胰岛素用量,加强胰岛素不良反应的观察及处理;指导孕妇掌握注射胰岛素的正确方法;按医嘱使用宫缩抑制剂、促胎肺成熟药物
对症护理	⇒	分娩前,做好孕妇和胎儿的病情监测,并做好相应的接产准备。临产后,做好分娩期护理配合,采用糖尿病饮食;严格控制血糖,严密监测血糖、尿糖和尿酮体;停用胰岛素皮下注射,根据血糖情况给予静脉滴注胰岛素,血糖>5.6mmol/L,静滴胰岛素1.25U/h;血糖7.8~10.0mmol/L,静滴胰岛素1.5U/h;血糖>10.0mmol/L,静滴胰岛素2U/h;密切监测胎儿情况,新生儿按高危儿处理,注意保暖和吸氧;及时取脐血监测血糖、胰岛素、胆红素等;开奶同时,定期滴服葡萄糖

知识拓展

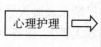

妊娠期糖尿病的胰岛素治疗

对于血糖未达标的GDM患者首先推荐使用胰岛素。糖尿病孕妇经饮食治疗3~5天后,测定24h的末梢血糖(血糖轮廓试验),包括夜间血糖、三餐前30min及三餐后2h血糖及尿酮体。如果空腹或餐前血糖≥5.3mmol/L(95mg/dl),或餐后2h血糖≥6.7mmol/L(120mg/dl),或调整饮食后出现饥饿性酮症,增加热量摄入后血糖又超过妊娠期标准者,应及时加用胰岛素治疗。

妊娠期胰岛素应用的注意事项:胰岛素使用应从小剂量开始,0.3~0.8U/(kg·d)。每天的胰岛素总量应分配到三餐前使用,分配原则是早餐前最多,中餐前最少,晚餐前用量居中。每次调整后观察2~3天判断疗效,每次以增减2~4U或不超过胰岛素每天用量的20%为宜,直至达到血糖控制目标。妊娠中、晚期对胰岛素需要量有不同程度的增加;妊娠32~36周胰岛素需要量达高峰,妊娠36周后稍下降,应根据个体血糖监测结果,不断调整胰岛素用量。

分娩期及围手术期胰岛素的使用原则：手术前后、产程中非正常饮食期间应停用所有皮下注射胰岛素，改用胰岛素静脉滴注，根据测得的血糖值调节速度。剖宫产者应在手术日停止皮下注射所有胰岛素，根据其空腹血糖水平及每日胰岛素用量，改为小剂量胰岛素静脉持续滴注。一般按3~4g葡萄糖加1U胰岛素比例配置葡萄糖注射液，以每小时静脉输入2~3U胰岛素速度静脉滴注，每2~4小时监测血糖，控制血糖在6.67~10.0mmol/L。

产褥期大部分GDM患者不再需要使用胰岛素，仅少数患者仍需胰岛素治疗。胰岛素用量应减少到分娩前的1/3~1/2，并根据空腹血糖调整用量。

三、出院时

1. 诊疗情况　产后第六天，产妇各项实验室指标基本正常，血糖控制良好，生命体征平稳，母乳喂养情况好，胎儿状况稳定，准备出院。

2. 护理要点

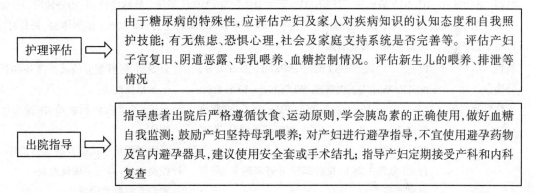

护理评估	由于糖尿病的特殊性，应评估产妇及家人对疾病知识的认知态度和自我照护技能；有无焦虑、恐惧心理，社会及家庭支持系统是否完善等。评估产妇子宫复旧、阴道恶露、母乳喂养、血糖控制情况。评估新生儿的喂养、排泄等情况
出院指导	指导患者出院后严格遵循饮食、运动原则，学会胰岛素的正确使用，做好血糖自我监测；鼓励产妇坚持母乳喂养；对产妇进行避孕指导，不宜使用避孕药物及宫内避孕器具，建议使用安全套或手术结扎；指导产妇定期接受产科和内科复查

知识拓展

妊娠期糖尿病患者的中医护理

妊娠合并糖尿病在中医中称之为"妊娠消渴"，指妊娠期妇女表现有多饮、多食、多尿，身体消瘦，或尿浊、尿有甜味为特征的疾病。本病的病机是阴虚燥热，阴虚为本，燥热为标，互为因果。初期多以燥热为主，久则阴虚与燥热互见，进而阴损及阳，阴阳两虚。阴虚者，多因肝肾阴虚，燥热者，多为肺胃燥热。

1. 肺胃燥热证　妊娠期烦渴引饮，消谷善饥，小便频繁，尿黄浊，身体消瘦，舌红苔少色黄，脉滑数。治法为清热生津止渴。方药：白虎加人参汤加生地、麦冬、芦根。方中人参过于温燥，可改用西洋参益气生津；若胃热灼盛，大便干燥，加黄连、栀子。

2. 肝肾阴虚证　妊娠后小便量多，尿浊如脂或尿甜，腰膝酸软乏力，头晕耳鸣，皮肤干燥，舌红苔少，脉细数。治法为补益肝肾，滋阴清热。方药：六味地黄丸。阴虚火旺，加黄柏、知母、龟板；尿多混浊者，加补骨脂、益智仁；出现气阴两虚者，加党参、麦冬。

【综合模拟人模拟场景设置】

情景	模拟人的参数设置和台词设计	护理实践操作内容
场景一： 产科高危病房 入院时	模拟人表现：T=36.5℃，P=84次/分，R=20次/分，Bp=110/70mmHg。空腹血糖8.6mmol/L。产科检查：宫缩不规律，胎心率158次/分，宫口未开，先露坐骨棘上2cm。 台词（患者主诉）：我下腹部有点痛，阴道有流水	1. 向患者进行自我介绍，核对患者身份； 2. 病史询问； 3. 身体评估和专科检查； 4. 协助置左侧卧位，抬高臀部； 5. 吸氧； 6. 严密监测病情； 7. 根据评估结果，实施所需的护理措施并记录
医嘱：诺和灵8U、4U、8U三餐前皮下注射；25%葡萄糖注射液+25%硫酸镁5g静脉推注，5~10分钟后，5%葡萄糖注射液500ml+25%硫酸镁5g静脉滴注（1g/h）；地塞米松6mg肌内注射，每日2次；监测体温，每日4次；行胎心监护，每日1次；监测三餐前血糖		
场景二： 分娩室 入院后第二天	模拟人表现：T=36.7℃，P=84次/分，R=21次/分，Bp=110/70mmHg。血常规：WBC：11.5×10⁹/L；RBC：3.68×10¹²/L；Hb：118g/L；PLT：198×10⁹/L。空腹血糖为：7.2mmol/L。胎心规律，148次/分。胎心监护：有反应型。 台词（患者主诉）：我腹部痛得越来越紧，阴道流水增多了	1. 分娩前，做好相应的接产准备和新生儿抢救准备； 2. 分娩时，严密监测血糖、尿糖和尿酮体； 3. 分娩过程给予减缓分娩压力指导； 4. 控制血糖，避免出现低血糖； 5. 密切监测胎儿情况
医嘱：严密监测血糖，若血糖＞5.6mmol/L，静滴胰岛素1.25U/h；血糖7.8~10.0mmol/L，静滴胰岛素1.5U/h；血糖＞10.0mmol/L，静滴胰岛素2U/h；取脐血监测血糖、胆红素等		
场景三： 产休病房 住院过程 （第三天）	模拟人表现：晚上10：30时，T=36.5℃，P=100次/分，R=22次/分，Bp=116/70mmHg。空腹血糖3.3mmol/L。面色苍白、大汗淋漓、双手发抖。宫底平脐，阴道出血少，新生儿情况好。 台词（患者主诉）：医生，我怎么了？我觉得头晕、心慌、眼前发黑	1. 病情询问； 2. 按医嘱给予葡萄糖静脉注射。 3. 监测血糖，及时调整胰岛素用量； 4. 观察阴道恶露、子宫收缩情况； 5. 监测排尿、泌乳情况； 6. 观察新生儿情况； 7. 帮助母乳喂养； 8. 指导产后相关知识
医嘱：50%葡萄糖注射液50ml静脉注射		
场景四： 产科产休病房 出院时	模拟人表现：T=36.7℃，P=80次/分，R=19次/分，Bp=110/70mmHg，空腹血糖6.8mmol/L。 台词（患者主诉）：我感觉不错，没什么不舒服，乳汁分泌也多	1. 评估病情； 2. 介绍出院手续办理程序； 3. 出院指导
医嘱：胰岛素用量恢复至孕前水平，于产后6~12周接受OGTT检查；定期产科和内科复查		

【模拟实训案例题1】

一、入院时

1. 诊疗情况　孕妇李女士,女,28岁。主诉:停经37^{+2}周、多饮、多食、消瘦2个月,伴恶心、呕吐1天。患者在怀孕期间未行规范的产前检查,停经26周在外院产科检查时发现血糖升高,未进一步诊治。近2月来出现多饮、多食、乏力、消瘦,2天前出现眼花、头晕、恶心、呕吐,伴有胎动减少,来院就诊,以"妊娠期糖尿病、酮症酸中毒"收入院。

既往史:体健,孕前无糖尿病、高血压史;否认肝炎、结核等传染病史。

家族史:母亲患糖尿病,无高血压家族史,无遗传病家族史。

婚育史:适龄结婚,无妊娠史。

体格检查:T37.5℃,P120次/分,R19次/分,Bp80/50mmHg。晚孕体态,痛苦面容,反应迟钝,神志尚清楚,应答问题自如。身高162cm,体重70kg;眼眶下陷,全身皮肤黏膜无瘀点瘀斑,无黄染,皮肤弹性差;双肺呼吸音清,呼吸深大,双肺底未闻及干湿啰音;心率120次/分,心律齐,心界无扩大,心脏各瓣膜区未闻及病理性杂音;腹软,肝脾未触及;双下肢无浮肿。

产科检查:宫高34cm,腹围105cm,胎位LOA,胎头浮,胎心146次/分;骨盆外测量正常。

辅助检查:血常规:白细胞8.7×10^9/L,中性粒细胞占78%,血红蛋白130g/L,血小板187×10^9/L。血生化:空腹血糖12mmol/L;CO$_2$CP17.6mmol/L;肌酐86μmol/L;尿素氮4.3mmol/L;动脉血气:pH7.25、HCO$_3^-$ 9mmol/L,尿酮体150mg/L;心电图(ECG):窦性心动过速;B超:宫内孕,单活胎,胎儿双顶径8.9cm,胎儿股骨长7.6cm,胎盘位于后壁,Ⅰ级。

2. 模拟实训问题

(1)孕妇入院后,请对其进行护理体检。(角色扮演)

(2)孕妇入院后,请做好期待疗法期间的健康指导。(角色扮演)

(3)请简述该孕妇的用药原则及护理要点。(口述)

二、住院过程中

1. 诊疗情况　入院后诊断:孕1产0孕34^{+2}周;妊娠期糖尿病酮症酸中毒;入院后医嘱:一级护理,吸氧;0.9%氯化钠注射液1000ml静脉滴注;5%葡萄糖氯化钠注射液250ml+胰岛素5U静脉滴注,胰岛素按0.1U/(kg·h)的速度滴入。加强监测及预防感染:严密监测血压、血糖、肾功能、眼底和心电图检查、糖化血红蛋白、胎心、宫缩情况、阴道流血情况。患者经过上述治疗,酮体转为阴性,改为诺和灵6U、4U、6U早中晚餐前皮下注射。患者病情稳定,医嘱决定行剖宫产结束分娩。

2. 模拟实训问题

(1)请为该孕妇测毛细血管血糖。(角色扮演)

(2)该孕妇可能出现的并发症有哪些?如何预防?(小组讨论)

(3)针对该孕妇,每天的病情观察重点是什么?(小组讨论)

(4)该孕妇行剖宫产前有哪些特殊的护理准备?(口述)

(5)该孕妇在剖宫产过程中有哪些特殊护理配合?(口述)

（6）GDM产妇所生的新生儿该如何进行观察及护理？（小组讨论）

三、出院时

1. 诊疗情况　经过治疗，产妇病情稳定。各项实验室指标基本正常，3次尿酮（−），血糖控制良好，生命体征平稳，行腹部拆线，准备出院。

2. 模拟实训问题　请你对患者及家属进行出院健康指导。（角色扮演）

【模拟实训案例题2】

一、入院时

1. 诊疗情况　孕妇王女士，29岁，农民，因"孕2产0孕38周，下腹疼痛伴心悸，气促1天"于2015年12月12日来院急诊。孕妇既往月经规律，末次月经2015年3月19日，预产期2015年12月26日，孕早期无病毒感染及毒物环境接触史，孕18周自觉胎动，孕期无头昏、眼花。2周前因感冒后咳嗽，未处理。12月12日出现下腹疼痛不适，伴心悸、呼吸困难，在当地医院治疗后无好转而入院。

既往史：既往发现"先天性心脏病"15年，未行治疗。否认高血压、糖尿病等其他慢性病史；否认肝炎、结核等传染病史，否认药物、食物过敏史，否认重大手术外伤史，预防接种史不详。

家族史：父母体健，无家族遗传史。

婚育史：丈夫体健，家庭和睦，0-0-1-0。

月经史：平素月经规律，初潮12岁，5天/28~30天，月经量中等，无痛经。

体格检查：T37.8℃，P130次/分，R26次/分，Bp108/72mmHg，急性痛苦病容，呼吸急促，双肺底可闻及湿啰音，心脏各瓣膜听诊区均可闻及吹风样杂音，心率130次/分，腹膨隆、肝脾肋下未扪及，双下肢轻度水肿。

产科情况：宫高28cm，腹围92cm，胎儿估重2776g，胎先露头，已入盆，胎心音150次/分，宫口未开。

辅助检查：胸片提示心影增大。心电图提示左室高电压，ST-T改变，右束支传导阻滞。心脏彩超提示房间隔缺损；心功能Ⅳ级。血常规：白细胞12×10^9/L，红细胞3.0×10^9/L，血红蛋白98g/L，血小板120×10^9/L，凝血功能正常；肝功能：丙氨酸氨基转移酶（ALT）32U/L，血清清蛋白（A）31.8g/L，总胆红素（TB）9.3μmol/L；肾功能：尿素氮（BUN）5.8mmol/L，肌酐（Cr）87μmol/L，UA（尿酸）325μmol/L；电解质：K^+3.5mmol/L，Na^+135mmol/L。

2. 模拟实训问题

（1）孕妇入院后，请对其进行护理体检。（角色扮演）

（2）分析王女士怀孕对母亲和胎儿的影响。（小组讨论）

（3）孕妇什么时期最易发生心衰？早期心力衰竭的症状与体征有哪些？（口述）

二、住院过程中

1. 诊疗情况　初步诊断：孕2产0孕39周，LOA，活胎，先兆临产；妊娠合并心脏病；肺部感染；心力衰竭。入院后诊疗计划：①一级护理，心电监护，钠钾平衡饮食，记24小时尿量。②积极内科治疗：医嘱予以去乙酰毛花苷0.4mg+25%葡萄糖溶液20ml,缓慢静注,即刻；呋塞米（速尿）20mg静脉注射,即刻；0.9%氯化钠注射液100ml+头孢噻肟钠2g静脉滴注,每日2次。入院后请内科医师会诊。给予半坐卧位,吸氧,B超,心电图示"窦性心动过速",心脏彩超示："房间隔缺损"。入院后积极行术前准备,于12月13日14时15分在硬膜外麻醉下行子宫下段剖宫产术,手术顺利,术后给予地高辛0.25mg口服,每日1次；0.9%氯化钠注射液100ml+头孢噻肟钠2g静脉滴注,每日2次；5%葡萄糖注射液500ml+10%氯化钾10ml静脉滴注,每日1次；5%葡萄糖氯化钠注射液500ml静脉滴注,每日1次；吸氧。

2.模拟实训问题

（1）房间隔缺损是先天性心脏病中最常见的一种,它对妊娠有哪些影响？（小组讨论）

（2）请简述心脏病孕妇的心功能分级。（口述）

（3）分娩期和产褥期如何预防心衰的发生？（小组讨论）

三、出院时

1.诊疗情况　经过手术、对症支持治疗,患者病情明显好转,情绪稳定。生命体征正常,治疗期间无并发症及药物不良反应发生,住院10天,准备出院。

2.模拟实训问题　请你对患者及家属进行出院健康指导。（角色扮演）

【综合性课后思考题】

1.妊娠合并心脏病的主要并发症有哪些？

2.妊娠合并心脏病发生心衰的诱因有哪些？如何预防？

3.请为实训案例中的糖尿病孕妇制订一份运动计划。

4.妊娠期糖尿病孕妇的孕期胎儿监测指标有哪些？

（孙一勤）

第三节　妊娠并发症妇女护理情景模拟训练

【学习目标】

知识目标： 1.了解妊娠期高血压疾病和异位妊娠的病因及发病机制。

2.熟悉妊娠期高血压疾病的分类、诊断标准及其病理结局。

3.掌握妊娠高血压疾病、异位妊娠的临床表现及护理要点。

能力目标： 1.能对妊娠期高血压疾病、异位妊娠患者进行护理评估和急救处理。

2.能指导妊娠期高血压疾病患者进行产前检查和疾病预防。

3.能指导异位妊娠患者配合治疗。

4.能与妊娠期高血压疾病、异位妊娠患者及家属进行有效沟通。

5.能对妊娠期高血压疾病、异位妊娠患者进行健康教育。

情感目标: 1. 能体现对产妇、新生儿、家属的关爱。

2. 有良好的沟通协调能力,严谨的临床思维和慎独精神。

【模拟实训演示】

一、入院时

1. 诊疗情况 梅女士,30岁,已婚,小学教师,孕1产0孕35^{+5}周。因血压增高一天,收治入院。孕妇于停经38天,查尿妊娠试验(+),早孕反应不明显。停经18周左右开始感觉有胎动,在外院行B超检查提示胎儿双顶径4.1cm,与相应的孕周符合。孕期常规接受产检,孕前血压一般在90/60mmHg,孕期检查血压在110~120/70~80mmHg左右波动,尿蛋白无异常。患者近一周体重增长较快,增加3kg,出现下肢浮肿。今日作产前常规检查发现血压150/90mmHg,无头痛、头晕及视物不清症状,无胸闷心悸等不适,收治入院。

既往史: 否认高血压、肝炎、结核、手术、外伤、输血史,无药物过敏史。

家族史: 父母亲均体健,否认遗传病家族史。

婚育史: 结婚4年,爱人体健。月经史: 平素月经规律,初潮12岁,5天/28~32天,月经量中等,无痛经。

体格检查: 神志清,T36.8℃,P82次/分,R20次/分,Bp150/90mmHg,腹部膨隆,巩膜无黄染,肝、脾未触及,双下肢水肿(++)。

产科检查: 腹围103cm,宫高32cm,胎位LOA,胎心150次/分,先露浮,胎膜未破,无宫缩及阴道见红,骨盆外测量正常。

辅助检查: 血液检查: 白细胞12×10^9/L,红细胞2.9×10^{12}/L,血红蛋白110g/L,血小板98×10^9/L,凝血功能正常;尿液检查: 尿蛋白(++);24小时尿蛋白定量3.0g/L;彩超示胎盘位于子宫体部,功能Ⅱ~Ⅲ级,羊水3.7cm,脐动脉收缩末期峰值与舒张末期峰值的比值2.93,胎心监护无应激试验结果表现为反应型。

2. 护理要点

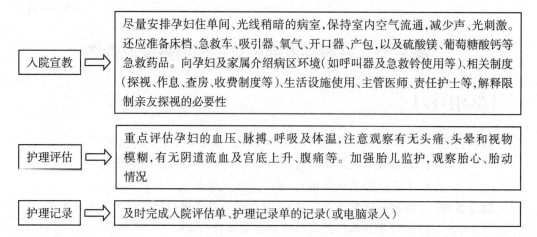

入院宣教 ⟹	尽量安排孕妇住单间、光线稍暗的病室,保持室内空气流通,减少声、光刺激。还应准备床档、急救车、吸引器、氧气、开口器、产包,以及硫酸镁、葡萄糖酸钙等急救药品。向孕妇及家属介绍病区环境(如呼叫器及急救铃使用等)、相关制度(探视、作息、查房、收费制度等)、生活设施使用、主管医师、责任护士等,解释限制亲友探视的必要性
护理评估 ⟹	重点评估孕妇的血压、脉搏、呼吸及体温,注意观察有无头痛、头晕和视物模糊,有无阴道流血及宫底上升、腹痛等。加强胎儿监护,观察胎心、胎动情况
护理记录 ⟹	及时完成入院评估单、护理记录单的记录(或电脑录入)

知识拓展 ·········

妊娠期高血压疾病的预测

1. 翻身试验(BOT)　一般在妊娠26~30周进行BOT测定。孕妇左侧卧位时测量血压,待舒张压稳定后,翻身仰卧五分钟后再测血压。若仰卧位时舒张压比左侧卧位时高20mmHg,为阳性,提示孕妇有发生子痫前期的倾向。

2. 平均动脉压(MAP)　一般在妊娠20~28周进行MAP测定。计算公式为:(收缩压+舒张压×2)/3。MAP≥85mmHg提示有发生子痫前期的倾向。

·········

二、住院过程中

1. 诊疗情况　入院诊断:妊娠期高血压疾病子痫前期。医嘱:建立静脉通路,予5%葡萄糖液500ml+25%硫酸镁30ml即刻静滴,硝苯地平片10mg口服一日3次,地塞米松磷酸钠6mg肌内注射,每12小时1次,共4次,促进胎儿肺成熟。治疗两天后,孕妇血压维持在150~160/90~110mmHg,无自觉症状,胎心好,无宫缩及阴道见红,阴道出现少量流液。于当日上午11时在硬膜外麻醉下行子宫下段剖宫产术,术中顺利,剖出一3200g重男婴。术后入ICU观察,孕妇血压维持在150~170/95~110mmHg,无自觉症状,予降压、输液抗炎及营养支持治疗。

2. 护理要点

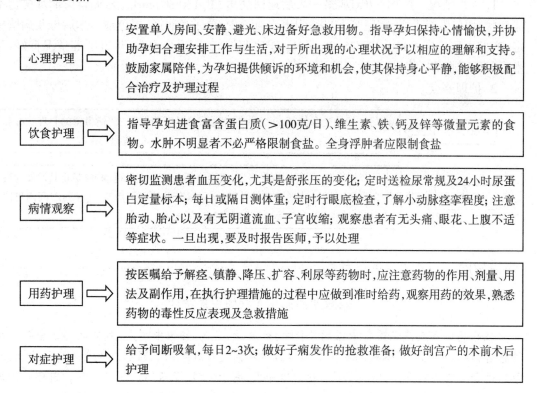

心理护理	⟹	安置单人房间、安静、避光、床边备好急救用物。指导孕妇保持心情愉快,并协助孕妇合理安排工作与生活,对于所出现的心理状况予以相应的理解和支持。鼓励家属陪伴,为孕妇提供倾诉的环境和机会,使其保持身心平静,能够积极配合治疗及护理过程
饮食护理	⟹	指导孕妇进食富含蛋白质(>100克/日)、维生素、铁、钙及锌等微量元素的食物。水肿不明显者不必严格限制食盐。全身浮肿者应限制食盐
病情观察	⟹	密切监测患者血压变化,尤其是舒张压的变化;定时送检尿常规及24小时尿蛋白定量标本;每日或隔日测体重;定时行眼底检查,了解小动脉痉挛程度;注意胎动、胎心以及有无阴道流血、子宫收缩;观察患者有无头痛、眼花、上腹不适等症状。一旦出现,要及时报告医师,予以处理
用药护理	⟹	按医嘱给予解痉、镇静、降压、扩容、利尿等药物时,应注意药物的作用、剂量、用法及副作用,在执行护理措施的过程中应做到准时给药,观察用药的效果,熟悉药物的毒性反应表现及急救措施
对症护理	⟹	给予间断吸氧,每日2~3次;做好子痫发作的抢救准备;做好剖宫产的术前术后护理

知识拓展 ··

妊娠期高血压疾病的药物治疗

治疗原则	用药指征	常用药物
解痉	控制子痫抽搐和防止再抽搐;预防重度子痫前期发展为子痫;子痫前期临产前用药物预防抽搐。	硫酸镁
镇静	可缓解孕产妇紧张情绪,改善睡眠,当应用硫酸镁无效或有禁忌时,用于预防和控制子痫。	地西泮、冬眠药物、苯巴比妥钠
降压	为预防子痫、心脑血管意外和胎盘早剥等并发症。收缩压≥160mmHg或舒张压≥110mmHg的高血压孕妇必须降压治疗,收缩压≥140 mmHg或舒张压≥90mmHg的高血压孕妇可以使用降压治疗;妊娠前已经使用降压药物进行治疗的孕妇,继续进行降压治疗。	拉贝洛尔、硝苯地平、尼莫地平、酚妥拉明等
利尿	当患者出现全身性水肿、肺水肿、脑水肿、肾功能不全、急性左心衰时,酌情使用	呋塞米

三、出院时

1. 诊疗情况　产妇在ICU观察一天后返回病房, Bp130/80mmHg,无头痛头晕及视物不清症状,切口敷料干燥,宫底脐下1指,阴道出血量少,导尿管通畅,尿色清。术后母儿病情稳定,产妇血压稳定于110~120/75~80mmHg,子宫收缩好,阴道出血少,母乳喂养情况良好,于术后五天行腹部拆线,拟办理出院。

2. 护理要点

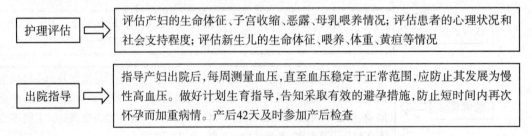

护理评估 ⇒	评估产妇的生命体征、子宫收缩、恶露、母乳喂养情况;评估患者的心理状况和社会支持程度;评估新生儿的生命体征、喂养、体重、黄疸等情况
出院指导 ⇒	指导产妇出院后,每周测量血压,直至血压稳定于正常范围,应防止其发展为慢性高血压。做好计划生育指导,告知采取有效的避孕措施,防止短时间内再次怀孕而加重病情。产后42天及时参加产后检查

知识拓展 ··

妊娠期高血压疾病的中医护理

妊娠高血压疾病涵盖了中医的"子肿、子晕、子痫"。妊娠中晚期,肢体面部或全身发生肿胀者,称为"子肿"。本病的发生有因水致肿和因气致肿之别。因水者为素体脾气虚弱,或孕后过食生冷伤及脾阳,脾失健运;或素体肾虚,失于温煦,孕后阴血下聚养胎。有碍肾阳敷布,膀胱气化不利,水湿泛滥,溢于肌肤而为肿;因气者为素多忧郁,情志不畅,肝失条达,加之胎体渐大,影响气机升降,致清阳难升,浊阴下滞于肌肤而发为肿胀。应遵循"治病与安胎并举"的原则,在利水化湿的同时,适当配合益气、养血、补肾之品以安固胎元。慎用滑利、峻下、逐水、耗散之品,以免损伤胎元。

妊娠中晚期,出现头晕目眩,视物昏花,或伴面浮肢肿,甚至眩晕,称为"子晕"。子晕多由素体阴血不足,或脾胃虚弱,或心肝火旺,加之妊娠后,阴血下聚以养胎元,精血重虚,肝失所养,肝阳上亢而发为子晕。故平肝浴阳为治疗大法,并应根据其不同证型佐以滋阴、清热、扶脾等法。

妊娠晚期,或正值产时、产后,突然出现眩晕倒仆,昏不知人,手足抽搐,全身强直,双目上视,须臾醒,醒复发,甚或昏迷不醒者,称"子痫"。子痫常是由于子肿、子晕未能及时治疗控制,因湿邪未去,聚而成痰,阴虚火旺,灼津烁液成痰,痰火上蒙清窍;或肝阳上亢进一步发展为肝风内动所致,当平肝熄风,止痉开窍,必要时采用中西医结合治疗。

【综合模拟人模拟场景设置】

情景	模拟人的参数设置和台词设计	护理实践操作内容
场景一: 产科高危病房 入院时	模拟人表现:神志清,T=36.8℃,P=82次/分,Bp=150/90mmHg,R=20次/分,腹部膨隆,巩膜无黄染,肝、脾未触及,双下肢水肿(++)。腹围103cm,宫高32cm,胎位LOA,胎心150次/分,先露浮,胎膜未破,无宫缩及阴道见红,骨盆外测量正常。 台词(患者主诉):无特殊不适感	1. 单人房间、安静、避光、床边备好急救用物; 2. 向患者进行自我介绍,核对核实患者身份; 3. 病史询问; 4. 身体评估; 5. 测血压、听胎心音; 6. 吸氧; 7. 根据评估结果,实施所需的护理措施并记录
场景二: 产科高危病房 住院过程 入院当天下午	模拟人表现:神志清,T=36.9℃,P=84次/分,Bp=160/100mmHg,R=22次/分,胎心160次/分,翻身试验阳性。 台词(患者主诉):我有点头晕,眼花,看东西不是很清楚	1. 病情评估; 2. 静脉滴注硫酸镁; 3. 做好用药护理; 4. 讨论患者出现头痛头晕、眼花的原因与机制; 5. 对患者进行妊娠子痫的预防指导
医嘱:5%葡萄糖注射液500ml+25%硫酸镁30ml静脉滴注,立即;硝苯地平片10mg口服,每日3次;地塞米松磷酸钠6mg肌内注射,每12小时1次,共4次		
场景三: 产科高危病房 入院后第三天	模拟人表现:早上10时30分,T=37℃,P=80次/分,Bp=160/110mmHg,R=22次/分,胎心150次/分。 台词(患者主诉):我无头痛头晕,无腹痛,无阴道出血,阴道少量流液	1. 病情询问; 2. 监测胎心、血压、脉搏、呼吸; 3. 给孕妇取头低臀高位,吸氧; 4. 做好剖宫产术前准备; 5. 讨论出现阴道流液的原因
医嘱:术前备皮;留置导尿;备血;0.9%氯化钠注射液250ml+头孢噻肟钠4g,术前静脉滴注		
场景四: 产休病房 出院时	模拟人表现:术后母儿病情稳定,产妇血压120/75mmHg,子宫收缩好,阴道出血少,母乳喂养情况良好,腹部切口无渗血,愈合好,已腹部拆线。 台词(患者主诉):我无不适,乳汁多	1. 评估病情; 2. 介绍出院手续办理程序; 3. 出院指导
医嘱:	注意休息,定时复查	

【模拟实训案例题1】

一、入院时

1. 诊疗情况　患者王女士，女，27岁，已婚。因"孕38^{+3}周，全身浮肿4天，视物模糊1天"于今日上午9时来院就诊，入院前4天自觉全身浮肿，未行特殊处理，于昨日出现视物模糊，伴晨起头晕，无心慌、胸闷等不适，于当地诊所测血压为160/100mmHg，无腹痛、阴道出血和流液。今来我院，门诊测血压150/95mmHg，以"①孕3产1孕38^{+3}周头位待产；②妊娠期高血压"收入院。停经以来，精神、饮食、睡眠好，大小便正常，体力无变化，体重渐增。

既往史：平素体健，否认高血压、冠心病等其他慢性病史；否认肝炎、结核等传染病史，否认药物、食物过敏史，否认重大手术外伤史，预防接种史不详。

家族史：父亲已去世，母亲有高血压，有1个弟弟，体健。

婚育史：结婚八年，育有1子，丈夫体健，家庭和睦。

月经史：平素月经规律，初潮13岁，6天/28~32天，月经量中等，无痛经。

体格检查：T36.0℃；P86次/分；R20次/分；Bp160/100mmHg。神志清，精神好。皮肤黏膜无黄染及出血点，头颅及颈部外观无异常，全身浅表淋巴结未及肿大，心率86次/分，律齐，双肺呼吸音清晰，未闻及啰音，腹部隆起，无压痛、反跳痛，双下肢中度水肿。

产科检查：宫高33cm，腹围93cm，胎心150次/分，胎先露头，LOA，未入盆，无宫缩，未破水。肛诊：宫口未开，胎膜全，先露-2。骨盆外测量值正常。

辅助检查：患者入院后查血常规：白细胞计数6.0×10^9/L，中性粒细胞占60%，血红蛋白156g/L，血小板计数165×10^9/L，血型：O型Rh（＋），凝血功能示：凝血酶原时间10.60S，活动度135.00%，部分凝血酶原时间20.90S。尿蛋白（＋＋）。胎心监测示NST反应型。

2. 模拟实训问题

（1）当患者进入病房，你作为责任护士应该如何做好安置床位和进行入院接待？（角色扮演）

（2）患者入院后，请对其进行护理体检。（角色扮演）

（3）请简述患者的用药注意事项及护理要点。（口述）

二、住院过程中

1. 诊疗情况　入院后诊断：孕3产1孕38^{+3}周头位待产，妊娠期高血压疾病。入院后医嘱：一级护理，暂禁食；氧气吸入；完善各项辅助检查；硝苯地平片10mg口服，每日1次；5%葡萄糖注射液500ml+25%硫酸镁30ml静脉滴注以解痉治疗。患者入院8小时后，出现双目固定，牙关紧闭，全身强制性抽搐，持续1分钟后，抽搐停止，神志转清。医护人员经过急救处理，并予以解痉、降压、镇静治疗后，血压稳定。

2. 模拟实训问题

（1）请问患者可能出现了什么情况？（小组讨论）

（2）请针对该患者出现的症状进行急救处理。（角色扮演）

（3）请分析患者出现这些症状的原因。（小组讨论）

（4）请简述该患者的主要评估要点。（口述）

（5）请问该患者的分娩过程中护理配合应注意什么？（小组讨论）

三、出院时

1. 诊疗情况　经过治疗，孕妇病情稳定，于两天后平产自娩一男婴，重3300g。现产妇神志清，精神状况良好，血压稳定，各项实验室指标基本正常，子宫收缩好，阴道出血量少，会阴切口愈合良好，准备出院。

2. 模拟实训问题　请你对产妇及家属进行出院健康指导。（角色扮演）

【模拟实训案例题2】

一、入院时

1. 诊疗情况　患者王女士，32岁，已婚，G_3P_0。主诉：停经55天，阴道流血10天，下腹隐痛1天。既往月经规律，5/35天，末次月经：2015年1月24日。于2015年3月6日因停经40天，自测尿妊娠试验阴性，3月7日无诱因出现阴道少量流血，无下腹痛，以为月经，未在意。3月17日因阴道流血10天至外院就诊，发现右侧附件包裹性无回声（建议复查），血HCG：661.30IU/L，并出现下腹痛，为进一步明确诊断来院就诊。门诊阴超提示：右侧附件混合性包块，疑似异位妊娠，急诊以"异位妊娠？"收治入院。患者神志清，精神可，饮食睡眠可，大小便正常，无恶心、呕吐，无发热。

既往史：平素健康状况一般。否认高血压、冠心病等其他慢性病史；否认肝炎、结核等传染病史，否认药物、食物过敏史，否认重大手术外伤史，预防接种史不详。无地方病地区居住史，无吸烟饮酒史，无毒品接触史。

婚育史：结婚年龄25岁，孕3产0，自然流产1次，人工流产2次，顺产0次，阴道助产0次，剖宫产0次，死产0次。

月经史：12岁月经初潮，经期5天，周期35天。经量正常，无痛经，周期规则。

家族史：父母均健在，无家族遗传病史。

体格检查：T36.5℃，P86次/分，R19次/分，Bp128/70mmHg。神志清楚，步入病房，查体合作。皮肤、黏膜色泽正常，湿度正常，弹性良好，未见水肿、出血点、皮疹、蜘蛛痣、皮下结节或肿块、黏膜溃疡及瘢痕。头颅及颈部外观无异常。全身及局部浅表淋巴结未及肿大。心率88次/分，律齐，未闻及额外心音及心脏杂音，未闻及心包摩擦音。双肺呼吸音清，未闻及干湿啰音及哮鸣音。语音传导对称，无增强或减弱，无胸膜摩擦音。腹软，右下腹轻压痛，无反跳痛，移动性浊音阴性。

妇科查体：外阴发育正常，阴毛呈女性分布，阴道通畅，少量暗红色血迹，宫颈光，肥大，宫颈举痛、摇摆痛（－）；子宫前位，略大，质软，轻压痛，右侧附件区增厚，轻压痛，未触及明确包块。

辅助检查：血常规：白细胞计数7.0×10^9/L，血小板计数150×10^9/L，血红蛋白98g/L，尿妊娠试验：（＋）。阴道B超：子宫前位，大小约$70 \times 56 \times 48cm^3$，子宫内膜厚9mm，右附件区可见约$30 \times 25 \times 20cm^3$混合回声，盆腔少量积液。

2. 模拟实训问题

（1）患者入院后，请对其进行护理体检。（角色扮演）

（2）请分析患者妊娠期间出现阴道流血和腹痛症状的可能原因,应与哪些疾病区别?（小组讨论）

（3）简述该患者的病情观察要点和护理要点。（口述）

二、住院过程中

1. 诊疗情况　初步诊断:异位妊娠待排。入院后诊疗计划:一级护理,生命体征监护,暂禁食;完善相关检查:如血HCG,后穹隆穿刺等明确诊断;给予补液,止血等对症处理,根据检查结果及病情变化选择治疗方案。患者入院后经过补液、止血对症等治疗后,阴道出血增多,腹痛加重,神志清,生命体征稳定,无胸闷心悸、无恶心呕吐,无四肢乏力等。实验室检查报告显示:血HCG:2040U/L;B超:盆腔中等量积液,右附件区增厚;心电图:窦性心动过速,正常心电图;肝、肾功能及出、凝血检查正常;后穹隆穿刺阴性。医嘱行"腹腔镜探查术"。在全麻下行"腹腔镜右侧输卵管切除术+盆腔粘连松解术",术中顺利,安返病房。

2. 模拟实训问题

（1）该患者手术或药物治疗后,其治疗效果的主要判断指标是什么?（小组讨论）

（2）请阐述盆腔粘连和输卵管妊娠的关系。（口述）

（3）请简述患者术前准备和术后护理要点。（口述）

（4）若患者出现异位妊娠破裂,应如何急救处理?（角色扮演）

三、出院时

1. 诊疗情况　术后予以监测生命体征,预防感染、止血、吸氧、补液、对症治疗。现腹部切口已拆线,愈合好,腹软,无压痛和反跳痛,肠鸣音正常。术后病理检查结果显示:右侧输卵管+妊娠物,符合输卵管妊娠,医嘱出院。

2. 模拟实训问题　请你对患者及家属进行出院健康指导。（角色扮演）

【综合性课后思考题】

1. 子痫对母亲和胎儿有什么影响?

2. 请查阅文献资料,简述妊娠高血压孕妇补钙的方法。

3. 请为实训案例中的妊娠高血压疾病患者制订一份介绍"孕期检查程序与内容"的健康教育宣传手册。

4. HELLP综合征以溶血(hemolysis,H)、肝酶升高(elevated liver enzymes,EL)和血小板减少(low platelets,LP)为特点,是妊娠期高血压疾病的严重并发症。请为该患者和家属制订一份疾病知识手册。

5. 请制订一份异位妊娠保守治疗的护理计划。

（孙一勤）

第四节　月经失调患者护理情景模拟训练

【学习目标】

知识目标: 1. 了解月经失调的病因和发病机制。

2. 熟悉常见月经失调的种类、功能失调性子宫出血的治疗要点及闭经的分类。

3. 掌握功能失调性子宫出血、围绝经期综合征的临床表现及入院护理评估内容。

能力目标: 1. 能对功能失调性子宫出血、围绝经期综合征、闭经患者进行护理评估。

2. 能对功能失调性子宫出血、围绝经期综合征患者进行饮食指导。

3. 能与功能失调性子宫出血患者进行有效沟通。

4. 能对围绝经期综合征及闭经患者进行心理疏导。

5. 能对功能失调性子宫出血、围绝经期综合征及闭经患者进行健康教育。

情感目标: 1. 对患者关心,有耐心和同理心。

2. 有慎独精神,工作责任心强。

【模拟实训演示】

一、入院时

1. 诊疗情况　患者小陈,女,15岁,学生。患者2年前月经初潮,月经量时多时少,周期不定,30~60天一行,3~8天净,无明显痛经,未予以诊治。此次小陈3个月未行经,3天前月经来潮,量多如注,伴头晕、心慌、乏力,无腹痛,无发热。今晨眩晕、乏力加重,如厕时险些晕倒,遂急来医院就诊,门诊以"青春期功能失调性子宫出血、继发性贫血"收入院。患者入院以来,精神软,饮食欠佳,睡眠一般,大小便正常。

既往史: 既往体健,否认血液系统疾病及肝脏疾病病史,否认甲亢等内分泌疾病病史。否认肝炎、结核等传染病史。

家族史: 父母体健,否认遗传病病史。

月经史: 13岁初潮,周期30~60天,经期3~8天,痛经(－)。

婚育史: 未婚,否认性生活史。

体格检查: 神志清,精神软,贫血貌,发育良好,营养中等。T36.8℃,P80次/分,R18次/分,Bp95/60mmHg。身高165cm,体重63.5kg,BMI23.32kg/m²。双乳V级,乳头发育好,无溢乳。专科检查(直肠双合诊): 外阴: 可见较多暗红色血液,余无殊;子宫: 前位,大小正常,质中,活动,无压痛;附件:(－)。患者情绪低落,对病情不愿多讲,与医护人员的交流基本由家长替代,有害羞及恐惧心理。

辅助检查: 血红蛋白77g/L,盆腔B超示子宫内膜厚1.1cm。

2. 护理要点

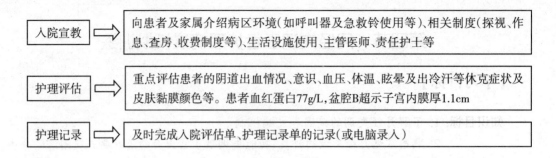

入院宣教	向患者及家属介绍病区环境(如呼叫器及急救铃使用等)、相关制度(探视、作息、查房、收费制度等)、生活设施使用、主管医师、责任护士等
护理评估	重点评估患者的阴道出血情况、意识、血压、体温、眩晕及出冷汗等休克症状及皮肤黏膜颜色等。患者血红蛋白77g/L,盆腔B超示子宫内膜厚1.1cm
护理记录	及时完成入院评估单、护理记录单的记录(或电脑录入)

知识拓展

子宫内膜厚度

　　子宫内膜的厚度是随卵巢的周期性变化而变化的,月经周期第5天起子宫内膜处于增生期,内膜不断增厚至月经第14天,可增厚至3~4mm;月经后半周期,内膜处于分泌期,但仍继续增厚,至月经来潮前内膜厚可达10mm以上。子宫内膜过薄提示雌激素水平低,女性可以出现月经延期、月经量少,甚至闭经。子宫内膜过厚说明内膜持续受雌激素影响出现过度增生,必须警惕不典型增生甚至癌前病变,内膜过厚一旦出血则血量大或血流不止。

二、住院过程中

　　1. 诊疗情况　　患者入院后医师根据其临床表现及辅助检查,诊断为:无排卵型功能失调性子宫出血、继发性贫血。综合治疗方案为:迅速止血、卧床休息、预防感染、纠正贫血,血止后调整周期、恢复排卵。目前最为重要的治疗措施是止血,应用复方单相口服避孕药去氧孕烯炔雌醇片(妈富隆,每片含去氧孕烯0.15mg与炔雌醇30μg),每6小时一片,血止后每3日递减1/3量直至维持量(每日一片),共21日停药。同时予头孢曲松钠(罗氏芬)注射液1g静滴,每日1次,甲硝唑注射液250ml静滴,每日2次,预防感染;口服宫血宁胶囊0.13g,每日3次,辅助止血;口服琥珀酸亚铁片(速立菲)0.1g,每日3次,补充铁剂,纠正贫血。

　　2. 护理要点

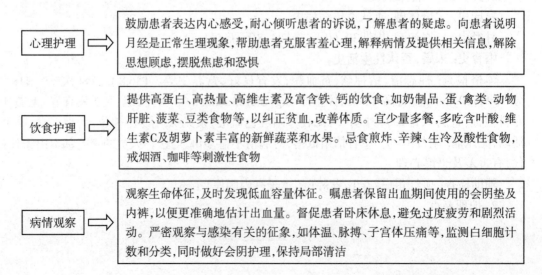

心理护理	鼓励患者表达内心感受,耐心倾听患者的诉说,了解患者的疑虑。向患者说明月经是正常生理现象,帮助患者克服害羞心理,解释病情及提供相关信息,解除思想顾虑,摆脱焦虑和恐惧
饮食护理	提供高蛋白、高热量、高维生素及富含铁、钙的饮食,如奶制品、蛋、禽类、动物肝脏、菠菜、豆类食物等,以纠正贫血,改善体质。宜少量多餐,多吃含叶酸、维生素C及胡萝卜素丰富的新鲜蔬菜和水果。忌食煎炸、辛辣、生冷及酸性食物,戒烟酒、咖啡等刺激性食物
病情观察	观察生命体征,及时发现低血容量体征。嘱患者保留出血期间使用的会阴垫及内裤,以便更准确地估计出血量。督促患者卧床休息,避免过度疲劳和剧烈活动。严密观察与感染有关的征象,如体温、脉搏、子宫体压痛等,监测白细胞计数和分类,同时做好会阴护理,保持局部清洁

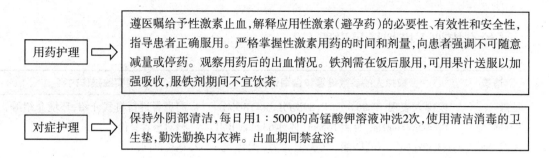

用药护理 ⇒ 遵医嘱给予性激素止血,解释应用性激素(避孕药)的必要性、有效性和安全性,指导患者正确服用。严格掌握性激素用药的时间和剂量,向患者强调不可随意减量或停药。观察用药后的出血情况。铁剂需在饭后服用,可用果汁送服以加强吸收,服铁剂期间不宜饮茶

对症护理 ⇒ 保持外阴部清洁,每日用1∶5000的高锰酸钾溶液冲洗2次,使用清洁消毒的卫生垫,勤洗勤换内衣裤。出血期间禁盆浴

三、出院时

1. 诊疗情况　患者阴道出血已止,仍觉乏力,偶有头晕,胃纳一般,睡眠佳,大小便正常,无发热,无腹痛。出院前治疗方案:去氧孕烯炔雌醇片(妈富隆)每日一片,直至服完一个周期(21片),琥珀酸亚铁(速立菲)0.1g口服,每日3次,阿奇霉素片0.25g口服,每日1次。患者病情稳定,准予出院。

2. 护理要点

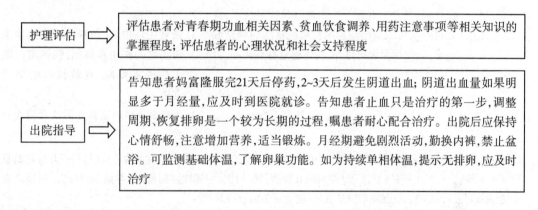

护理评估 ⇒ 评估患者对青春期功血相关因素、贫血饮食调养、用药注意事项等相关知识的掌握程度;评估患者的心理状况和社会支持程度

出院指导 ⇒ 告知患者妈富隆服完21天后停药,2~3天后发生阴道出血;阴道出血量如果明显多于月经量,应及时到医院就诊。告知患者止血只是治疗的第一步,调整周期、恢复排卵是一个较为长期的过程,嘱患者耐心配合治疗。出院后应保持心情舒畅,注意增加营养,适当锻炼。月经期避免剧烈活动,勤换内裤,禁止盆浴。可监测基础体温,了解卵巢功能。如为持续单相体温,提示无排卵,应及时治疗

知识拓展

功能失调性子宫出血的中医治疗

西医治疗功能失调性子宫出血主要依靠性激素,相对而言中医治疗副作用少,特别是中药调整周期更加安全、有效,更易于被青春期患者接受。"功能失调性子宫出血"属中医"崩漏"范畴,其发生的主要机制是由于冲任损伤,不能固摄所致。导致冲任损伤的原因,多是血热、气虚、气郁、血瘀等,其中以血热、气虚最为常见。"塞流"、"澄源"、"复旧"为治疗功能失调性子宫出血三大法则。塞流即是止血,常以收敛固涩之法为主,酌情选用十灰散、云南白药、紫地宁血散等。澄源即是求因治本。崩漏是由多种原因引起的,针对引起崩漏的具体原因,采用补肾、健脾、清热、理气、化瘀等法,使崩漏得到根本上的治疗。塞流、澄源两法常常是同步进行的。复旧即是调理善后。崩漏在血止之后,应理脾益肾以善其后。补益肾气,重建月经周期,才能使崩漏得到彻底的治疗。

【综合模拟人模拟场景设置】

情景	模拟人的参数设置和台词设计	护理实践操作内容
场景一： 妇科病房 入院时	模拟人表现：T=36.8℃；P=80次/分；R=18次/分；Bp=95/60mmHg；身高165cm，体重63.5kg；BMI 23.32kg/m^2。双乳V级，乳头发育好，无溢乳。 专科检查(直肠双合诊)：外阴：可见较多暗红色血液，余无殊；子宫：前位，大小正常，质中，活动，无压痛；附件(−)。辅助检查：血红蛋白77g/L，盆腔B超示子宫内膜厚1.1cm。 台词(患者主诉)：我什么都不知道，你们问我妈妈吧，我只知道差点晕倒了	1. 向患者进行自我介绍，环境介绍等，核对患者身份； 2. 病史询问； 3. 身体评估； 4. 直肠双合诊； 5. 根据评估结果，实施所需的护理措施并记录
场景二： 妇科病房 住院过程 (第三天)	模拟人表现：T=36.7℃；P=76次/分；R=17次/分；Bp=95/65mmHg；意识清晰，精神软。 台词(患者主诉)：今天出血好像明显少了，我是不是可以少吃点药啊？听说这些药都是激素，副作用很大！另外，我还感觉有点恶心，胃口不太好	1. 病情评估：检查卫生垫，评估出血情况，测量生命体征。 2. 会阴护理。 3. 做好用药护理：解释应用性激素类药止血的作用和机制，强调遵医嘱用药的重要性；宣教铁剂的服药方法。 4. 为患者提供纠正贫血的饮食调养宣教

医嘱：去氧孕烯炔雌醇片(妈富隆)，每6小时一片，血止后每3日递减1/3量直至维持量(每日一片)，共21日停药。同时予头孢曲松钠(罗氏芬)注射液1g静滴，每日1次，甲硝唑注射液0.5g静滴，每日2次；口服宫血宁胶囊0.13g，每日3次；口服琥珀酸亚铁片(速立菲)0.1g，每日3次

情景	模拟人的参数设置和台词设计	护理实践操作内容
场景三： 妇科病房 出院时	模拟人表现：T=36.8℃；P=78次/分，R=16次/分，Bp=92/65mmHg。 台词(患者主诉)：出血完全止住了，就是还是没力气，其他没什么不舒服的。	1. 评估病情； 2. 介绍出院手续办理程序； 3. 出院指导

医嘱：出院带药：去氧孕烯炔雌醇(妈富隆)每日一片，直至服完一个周期(21片)；琥珀酸亚铁(速立菲)0.1g，每日2次；阿奇霉素片0.25g，每日1次

【模拟实训案例题1】

一、入院时

1. 诊疗情况　患者周女士，50岁，1年多前开始出现月经不调，主要表现为月经量多，持续时间长，周期或长或短。出血时子宫内膜诊刮病理报告示：增生期子宫内膜，B超提示子宫内膜增厚，余无明显异常。后口服避孕药3个月，月经规则、经量明显减少，停药后行经2次，

此后无阴道流血流液,出现烘热、出汗、心慌、失眠、头痛、烦躁易怒、记忆力下降等症状,症状逐渐加重,无法坚持正常工作。50天前患者闭经4个月后突然出现少量不规则阴道出血,3天后血量明显增多,多于既往月经量,每天需用10余片卫生巾。无腹痛,既往无血液病史,至门诊行诊刮提示:子宫内膜腺囊性增生过长,术后服妇康片及"消炎药",阴道出血6天后止。10天前患者月经来潮,量少,5天净。为求进一步治疗遂收入院。

既往史:糖尿病史5年,血糖控制欠佳。高血压病史3年,平时服用降压药(具体不详)。否认冠心病等其他慢性病史;否认肝炎、结核等传染病史。否认重大手术外伤史,预防接种史不详。

家族史:父亲已去世,死因不详。母亲身体健康。有2姐1弟,1姐有糖尿病史10年。

月经史:14岁初潮,经期规律3~5天/30~37天,1年多前开始月经紊乱,口服避孕药3个月,停药后行经2次闭经。

婚育史:26岁结婚,1-0-1-1,丈夫和子女体健,家庭和睦。

体格检查:重度贫血貌,T38.5℃,P80次/分,R20次/分,Bp138/85mmHg。测末梢血糖21.4mmol/L。妇科检查:外阴无殊,子宫前位,正常大小,活动度可,无压痛,双侧附件区无压痛,未触及包块。

辅助检查:血红蛋白52g/L。B超:宫腔见少量液性暗区,盆腔内未见其他异常回声。诊断性刮宫内膜病理检查示:子宫内膜腺囊型增生过长。

2. 模拟实训问题

(1)患者入院后一直追问医护人员:"为什么'大姨妈'不正常也要做手术?""做什么手术啊?是不是要切子宫?"……请向患者进行术前宣教,解决其对手术存在的困惑和恐惧。(角色扮演)

(2)患者入院后,请对其进行妇科专科检查。(角色扮演)

(3)患者的术前准备和注意事项都有哪些?(口述、角色扮演)

二、住院过程中

1. 诊疗情况 入院后诊断:绝经过渡期功能失调性子宫出血、围绝经期综合征、子宫内膜增生症。入院后医嘱:二级护理,氧气吸入,完善各项辅助检查,积极控制血糖和血压,纠正贫血,完善宫腔镜术前准备。血糖、血压控制稳定,贫血得到改善后,患者于全麻下行宫腔镜了宫内膜电凝破坏术,手术经过顺利,术中出血不多,安返病房。术后予克林霉素静滴预防感染,0.3g/次,每日2次;琥珀酸亚铁片(速立菲)口服0.1g/次,每日3次,纠正贫血;中成药补肾益脑丸、坤宝丸治疗围绝经期综合征,待其术后恢复后,再全面评估考虑是否应用激素替代疗法(HRT)及应用方案。药物治疗同时加强心理护理。

2. 模拟实训问题

(1)患者由观察室转入病房,护士应如何进行交接班?(角色扮演)

(2)手术当天应向患者交代的注意事项是什么?(角色扮演)

(3)术后患者应如何饮食?(小组讨论)

(4)请为患者进行会阴护理。(角色扮演)

三、出院时

1. 诊疗情况 经过手术治疗,患者已无月经量过多之虞,也基本杜绝患子宫内膜癌的风险。现患者术后恢复良好,面色渐红润,精神较倦怠,情绪尚不稳定,烘热汗出的症状仍明显。手术已基本康复,围绝经期综合征需长期调养,准备出院,此后长期随访。

2. 模拟实训问题

(1)请对患者及家属进行出院健康指导。(角色扮演)

(2)你认为患者是否适合激素替代疗法,该如何进行评估?(小组讨论)

【模拟实训案例题2】

一、入院时

1. 诊疗情况　患者张女士,32岁,1年半前因停经50天行人工流产术,术后少许阴道出血1周,之后1年余无月经来潮,无周期性下腹痛,无明显体重变化,无恶心呕吐,无泌乳,无潮热、心慌及烦躁等不适。既往月经规律,5~6天/30天,量中,无痛经。曾2次在当地医院服用安宫黄体酮8mg,每日1次,共7日,停药后无阴道出血。两月前门诊予人工周期治疗,结合雌激素片(倍美力)0.625mg,每日1次,共28天,后14天加用安宫黄体酮6mg,停药两周无撤退性出血。为求进一步诊治收入院。

既往史:既往体健,否认冠心病等其他慢性病史,否认肝炎、结核等传染病史,否认重大手术外伤史,预防接种史不详。

家族史:父母体健,一姐一弟均体健。

月经史:14岁初潮,既往经期规律,5~6天/30天,1年前行人流术后闭经,曾行2次孕激素试验均无撤退性出血,2月前行人工周期亦无撤退性出血。

婚育史:24岁结婚,G_2P_1,丈夫和子女体健,工具避孕。

体格检查:全身体检无殊。

专科检查:双侧乳房无泌乳。外阴已婚经产型,阴毛女性分布无脱落;阴道畅,黏膜完整色粉;宫颈光滑,无举痛,子宫前位,正常大小,质地中等,活动好,无压痛;双侧附件区未及异常。

辅助检查:尿HCG阴性。B超:子宫中位,5.3cm×4.2cm×2.3cm,肌层回声均匀,内膜厚0.3cm,宫腔内未见无回声。左卵巢2.4cm×1.9cm×1.0cm,右卵巢2.8cm×1.8cm×1.0cm,内有直径0.3cm无回声区。提示:子宫双侧附件未见异常。激素水平测定:FSH5.7IU/L,LH5.3IU/L,PRL18ng/ml,$E_2$198pg/ml,T1.8nmol/L。

2. 模拟实训问题

(1)闭经患者应如何进行评估?(口述)

(2)请向患者解释其病情。(角色扮演)

(3)闭经患者为何需检查乳房?请为患者进行乳房检查。(角色扮演)

二、住院过程中

1. 诊疗情况　入院后诊断:子宫性闭经;宫腔粘连。入院后医嘱:二级护理;完善各项辅助检查;完善宫腔镜术前准备。根据患者病史、临床表现及各项检查,支持入院诊断,以分离子宫粘连,促进子宫内膜生长为治疗原则。于全麻下行宫腔镜下宫腔分离术,手术经过顺利,成功分离粘连,术中出血量中等,安返病房。术后预防感染、补液治疗为主。术后第5天患者恢复良好,阴道仍有点滴出血,无发热,无腹痛,无异常分泌物,为促进子宫内膜生长,予雌激素片(倍美力)0.625mg,每日1次,连续服用28天,后14天加用地屈孕酮(达芙通)10mg,每日2次。

2. 模拟实训问题

(1)调整月经周期的方法都有哪些?(小组讨论)

(2)患者看到服用的药物为倍美力片,提出质疑:"上次吃的不也是这个药吗?吃了又没用,怎么还吃啊!"请向患者解释原因,并为其提供人工周期治疗的用药指导。(角色扮演)

三、出院时

1. 诊疗情况 患者已住院1周,宫腔镜术后恢复良好,服用倍美力片0.625mg,每日1次,连服3天,患者精神好,无不适,要求出院继续服药。嘱其按要求服雌激素(倍美力片)0.625mg,每日1次,后14天加用地屈孕酮(达芙通)10mg,每日2次,连续服用28天后返院随访,如有异常随时就诊。

2. 模拟实训问题

(1)患者有较为强烈的生育二胎愿望,一直追问医护人员其能否再生育,请为患者作出解答。(角色扮演)

(2)患者出院后的诊疗方案如何?(口述)

【综合性课后思考题】

1. 功能失调性子宫出血的种类包括哪些?各自的临床表现是什么?

2. 基础体温如何测量?如何通过基础体温判断卵巢功能?

3. 含铁丰富的食物有哪些?

4. 何谓激素替代疗法(HRT)?其适应证和禁忌证各有哪些?

5. 围绝经期的激素水平是如何变化的?

6. 子宫内膜增生症与子宫内膜癌的关系是什么?

7. 闭经的定义及分类是什么?

8. 促排卵的方法有哪些?

(肖雯晖)

第五节 妇科肿瘤患者护理情景模拟训练

【学习目标】

知识目标: 1. 了解宫颈癌的发病机制。

2. 熟悉子宫肌瘤的病因和分类。

3. 熟悉宫颈癌发病的相关因素。

4. 掌握子宫肌瘤、子宫内膜异位症的临床表现及入院护理评估内容。

能力目标: 1. 能对行手术治疗的妇科肿瘤患者进行围术期护理。

2. 能指导子宫肌瘤患者饮食。

3. 能与子宫肌瘤患者进行有效沟通,帮助其选择个体化治疗方案

4. 能对妇科恶性肿瘤患者进行心理疏导。能为切除女性器官的患者提供有效的心理护理。

5. 能对妇科肿瘤患者进行健康教育。

情感目标: 1. 对患者关心,有耐心和同理心。

2. 有慎独精神,工作责任心强。

【模拟实训演示】

一、入院时

1. 诊疗情况　患者陈女士,40岁。主诉: 月经量增多3年。患者既往月经正常,周期30天左右,经期5~6天,无痛经,每次月经来潮用卫生巾10多片。近3年来月经周期虽然正常,但经期延长至7天,且月经逐渐增多至每次来潮用卫生巾30多片,有血块,伴下腹坠感,经期感头昏、头晕、四肢无力。

生育史: G_2P_1,10年前足月妊娠自然分娩; 产后半年上环,因月经增多已于1年前取环,取环后月经量无明显减少。发病以来,食欲尚好,有尿频、无尿痛,时感腰酸、无明显腰痛,大便正常,无明显消瘦。

既往身体健康,无身体其他部位出血病史,无抗凝药物使用史。否认肝炎、结核等传染病史; 否认药物、食物过敏史; 否认外伤及手术史。

月经史: 14岁初潮,5~6天/30天,量中等,轻度痛经,白带正常。

生育史: 1-0-2-1。家族史无特殊情况。

体格检查: T37.2℃,P90次/分,R20次/分,Bp110/80mmHg。一般情况可,发育正常,营养状况中等,表情自如,神志清晰,自动体位,检查合作; 皮肤黏膜苍白,无黄染; 全身浅表淋巴结未触及; 头颅及五官无异常,巩膜无黄染,睑结膜苍白; 颈软,气管居中,颈静脉无怒张,甲状腺无肿大; 胸廓无畸形,心肺体检未发现异常; 腹平软,无压痛,无腹壁静脉曲张,肝脾肋下未触及; 脊柱四肢正常。

妇科检查: 外阴发育良好,已婚已产式; 阴道伸展性良好,黏膜无充血,分泌物少、色白、无异味; 宫颈正常大小、质地中等、光滑; 宫体前位、增大如孕3个月大小、形态不规则、质硬、活动好、无压痛; 两侧附件无增厚感、未触及肿块、无压痛。

辅助检查:

(1)血常规: RBC2.9 × 10^{12}/L, Hb54g/L, WBC4.3 × 10^9/L, PLT189 × 10^9/L。

(2)B超: 子宫大小12cm × 11cm × 10cm,子宫前壁见5cm × 5cm × 5cm的稍低回声区,宫底浆膜下见4cm × 3cm × 3cm稍低回声区,子宫后壁2.5cm × 2cm × 2cm稍低回声区,向宫腔内突出,宫腔线不规则,双附件未见异常。

(3)肝、肾功能,心电图,胸片及凝血功能无异常。

2. 护理要点

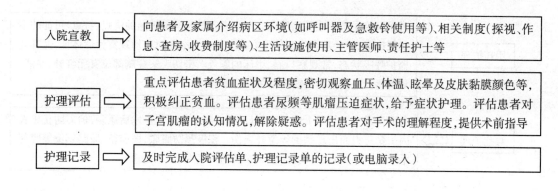

入院宣教	⇒	向患者及家属介绍病区环境(如呼叫器及急救铃使用等)、相关制度(探视、作息、查房、收费制度等)、生活设施使用、主管医师、责任护士等
护理评估	⇒	重点评估患者贫血症状及程度,密切观察血压、体温、眩晕及皮肤黏膜颜色等,积极纠正贫血。评估患者尿频等肌瘤压迫症状,给予症状护理。评估患者对子宫肌瘤的认知情况,解除疑惑。评估患者对手术的理解程度,提供术前指导
护理记录	⇒	及时完成入院评估单、护理记录单的记录(或电脑录入)

知识拓展 ∙∙

子宫肌瘤的治疗进展

子宫肌瘤的常规治疗包括保守治疗和手术切除两大类。随着医学科学的发展,目前出现了许多新的微创治疗手段。较为普及和成熟的有:①子宫动脉栓塞术:通过阻断子宫动脉及其分支,减少肌瘤的血供,从而延缓肌瘤的生长,缓解症状。但该方法可能引起卵巢功能减退,并增加潜在妊娠并发症的风险,对有生育要求的女性一般不建议使用。②宫腔镜子宫内膜切除术:适用于月经量多、没有生育要求但希望保留子宫,或者不能耐受子宫切除术者。

二、住院过程中

1. 诊疗情况　入院诊断:多发性子宫肌瘤、继发性贫血。患者子宫肌瘤及贫血诊断明确,治疗以纠正贫血,手术治疗为原则。目前为重度贫血,予输血、补液积极纠正贫血,以保证其能够耐受手术。因患者为多发性子宫肌瘤,肌瘤大、个数较多,又无需保留生育能力,取得患者知情同意后,行硬麻下子宫次全切术,手术经过顺利,术中出血不多。术后予抗生素预防感染,镇痛泵缓解疼痛,口服琥珀酸亚铁片(速立菲)补铁,0.1g/次,每日3次。

2. 护理要点

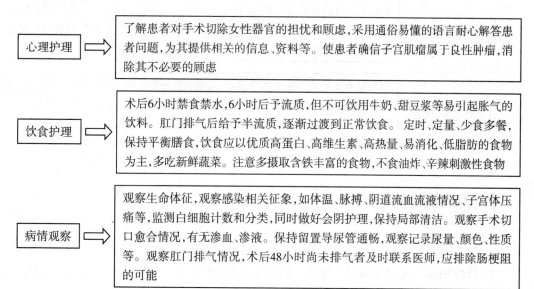

心理护理	⇒	了解患者对手术切除女性器官的担忧和顾虑,采用通俗易懂的语言耐心解答患者问题,为其提供相关的信息、资料等。使患者确信子宫肌瘤属于良性肿瘤,消除其不必要的顾虑
饮食护理	⇒	术后6小时禁食禁水,6小时后予流质,但不可饮用牛奶、甜豆浆等易引起胀气的饮料。肛门排气后给予半流质,逐渐过渡到正常饮食。定时、定量、少食多餐,保持平衡膳食,饮食应以优质高蛋白、高维生素、高热量、易消化、低脂肪的食物为主,多吃新鲜蔬菜。注意多摄取含铁丰富的食物,不食油炸、辛辣刺激性食物
病情观察	⇒	观察生命体征,观察感染相关征象,如体温、脉搏、阴道流血流液情况、子宫体压痛等,监测白细胞计数和分类,同时做好会阴护理,保持局部清洁。观察手术切口愈合情况,有无渗血、渗液。保持留置导尿管通畅,观察记录尿量、颜色、性质等。观察肛门排气情况,术后48小时尚未排气者及时联系医师,应排除肠梗阻的可能

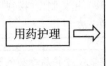

遵医嘱给予抗生素预防感染。向患者宣教麻醉泵镇痛的优点、特点、可能的不良反应等,教会患者家属使用方法。使用麻醉泵时密切观察生命体征,尤其应监护呼吸状态,常观察口唇、甲床的颜色。密切观察穿刺部位有无红肿、渗液,局部每天进行消毒。铁剂需在饭后服用

对症护理⟹帮助患者术后早期下床活动,以促进胃肠功能恢复及术后康复,但需防止患者因头晕乏力而出现跌倒等意外损伤。积极预防腹胀、尿潴留、尿路感染等腹部手术术后并发症,一旦发现异常立即通知医师,及时处理

知识拓展

中医护理技术防治术后尿潴留

　　腹部手术患者由于不习惯卧位排尿、留置导尿管的机械性刺激及麻醉药物影响等原因,可出现术后尿潴留。为预防尿潴留多采用鼓励患者定期坐起排尿、听流水声、热敷等方法。中医护理技术方法简便,效果良好,对于防治术后尿潴留更为积极主动,常用的方法有:①灸法:关元、足三里。隔姜灸,2~5壮,5~15分钟。②针刺法:中极、气海、关元、肾俞、三阴交、足三里。平补平泻,留针15分钟,针后加艾灸,每穴灸30分钟。③药熨法:老姜1000g,热敷神阙、关元。④耳穴埋豆法:取耳穴:膀胱、肾、尿道、三焦、腹、皮质下、肺。

三、出院时

　　1.诊疗情况　患者术后继续抗感染,纠正贫血,并经积极护理,切口愈合良好,7天拆线。导尿管已拔除,患者自主排尿。术后28小时肛门排气,52小时排便,饮食恢复正常。患者术后恢复良好,无明显不适症状,准予出院。

　　2.护理要点

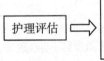

评估患者所拥有的支持系统,如亲属参与照顾的能力和程度、自我护理能力等。评估患者的心理状态,疾病相关知识的掌握程度等。评估患者日常活动能力,可能的并发症等

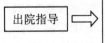

指导患者执行腹部肌肉增强运动,逐渐加强腹部肌肉力量。术后2月内避免提举重物,避免从事会增加盆腔充血的活动,如跳舞、久站等。未经医师同意避免阴道冲洗和性生活。1月后返院复查,期间如出现阴道流血、异常分泌物、腹痛等情况随时就诊

【模拟实训案例题1】

一、入院时

　　1.诊疗情况　患者朱女士,38岁。因经期腹痛1年就诊。患者半年前开始出现经期腹

痛,开始2次尚可忍受,逐渐加重,服用止痛药后可稍缓解。患者13岁初潮,平素月经规则,6天/30天,经量中等,既往无痛经,26岁结婚,28岁足月分娩一男婴,36岁因带环妊娠行人工流产术及取环术,术后1个月余因宫颈粘连行宫颈扩张术,其后工具避孕,有时有性交痛。妇科检查:子宫后倾位,活动度欠佳,右侧附件区可扪及一直径6cm囊性包块,不活动。左侧附件(−),宫骶韧带处可触及数个黄豆大小结节,有触痛。B超检查:子宫7.0cm×3.5cm×3.0cm,右侧附件区见6.1cm×6.0cm×5.2cm囊性包块,其内透声差。

2. 模拟实训问题

(1)为进一步明确诊断,患者还需做哪些检查?(口述)

(2)患者入院后多次向医护人员表示:"你们赶紧帮我把子宫拿掉吧,每次例假都生不如死,感觉活不下去了……"请向患者讲解选择目前治疗方案的原因和目的。(角色扮演)

(3)为患者进行术前腹部常规消毒。(角色扮演)

二、住院过程中

1. 诊疗情况　入院后诊断:盆腔子宫内膜异位症、右卵巢巧克力囊肿。入院后医嘱:二级护理,完善各项辅助检查,完善腹腔镜术前准备。经充分术前准备后,全麻下行腹腔镜检查,确诊为盆腔子宫内膜异位症,卵巢巧克力囊肿,行巧克力囊肿剥除术+盆腔子宫内膜异位病灶切除或烧灼术,术后予抗生素预防感染。

2. 模拟实训问题

(1)术后患者出现肩臂酸痛,请分析可能的原因,并为患者提供对症护理。(角色扮演)

(2)请为患者提供术后饮食指导。(角色扮演)

三、出院时

1. 诊疗情况　患者诊断明确,手术经过顺利,术后恢复良好,病情平稳,准予出院。出院医嘱:阿奇霉素片0.25g口服,每日1次。

2. 模拟实训问题

(1)患者十分担心疾病复发,请向其介绍预防子宫内膜异位症复发的注意事项。(角色扮演)

(2)请对患者及家属进行出院健康指导。(角色扮演)

【模拟实训案例题2】

一、入院时

1. 诊疗情况　患者王女士,22岁。主诉:阴道接触性出血半年。患者平时月经正常,半年前同房后阴道少量出血,未到医院诊治。近期同房后阴道出血较前增多,白带中夹有血丝,但无腹痛,无尿频、尿急、尿痛,无便秘、下肢浮肿。到医院就诊,妇检及宫颈病理活检后以"宫颈鳞癌"收入院。发病以来无发热,无恶心、呕吐,二便正常,无体重减轻。

患者既往体健,否认手术及外伤史。月经规则、量中等、未婚,16岁开始性生活,有多个性伴侣,无生育史。父母体健,否认直系亲属恶性肿瘤病史。

体格检查: T36.8℃, P80次/分, R18次/分, Bp100/65mmHg。一般情况可,发育正常,营养中等,神志清楚,检查合作; 皮肤黏膜无黄染及出血点,全身浅表淋巴结无肿大; 头颅无畸形,巩膜无黄染; 颈软,气管居中,颈静脉无怒张,甲状腺无肿大; 胸廓无畸形,两肺呼吸音清,未闻及干湿性啰音; 心界无扩大,心率80次/分,律齐,各瓣膜未闻及病理性杂音; 腹平软,无腹壁静脉曲张,未触及腹部包块,移动性浊音阴性,肠鸣音正常; 四肢活动正常,无畸形,无浮肿; 神经系统检查无异常。

妇科检查: 外阴已婚未产式; 阴道: 通畅,穹隆存在; 宫颈: 呈不规则菜花状,直径约4cm,触及时出血明显,宫旁无增厚; 宫体: 如正常大小、无压痛、活动好; 附件: 未触及包块。

辅助检查: 血常规: RBC3.3×10^{12}/L, Hb105g/L, WBC4.3×10^9/L。肝、肾功能,胸片,心电图检查结果均正常。B超: 子宫及双附件未见异常,宫颈部不规则强回声光团提示宫颈肿块。CT: 宫颈肿瘤,腹盆腔淋巴结未见肿大。宫颈活检: 宫颈鳞状细胞癌Ⅱ级。

2. 模拟实训问题

（1）患者的治疗原则是什么?（口述）

（2）宫颈癌发病的相关因素有哪些?（小组讨论）

（3）患者得知病情后情绪十分低落,请为其提供心理护理。（角色扮演）

（4）患者进行化疗期间,病情观察的重点是什么?（小组讨论）

二、住院过程中

1. 诊疗情况　入院后诊断: 宫颈癌(I$_b$期)。入院后医嘱: 二级护理; 紫杉醇与顺铂联合化疗方案(TP): 紫杉醇210mg溶于500ml生理盐水中静脉滴注,间隔1h给予顺铂112.5mg,每日1次; 腔内后装放疗。

入院后患者经TP化疗及腔内后装放疗,局部癌灶缩小,完善各项术前准备后,行广泛性子宫切除术及盆腔淋巴结切除术。因患者年轻,尚未生育,根据其病理分型,保留双侧卵巢。术后常规抗感染、补液。

2. 模拟实训问题

（1）请为患者提供术前指导。（角色扮演）

（2）请为患者进行留置导尿管的护理。（角色扮演）

（3）患者的术后护理与一般的腹部手术后护理有何区别?（小组讨论）

三、出院时

1. 诊疗情况　患者术后恢复良好,手术切口愈合佳,目前无出血和感染等异常情况,准予出院。

2. 模拟实训问题

（1）请为患者提供出院后的随访指导。（角色扮演）

（2）请指导患者术后锻炼腹部肌肉的方法。（角色扮演）

（3）患者对于切除子宫而丧失生育能力感到十分失落,同时也觉得自己已经"不是女人了",请为其进行心理护理,并消除误解。（角色扮演）

【综合性课后思考题】

1. 子宫肌瘤如何分类？其与临床表现有何联系？
2. 子宫颈癌的发病机制是什么？
3. 什么叫CIN？CIN如何处理？
4. 什么叫子宫内膜异位症？子宫内膜异位症发生的原因是什么？
5. 如何预防子宫内膜异位症？
6. 卵巢肿瘤的分类有哪些？

（肖雯晖）

第六章
儿科疾病患儿护理情景模拟

第一节　新生儿疾病患儿护理情景模拟训练

【学习目标】

知识目标: 1. 了解新生儿胆红素代谢的特点和新生儿寒冷损伤综合征的发病机制。

2. 熟悉新生儿黄疸的分类、生理性与病理性黄疸的鉴别要点;熟悉新生儿寒冷损伤综合征的复温步骤。

3. 掌握新生儿黄疸和新生儿寒冷损伤综合征的临床表现及入院评估的内容。

能力目标: 1. 能对新生儿黄疸和新生儿寒冷损伤综合征患儿进行护理评估。

2. 能对新生儿黄疸患儿家长进行健康指导。

3. 能对新生儿寒冷损伤综合征患儿实施正确的复温步骤。

4. 能制订新生儿黄疸患儿的护理计划,并提供良好的出院指导。

情感目标: 1. 关心患儿,尽量减少致痛性操作,体现人文关怀。

2. 工作责任心强,有慎独精神。

【模拟实训演示】

一、入院时

1. 诊疗情况　患儿囡囡,女,生后18小时,皮肤黄染伴呻吟、气促18小时收治入院。患儿系第二胎第一产(G_2P_1),孕38^{+4}周,平产,羊水Ⅲ度污染,出生体重2880g。Apgar评分: 1分钟5分,5分钟7分。生后即发现患儿皮肤发黄,巩膜黄染,逐渐加重,同时出现呻吟、气促,即转送我院。母孕期间无任何疾病史。母亲: 汉族,A型,Rh血型未检测,曾人工流产1次,无输血史。父亲: 汉族,O型,Rh血型未检测。发病以来,患儿无抽搐、激惹等表现。

体格检查: T37℃,P138次/分,R50次/分,Bp75/55mmHg,体重3.0kg,神志清楚,足月儿貌,全身皮肤严重黄染,巩膜中重度黄染,颈软,双侧瞳孔等圆等大,对光反射灵敏,口唇苍白,前囟1.5cm×1.5cm,平软,无鼻翼扇动。双肺听诊呼吸音粗,未闻及干湿啰音,心音有力,心率138次/分,心律齐。腹软,肝右肋下2cm,脾左肋下4.5cm。四肢肌张力正常,原始反射可引出。

辅助检查:血常规: 白细胞(WBC)$19.8×10^9$/L;血红蛋白(Hb)74.1g/L;红细胞(RBC)$2.5×10^{12}$/L;血小板(PLT)$99×10^9$/L;红细胞比容(HCT)40%;网织红细胞(RET)10%;总

胆红素308μmol/L（18mg/dl），直接胆红素23.6μmol/L。C反应蛋白（CRP）<8mg/L；血气分析：pH7.34；$PaCO_2$36mmHg；$PaO_2$59mmHg；Na^+140mmol/L；K^+3.8mmol/L；血糖（Glu）4.9mmol/L；ABO血型为O型，Rh血型未检测。

2. 护理要点

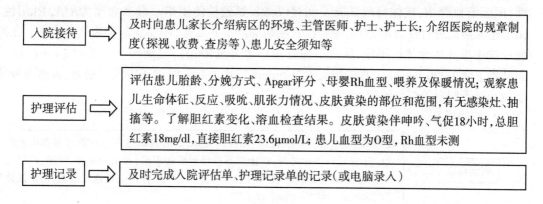

入院接待	⇒	及时向患儿家长介绍病区的环境、主管医师、护士、护士长；介绍医院的规章制度（探视、收费、查房等）、患儿安全须知等
护理评估	⇒	评估患儿胎龄、分娩方式、Apgar评分、母婴Rh血型、喂养及保暖情况；观察患儿生命体征、反应、吸吮、肌张力情况、皮肤黄染的部位和范围，有无感染灶、抽搐等。了解胆红素变化、溶血检查结果。皮肤黄染伴呻吟、气促18小时，总胆红素18mg/dl，直接胆红素23.6μmol/L；患儿血型为O型，Rh血型未测
护理记录	⇒	及时完成入院评估单、护理记录单的记录（或电脑录入）

知识拓展 ....

黄疸程度评估方法

认真判断黄疸程度，准确检测新生儿胆红素浓度，对新生儿黄疸的干预起着至关重要的作用。新生儿黄疸的轻重可通过目测或无创经皮胆红素测定仪，也可以通过采集血标本测定胆红素浓度。

1. 目测法　是指在自然光线下，通过观察头面部、躯干和四肢部位皮肤黄染程度、色泽进行判断。轻度黄疸一般为皮肤黄染仅局限于头面部；中度黄疸皮肤黄染波及躯干但没有过肘膝；重度黄疸皮肤黄染已达手心足底。如色泽鲜艳并有光泽，金黄或橘黄，应考虑为未结合胆红素增高为主的黄疸，若黄疸色泽呈黄绿或灰黄色则为高结合胆红素血症。

2. 经皮测胆红素法　临床上常用经皮胆红素测定仪，它是无创、快速且性能可靠的动态检测仪。可以根据经皮测量值的大小和变化判断血清胆红素浓度的大小和变化。可作为筛查新生儿胆红素的方法，但不能用于临床诊断的指标。测量时只需将探头轻轻按压触及新生儿皮肤外表，即可快速测出与新生儿血清胆红素相关的经皮胆红素值。该方法解决了采血困难，也减轻患儿痛苦。

3. 静脉血自动生化分析仪测定法　采集血液标本检测胆红素是临床上常用方法，也是诊断新生儿黄疸的重要指标。这种检测方法可直接反映血液中胆红素的实际水平，但它是一种有创的检测方法，有时采血较困难，如反复进行，会给患儿增加疼痛不适。

....

二、住院过程中

1. 诊疗情况　患儿入院后医师根据其临床表现及辅助检查，初步诊断为：新生儿溶血症，新生儿窒息。入院后给予蓝光照射24小时，10%葡萄糖注射液15ml+5%碳酸氢钠溶液15ml静滴（3~5滴/分）；苯巴比妥（鲁米那）5mg口服，每日3次；尼可刹米100mg口服，每日3次；药用炭1g口服，每日3次；0.9%氯化钠注射液20ml+白蛋白3.0g静滴（3~5滴/分），每日

1次；0.9%氯化钠注射液20ml+人血丙种球蛋白1.5g静滴（3~5滴/分），每日1次；甲泼尼松龙5mg口服，每日3次。经治疗后病情无缓解，黄疸进行性加重伴血红蛋白进行性下降，住院后6小时复查总胆红素上升为342μmol/L，直接胆红素40.6μmol/L，血红蛋白下降至65g/L，红细胞2.0×10^{12}/L，6-磷酸葡萄糖脱氢酶正常。患儿血型为O型，RhD阳性，直接Coombs试验强阳性，但因溶血严重，抗体释放试验及间接Coombs试验检测困难。母亲血型为A型，Rh阳性。由于患儿溶血进行性加重，为避免胆红素脑病等严重并发症，需要立即实施换血疗法。在换血疗法中患儿生命体征平稳，换血后血红蛋白上升至106g/L，红细胞上升至4.02×10^{12}/L，总胆红素下降为220.1μmol/L，直接胆红素21.6μmol/L，换血后继续给予甲泼尼松龙、人血丙种球蛋白和蓝光照射等综合治疗。

2.护理要点

病情观察 ⇨	注意观察黄疸的程度、范围、部位的变化，及时判断退黄治疗的疗效和进展程度。注意观察生命体征，严密观察神经系统的表现，若出现拒食、嗜睡、四肢乏力、肌张力减退等胆红素脑病的早期表现。应做好相应抢救的准备，协助医师及时采取相应的治疗和抢救工作
饮食护理 ⇨	评估患儿的吸吮能力、呼吸状态。少量多次耐心喂养，吸吮能力差的患儿给予鼻饲。不能进口进食或入量不足者，根据医嘱给予静脉营养，液量全日均匀分配，保证静脉通路通畅；详细记录出入量
光疗护理 ⇨	清洁、预热光疗箱；灯管除尘并检查是否全亮，以免影响治疗的效果。给患儿沐浴，剪短指甲，用长条尿布或尿不湿遮住会阴部，双眼用不透光的眼罩遮盖。光疗时注意记录出箱时间，密切观察温度的变化（箱温、体温），注意维持体温的恒定。防止水分丢失，注意温度、湿度的控制。严格控制输液速度，保证液体均匀滴入。勤巡视，密切观察病情变化，注意患儿反应、面色、黄疸的增减情况及有无神经系统病理征。观察有无光疗的副作用，及时予以对症处理。2~3小时翻身1次，使患者皮肤得到充分光照。出箱前先将患者衣服预热，再给患者穿好，抱回婴儿床，加盖棉被。观察光疗副作用，记录出箱时间及灯管使用时间。清洁消毒光疗床
换血护理 ⇨	耐心向家属讲解换血的相关知识，让其填写知情同意书。消毒专门的换血房间30分钟~1小时，室温控制在24~26℃。准备好器械、药物及预热好的血液。换血时严格执行无菌操作技术，妥善固定动脉穿刺端的肢体，观察穿刺处指端血液循环，有异常情况及时松动捆绑物。观察患儿反应，若患儿出现心率增快及血压下降等心衰表现时，应暂停换血，采取相应的处理措施。注意控制换血的速度。保持血液出入量平衡，根据监护仪的各项参数及患儿的病情调整换血的进度，每输入100ml血时，静脉缓推10%葡萄糖酸钙1ml，注意局部反应，防止药液外漏。切忌用力推注肝素生理盐水。注意保暖，准确记录T、P、R、Bp、血氧饱和度及出入血量。在换血开始与结束时各采血标本1次。换血后局部加压止血3~5分钟，消毒穿刺部位，避免感染的发生。持续心电监护，每1~2h测血压1次，注意观察患儿神志、反应、面色及动脉穿刺端血液循环。继续蓝光治疗，观察患儿黄疸程度、尿量及神经系统症状，注意有无烦躁、抽搐、核黄疸早期表现以及出血、贫血、水肿、低血钙、低血糖等并发症，发现异常及时报告医师。一般情况较好者，换血结束后可正常喂奶。观察患儿有无呕吐、腹泻及腹胀等异常表现

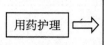｜遵医嘱给予白蛋白和酶诱导剂,减少胆红素脑病的发生。冰冻或冰存血制品使用时,一定要在室内复温,使之与体温接近后再输入。输注白蛋白前最好先输入5%碳酸氢钠以改善酸性环境,有利于胆红素与白蛋白的结合

知识拓展

小儿黄疸的中医适宜技术

中医认为黄疸的出现多由孕母感受湿热或寒湿传入胎儿,或小儿出生后感受湿热邪毒所致。无论孕母怀胎还是小儿出生后,感受湿热或寒湿之邪而致病,皆有湿在其中。其治法为热则清之,寒则温之,湿则化之、祛之。临床常将其分为湿热熏蒸、感受邪毒、寒湿阻滞、瘀血内阻四个证型进行治疗。在小儿黄疸家庭护理中有一些操作简便、易学易用、使用安全的中医适宜技术,简单介绍如下:

1. 外敷法　茵陈、栀子、大黄、芒硝各15g,杏仁6g,郁金、白茅根、车前子、牡丹皮、巴豆霜各10g,豆豉20g。共煎汤,用纱布蘸药液热敷于头面部。用于湿热内蕴型和气血瘀滞型。

2. 灌肠法　茵陈、栀子、黄连、黄柏各5g煎汤,浓煎取汁30ml,保留灌肠,每日1次。

3. 沐浴法　大黄、栀子、黄柏、芒硝各10g。共煎取汁1000ml,擦洗患儿全身,一日两次,3日一疗程。用于湿热内蕴型。

4. 推拿法　方法一:取心俞、膈俞穴,每日两次,一周为一疗程;方法二:按压胆囊穴,每日两次,每次3分钟。

5. 敷脐法　茵陈、栀子、大黄、芒硝各30g,杏仁6g,常山、鳖甲、巴豆霜各12g,豆豉60g。将上药加水共煎汤去渣,用纱布蘸药液热敷脐部,每次15分钟,每日3~4次,3日为一疗程。

三、出院时

1. 诊疗情况　换血后患儿红细胞和血红蛋白又缓慢下降,而胆红素无明显上升,至换血后第8天红细胞已降到2.21×10^{12}/L,血红蛋白降至76g/L,胆红素也降到正常,复查直接、间接Coombs试验、抗体释放试验均阳性。通过对患儿母系亲属血型筛查,仅1位与患儿进行交叉反应时无凝集现象,采全血150ml,制成浓缩红细胞80ml,分2次输给患儿。住院16天后治愈出院,出院时复查肝功能、血常规后,各项指标正常,患儿皮肤黄染基本消退,体重增长至3400g,新生儿神经行为评定(NBNA)35分,拟办理出院。随访半年了解患儿有无神经系统的损伤,运动功能和智力发育是否正常。

2. 护理要点

护理评估 $\Rightarrow$ 评估患儿家长对新生儿溶血症及并发症、预后、蓝光疗法和换血疗法的副作用及注意事项等相关知识的掌握程度;评估家长的心理状况和有无焦虑

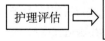｜指导患儿家长出院后注意保暖及喂养,生后14天添加维生素AD。生后42天儿科门诊保健,适时完善免疫接种。注意皮肤黄染情况,若退而复现或加重需来院复诊。黄疸较重尤其是发生胆红素脑病者,建议尽早带孩子到有条件的医院进行新生儿行为神经测定。对可能留有后遗症者,建议尽早进行康复治疗和训练

知识拓展 ··

新生儿20项行为神经评分

新生儿20项行为神经评分法(neonatal behavioral neurological assessment，NBNA)是我国婴幼儿早期教育专家、北京协和医院鲍秀兰教授根据美国布雷寿顿(Brazelton)新生儿行为估价评分和法国阿米尔-梯桑(Amiel-Tison)新生儿神经运动测定方法的优点，结合自己的经验建立的。该项测查可以了解新生儿行为能力，并能及早发现轻微脑损伤，以便早期干预，防治伤残。NBNA测查是新生儿行为神经测查的简称，此方法是检测新生儿神经系统发育完整性的一种行之有效的方法。包括5个方面的内容：即行为能力、被动肌张力、主动肌张力、原始反射和一般评估共20项，满分为40分，35分以下为异常。NBNA评分能较全面地反映大脑的功能状态，对早期发现视听障碍、轻微脑损伤等异常有重要意义，使伤残的发生减少到最低限度。

··

【综合模拟人模拟场景设置】

情景	模拟人的参数设置和台词设计	护理实践操作内容
场景一： 新生儿病房 入院时	模拟人表现：T=37.0℃；P=138次/分；R=50次/分；Bp=75/55mmHg；体重3.0kg；皮肤黄染伴呻吟、气促18小时。全身皮肤严重黄染，巩膜中重度黄染。母亲血型A型，父亲为O型，患儿血型为O型，Rh血型均未测。血红蛋白74.1g/L，红细胞2.5×10^{12}/L，红细胞比容40%，网织红细胞10%；总胆红素308μmol/L(18mg/dl)，直接胆红素23.6μmol/L。 台词(患儿母亲的主诉)：宝宝皮肤发黄，眼睛也黄了，呼吸很急，不停地哼哼	1. 向患儿家长进行自我介绍，核对患儿身份； 2. 病史询问； 3. 身体评估； 4. 正确留取各种检验标本； 5. 根据评估结果，实施所需的护理措施并记录
场景二： 新生儿病房 住院过程 （入院6小时）	模拟人表现：T=36.8℃；P=130次/分；R=42次/分；Bp=75/55mmHg；总胆红素上升为342μmol/L(20mg/dl)，直接胆红素40.6μmol/L，血红蛋白65g/L，红细胞2.0×10^{12}/L，6-磷酸葡萄糖脱氢酶正常。患儿血型为O型，RhD阳性，直接Coombs试验强阳性，但因溶血严重，抗体释放试验及间接Coombs试验检测困难。母亲血型为A型，Rh阳性。 台词(患儿母亲的主诉)：宝宝皮肤发黄更加厉害，连手心和足底也黄了，呼吸仍急，反应尚可，吃奶减少	1. 病情观察，尤其是黄疸程度、有无贫血及胆红素脑病的先兆症状； 2. 做好蓝光疗法护理(保护眼睛和会阴部)； 3. 饮食护理与用药护理； 4. 对患儿家长进行健康指导； 5. 对患儿进行辨证后，给予一些退黄的中医适宜技术

医嘱：蓝光照射24小时，5%碳酸氢钠溶液15ml+10%葡萄糖注射液液15ml静滴，每日1次；白蛋白3.0g+0.9%氯化钠注射液20ml静滴，每日1次；人血丙种球蛋白1.5g+0.9%氯化钠注射液20ml静滴，每日1次；苯巴比妥(鲁米那)5mg口服，每日3次；尼可刹米100mg口服，每日3次；药用炭1g口服，每日3次；甲泼尼松龙5mg口服，每日3次等治疗

情景	模拟人的参数设置和台词设计	护理实践操作内容
场景三： 新生儿病房 住院过程 （入院12~ 36小时）	模拟人表现：T=36.4℃，P=130次/分，R=45次/分，Bp=75/55mmHg。总胆红素为360μmol/L（21mg/dl），直接胆红素42μmol/L，血红蛋白51g/L，红细胞1.8×10^{12}/L。在换血疗法中患儿生命体征平稳，换血后血红蛋白上升至106g/L，红细胞上升至4.02×10^{12}/L，总胆红素下降为220.1μmol/L，直接胆红素21.6μmol/L。 台词（患儿母亲的主诉）：宝宝皮肤仍很黄，精神不太好，四肢也很软，不想吃奶。无发热、抽搐	1. 检测血胆红素浓度； 2. 换血疗法的护理； 3. 讨论患儿出现胆红素脑病的可能原因
医嘱：换血疗法的护理，蓝光照射24小时，0.9%氯化钠注射液20ml+白蛋白3.0g静滴（3~5滴/分），每日1次；0.9%氯化钠注射液20ml+人血丙种球蛋白1.5g静滴（3~5滴/分），每日1次；甲泼尼松龙5mg口服，每日3次。监测血胆红素浓度，继续观察		
场景四： 新生儿病房 出院时	模拟人表现：T=36.7℃，P=122次/分，R=38次/分，Bp=75/55mmHg。体重3.4kg。总胆红素205.2μmol/L，直接胆红素15.6μmol/L；血红蛋白144.5g/L，红细胞3.5×10^{12}/L。 台词（患儿母亲的主诉）：宝宝皮肤黄染退了好多，就面部仍有点黄。呼吸已平稳，吃奶好	1. 评估病情； 2. 新生儿神经行为评定（NBNA）； 3. 介绍出院手续办理程序； 4. 出院指导
医嘱：门诊随访半年了解患儿有无神经系统损伤，运动功能和智力发育是否正常		

【模拟实训案例题1】

一、入院时

1. 诊疗情况　患儿楠楠，男，出生后4天，因"皮肤黄染3天，反复惊厥1天"收住入院，患儿胎龄38^{+3}周，第4胎第2产（G_4P_2），出生体重2700克，于2012年5月4日出生，Apgar评分9/10分，无宫内窘迫，羊水量中，Ⅱ度污染，无胎膜早破史。生后约15小时出现皮肤黄染，逐渐加重，生后第三天出现发热，体温最高达38.5℃，发热1小时就诊，发现患儿有惊厥，表现为多次四肢抽动，持续时间不一，给予地西泮（安定）0.5mg、苯巴比妥6.5mg后止惊效果不明显，惊厥仍反复发作。5月7日查血总胆红素值为632.5μmol/L，结合胆红素137.2μmol/L，未结合胆红素495.3μmol/L，给予白蛋白、丙种球蛋白、头孢曲松钠（菌必治）及青霉素等药物治疗，吸氧、蓝光照射12小时，症状缓解不明显，检查发现患儿母亲血型为Rh（－），为进一步诊治转入我院。病程中患儿精神反应差，哺乳少，全身皮肤发黄，颜色鲜明如橘子皮，舌红苔黄腻。大便色黄，无灰白便，小便色深黄，无皮疹及出血点。因母乳不足，加用奶粉，属混合喂养。

体格检查：T37℃，HR152次/分，R38次/分，Bp70/50mmHg，体重（WB）：2700g，皮肤重度黄染，精神萎靡，反应欠佳，前囟2cm×2cm，张力增高，双眼有凝视，巩膜黄染，口唇干燥。颈部稍有抵抗，呼吸不规律，腹部膨隆，未见腹壁静脉曲张，肝脏肋下2.5cm，剑突下2cm，质地韧，边缘锐利，脾脏未触及，四肢肌张力减弱，拥抱反射、吸吮反射、觅食反射未引出。

辅助检查：经皮胆红素值18mg/dl。

2.模拟实训问题

（1）作为患儿的责任护士,请你接待好该新病儿,并及时进行护理评估。（角色扮演）

（2）根据患儿的病情,初步考虑的医疗诊断是什么? 为进一步确诊还需要补充哪些临床资料? 黄疸可分为生理性与病理性两类,两者的区别有哪些?（小组讨论）

（3）什么是新生儿溶血症? ABO溶血和Rh溶血有何不同的机制?（口述、小组讨论）

（4）对于该患儿,你当天的护理工作重点是什么?（口述、角色扮演）

二、住院过程中

1.诊疗情况　入院后诊断: 新生儿Rh溶血病,胆红素脑病(痉挛期)。入院后医嘱: 吸氧,完善相关辅助检查(溶血试验、红细胞、红蛋白、血小板、网织红细胞监测等),再进行换血治疗; 蓝光照射治疗; 0.9%氯化钠注射液20ml+免疫球蛋白1.5g静滴, 每日1次; 10%葡萄糖液15ml+5%碳酸氢钠溶液15ml静滴, 每日1次; 苯巴比妥(鲁米那)5mg口服, 每日3次; 尼可刹米100mg口服, 每日3次。患儿入院后经以上治疗, 以及换血疗法和蓝光疗法治疗7天后,吃奶及反应好转,抽搐次数减少,角弓反张逐渐消失。根据患儿有皮肤黄染,色如橘皮,有烦躁, 口唇干燥,腹部略胀,大便干、小便黄,舌红苔黄腻等临床特点,患儿的中医诊断为阳黄(湿热熏蒸证),给予清热、利湿、退黄治法。用猪苓、茵陈、金钱草、满天星、花斑竹、板蓝根各30g,桂枝10g,紫苏、荆芥各15g,黄芪30g,煎水外洗,每日1次,每次5~10分钟,水温适当。

2.模拟实训问题

（1）请为患儿进行蓝光疗法的护理。（角色扮演）

（2）在惊厥发作时,如何防止患儿发生外伤?（口述、角色扮演）

（3）如何对患儿进行辨证论治? 如何预防并发症?（小组讨论）

（4）结合患儿皮肤黄染的情况,请问护理观察和评价黄疸的方法有哪些?（口述）

（5）请就患儿接受的换血疗法,为患儿家长做健康宣教。（角色扮演）

三、出院时

1.诊疗情况　经过综合治疗22天后,病情逐渐好转,患儿仅可见眼周皮肤轻微黄染,精神仍较软,情绪稳定。体格检查: T36.5℃, P125次/分, R30次/分, Bp70/50mmHg。体重3.2kg,总胆红素137μmol/L。准备出院。嘱家属注意观察有无神经系统后遗症,关注小儿的运动功能发育状况。

2.模拟实训问题　请你对患儿及家属进行出院健康指导。（角色扮演）

【模拟实训案例题2】

一、入院时

1.诊疗情况　患儿菲菲,女,出生后2小时,因孕36周早产,在家急产自然娩出,当时面色发绀,不哭,四肢软,急送儿科入院。患儿系第二胎第一产(G_2P_1)。母未行孕期体检,否认病毒感染史,否认贫血史,否认妊娠高血压、糖尿病史,否认肝炎、结核等传染病史。父母亲均体健,非近亲婚配,否认家族遗传病史。

体格检查: 体温不升, P140次/分, R50次/分, 表浅, 体重2450g, 早产儿貌, 反应低下, 哭声低, 面色灰白, 皮肤薄嫩, 指纹紫滞。前囟1.5cm×1.5cm, 平坦, 张力高, 头发分条清, 耳廓柔软, 口周青紫, 胸廓无畸形, 乳晕色浅、平, 直径0.4cm, 双肺呼吸音粗, 未闻及干湿啰音。心音有力, 心率140次/分, 律齐, 未闻及病理性杂音。腹软, 全腹未触及包块, 肝肋下1cm, 脾肋下未及。大阴唇未遮盖小阴唇, 外阴皮肤红肿。小腿外侧皮肤红肿硬冷, 色暗红。四肢肌张力可, 指、趾甲刚达指、趾尖, 足底纹达前2/3。

2.模拟实训问题

(1)患儿入院后, 请对其进行中西医结合的护理评估。(口述、角色扮演)

(2)该患儿符合早产儿的外观特点有哪些? 患儿为什么会发生上述一系列临床表现, 请阐述可能的机制。(小组讨论)

(3)针对该患儿的病史特点, 护理观察的重点是什么? (口述)

(4)如何判断棕色脂肪是否产热? 请分别为患儿测量此时的腋温与肛温。(口述、角色扮演)

二、住院过程中

1.诊疗情况　初步诊断: 早产儿(适于胎龄儿), 新生儿窒息, 新生儿寒冷损伤综合征。入院后予暖箱复温, 监测随机毛细血管血糖(CBG)及血氧饱和度, 予心电监护, 给氧, 密切观察患儿生命体征。5%葡萄糖注射液100ml+头孢呋肟(西力欣)0.125g静滴, 每日2次; 5%葡萄糖注射液5ml+氨溴索注射液22.5mg静脉注射, 每日3次; 5%葡萄糖注射液5ml+10%葡萄糖酸钙5ml缓慢静脉注射, 每日1次。10%葡萄糖注射液100ml+复方丹参注射液5ml静滴, 每日1次。用万花油适量外用推拿双下肢, 每日2次, 帮助硬肿部位的消退。患儿于次日晨起出现兴奋, 易激惹, 时有四肢抖动, 无抽搐, 进食糖水后呕吐1次, 为10ml淡咖啡样物。体格检查: 反应兴奋, 呼吸平稳, 口周无发绀, 双肺呼吸音粗, 未闻及干湿啰音。心音有力, 心率146次/分, 律齐, 四肢肌张力高, 给予头颅CT, 血清肌酸磷酸激酶同工酶等检查。

2.模拟实训问题

(1)患儿出现上述症状, 提示可能出现了哪种严重的并发症? 为确诊需要做哪些相关的检查? (口述)

(2)请简述患儿的辨证论治。(小组讨论)

(3)请用正确的步骤为该患儿进行复温。(角色扮演)

(4)患儿入院后除了放置于暖箱外, 为什么还给予补充葡萄糖酸钙、高糖等支持治疗? 如何补充? (小组讨论)

(5)请用万花油为患儿进行双下肢按摩。(角色扮演)

三、出院时

1.诊疗情况　患儿入院第14天, 反应可, 食奶及睡眠尚可, 二便正常。体格检查: T36.7℃, P120次/分, R31次/分, Bp70/55mmHg, 体重2.8kg。面色及口唇红润, 心肺听诊未见异常, 腹软, 肠鸣音正常。患儿病情好转, 家长要求出院, 经上级医师同意, 准予出院。嘱出院后注意保暖, 保持适宜的环境温度和湿度, 鼓励母乳喂养, 保证足够的热量。

2.模拟实训问题

（1）教会家长在家中护理该患儿的方法。（角色扮演）

（2）新生儿寒冷损伤综合征是新生儿特有的疾病,总结预防该疾病的方法。（小组讨论）

【综合性课后思考题】

1.列举换血疗法使用的指征及注意事项。

2.请介绍5种美国儿科协会制订的母乳性黄疸的处理方法。

3.如果实训案例2中患儿菲菲母亲在家急产时,你刚好在场,你会如何处理菲菲?

4.请与实训案例2中患儿菲菲的母亲一起制订具体的喂养方案,并给予指导。

5.请查阅文献资料,简述新生儿寒冷损伤综合征的辅助治疗与护理的方法。

（刘　巍）

第二节　呼吸系统疾病患儿护理情景模拟训练

【学习目标】

知识目标: 1.了解肺炎的分类。

　　　　　2.熟悉支气管肺炎的病理生理、辅助检查及治疗要点。

　　　　　3.掌握支气管肺炎的临床表现和护理。

能力目标: 1.能对肺炎患儿进行护理评估。

　　　　　2.能指导肺炎患儿正确氧疗及氧气雾化吸入。

　　　　　3.能指导患者家属进行胸部物理疗法。

　　　　　4.能与肺炎患儿进行有效沟通及心理护理。

　　　　　5.能对肺炎患儿及家属进行健康教育。

情感目标: 1.关心、爱护患儿,有耐心。

　　　　　2.有慎独精神,工作责任心强。

【模拟实训演示】

一、入院时

1.诊疗情况　患儿王乐乐,男,10个月。因"咳嗽伴发热3天,气促,呻吟4小时"收住入院。家长诉患儿3天前受凉后出现咳嗽,为阵发性干咳,无犬吠样咳嗽,伴有发热,体温最高为38.8℃。在当地医院予以输液治疗,具体用药不详,疗效欠佳。4小时前患儿开始出现气促、呻吟,哭闹时口周青紫,无恶心、呕吐及腹泻,无抽搐,无皮疹。为求进一步诊治遂来我院,门诊拟"支气管肺炎"收住入院。

患儿自发病以来精神差,胃纳欠佳,睡眠欠安,大小便无殊。否认异物吸入史。

既往史:患儿平素体质可,否认心、脑、肝、肾等其他重要脏器疾病史。否认肝炎、结核等传染病史。否认食物及药物过敏史。否认手术、外伤、输血及血制品使用史。

个人史:出生史:G_1P_1足月平产,出生体重3000g,无产伤及窒息史,Apgar评分10分。喂养史:出生后母乳喂养6个月添加辅食。母孕史:孕期无毒物及放射线接触史,无特殊药物用药史。生长发育史:正常,生长发育与正常同龄儿童相仿。预防接种史:按时接种,否认接种后不良反应。

家族史:父母体健,否认近亲结婚。家人否认近期类似有"咳嗽"病史。否认遗传病史和传染病史。

体格检查:T38.6℃,P194次/分,R70次/分,Bp109/60mmHg,体重7kg,身高69cm。神志清,精神差,发育正常。面色苍白,呼吸急促,鼻翼扇动,吸气三凹征阳性,全身皮肤黏膜无黄染、皮疹及出血点。口唇发绀,咽充血,颈软,胸廓对称,双肺呼吸音粗,可闻及中粗湿啰音及大量哮鸣音,心率194次/分,律齐,心音较低钝,心脏各瓣膜听诊区未闻及杂音。腹胀,肝右肋下3.5cm,质软,脾未触及。四肢活动自如,神经系统(-)。

辅助检查:血常规:白细胞25.3×10^9/L,中性粒细胞占86.7%,淋巴细胞占11.3%,红细胞4.68×10^{12}/L,血红蛋白126g/L,血小板338×10^9/L;超敏C反应蛋白70mg/L;血气分析:pH 7.37,$PaCO_2$ 23.5mmHg,PaO_2 90.8mmHg,SO_2 95.0%,HCO_3^- 19.9mmol/L。血培养:孔氏葡萄球菌。胸片:两肺纹理增粗、增多、较紊乱,右下肺见斑片状密度增高影,边缘模糊。提示:支气管肺炎改变。

2. 护理要点

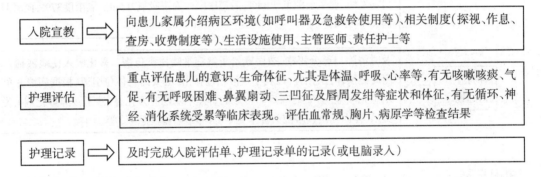

入院宣教	⇒	向患儿家属介绍病区环境(如呼叫器及急救铃使用等)、相关制度(探视、作息、查房、收费制度等)、生活设施使用、主管医师、责任护士等
护理评估	⇒	重点评估患儿的意识、生命体征、尤其是体温、呼吸、心率等,有无咳嗽咳痰、气促、有无呼吸困难、鼻翼扇动、三凹征及唇周发绀等症状和体征,有无循环、神经、消化系统受累等临床表现。评估血常规、胸片、病原学等检查结果
护理记录	⇒	及时完成入院评估单、护理记录单的记录(或电脑录入)

二、住院过程中

1. 诊疗情况　患儿入院后医师根据其临床表现及辅助检查,诊断为:重症肺炎合并心力衰竭。诊疗计划:①监测生命体征、血氧饱和度、记24小时出入量,鼻导管吸氧,根据氧饱和度调节氧流量,保持呼吸道通畅,必要时吸痰;②0.9%氯化钠注射液50ml+头孢曲松钠0.25g静滴,每日2次;4:1液50ml+甲强龙10mg,静滴,每12小时1次;③西地兰0.1mg首次静注负荷量,0.07mg静注维持,每12小时1次;④呋塞米5mg静推,每8小时1次;⑤多巴胺42mg+酚妥拉明21mg+4:1液至50ml,泵注24小时维持(多巴胺速度5μg/kg·min,酚妥拉明2.5μg/kg·min),同时监测尿量及血压;⑥根据病情变化随时调整治疗方案,进一步完善尿常规、大便常规、血培养、电解质、血气分析、心肌酶、血糖等检查。

2. 护理要点

心理护理 ⟹	评估家长心理状态，缓解因患儿病情重而引起的焦虑恐惧。指导家属安抚患儿，避免哭吵，以免加重缺氧
病情观察 ⟹	重点评估患儿的意识、反应、生命体征，尤其是体温、呼吸、心率等，有无咳嗽咳痰、气促，有无呼吸困难、鼻扇、三凹征及唇周发绀等症状和体征，有无循环、神经、消化系统受累等临床表现。监测血氧饱和度、记24小时出入量
用药护理 ⟹	遵医嘱给予头孢曲松钠、阿莫西林钠、克拉维酸钾静滴抗感染，甲强龙抗炎，西地兰、呋塞米、多巴胺、酚妥拉明等强心、利尿、扩血管控制心衰。注意密切观察用药效果及可能的副作用
一般护理 ⟹	①环境与休息：保持室内空气清新，室温18~20℃，湿度60%。嘱患儿卧床休息，避免哭吵，减少活动。做好呼吸道隔离，防止交叉感染。②降温：监测体温，体温超过38.5℃给予物理降温或药物降温，预防高热惊厥。③补充营养和水分：给予高热量、高蛋白、高维生素、清淡易消化饮食，少量多餐，多饮水，防止痰液黏稠。心衰患儿注意控制液体入量和静脉滴速，速度<5ml/（kg·h）。④正确及时留取各种标本
氧疗 ⟹	评估患儿缺氧和氧饱和度情况，选择合适的给氧方式。鼻导管给氧：氧流量0.5~1L/min，氧浓度≤40%；缺氧明显者用面罩或头罩给氧，氧流量2~4L/min，氧浓度≤50%~60%；呼吸衰竭，使用机械通气。患儿入院后鼻导管给氧下（1L/min）口唇发绀，血氧监测低于88%，后遵医嘱改面罩吸氧2L/min，氧浓度37%，血氧监测90%~95%之间
保持呼吸道通畅 ⟹	及时清除口鼻分泌物，按医嘱给予解痉平喘祛痰药物。雾化吸入使痰液稀释；定时更换体位、拍背，以利于痰液松动排出；必要时行体位引流（根据病情）；鼓励患儿咳嗽；必要时吸痰。常用的解痉平喘药有万托林（沙丁胺醇雾化液）、爱全乐（异丙托溴铵溶液）、普米克令舒（布地奈德混悬液）等

知识拓展

儿科肺炎抗生素使用的原则

1. 选择抗菌药物的首要原则是有效和安全。

2. 在使用抗菌药物前应正确采集呼吸道分泌物或血标本进行细菌培养和药敏试验，在未获培养结果前，可根据经验选择敏感抗生素。

3. 选择在肺组织中分布浓度较高的药物。

4. 轻症口服，重症或口服效果差者可考虑胃肠道外给药途径。

5. 适宜剂量、合适疗程。

6. 重症患儿宜静脉联合用药。

三、出院时

1. 诊疗情况　患儿一般情况可,无发热,无气促,无恶心呕吐,精神胃纳一般,大小便正常。体格检查: 生命体征平稳,双肺呼吸音稍粗,心腹未见异常。复查胸片正常,偶有咳嗽,予带药出院巩固治疗: 小儿平喘合剂2ml口服,每日3次,注意休息,避免感染,不适随诊。

2. 护理要点

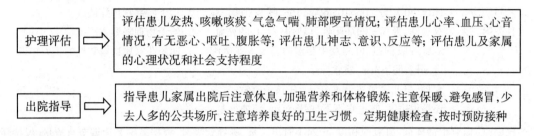

护理评估 ⇒	评估患儿发热、咳嗽咳痰、气急气喘、肺部啰音情况; 评估患儿心率、血压、心音情况,有无恶心、呕吐、腹胀等; 评估患儿神志、意识、反应等; 评估患儿及家属的心理状况和社会支持程度
出院指导 ⇒	指导患儿家属出院后注意休息,加强营养和体格锻炼,注意保暖、避免感冒,少去人多的公共场所,注意培养良好的卫生习惯。定期健康检查,按时预防接种

知识拓展

小儿肺炎的中医护理

小儿肺炎属于中医"肺炎喘嗽"范畴,临床以发热、咳嗽、痰壅、气促、鼻扇为特征,好发于婴幼儿。小儿肺腑娇嫩,卫外不固,感受外邪,入里化热,热邪炽盛,灼津炼液成痰,痰阻气道,肺气郁闭。其病位主要在肺、肠胃及脾,严重者可内窜心肝,邪盛正虚者,易出现心阳虚衰、邪陷厥阴。本病以清肺化痰,止咳平喘为治疗原则。痰多者涤痰,喘甚者平喘,肺热者清肺泄热;病久气阴耗伤者,宜补气养阴;邪陷厥阴者,宜平肝熄风,清心开窍;心阳虚衰者,急以救逆固脱,温补心阳。

指导肺炎患儿家长注意生活起居,适应四时气候,避免外邪侵袭。注意休息,及时增减衣物,防止受凉或过热,指导患儿多参加户外活动,增强体质。饮食宜清淡、易消化,多饮水,多食蔬菜和水果,忌食辛辣刺激、油腻荤腥、煎炸烘烤之物,以免助热生痰。风寒闭肺者可用苏叶煎取浓汁,兑姜汁当茶饮,散寒止咳;风热闭肺及痰热闭肺者宜食梨汁、藕汁、荸荠汁、萝卜汁等,生津止渴,清热化痰;阴虚肺热者宜食百合粥、百合红枣汤及梨汁、橘汁、甘蔗汁等,养阴生津止咳;肺脾气虚者宜食党参粥、黄芪粥、山药粥、薏苡仁粥等,健脾益气。

【综合模拟人模拟场景设置】

情景	模拟人的参数设置和台词设计	护理实践操作内容
场景一: 儿科病房 入院时	模拟人表现:T=38.6℃,P=194次/分,R=70次/分,HR=194次/分, Bp=109/60mmHg;体重7kg,身高69cm。呼吸急促,鼻翼扇动,吸气三凹征阳性、口唇发绀,咽充血,双肺呼吸音粗,可闻及中粗湿啰音及大量哮鸣音,心率194次/分,律齐,心音较低钝,心脏各瓣膜听诊区未闻及杂音。肝右肋下3.5cm,质软,脾未触及。	1. 向患者家属进行自我介绍,核对患者身份; 2. 病史询问; 3. 身体评估; 4. 留取血常规、血气分析、痰培养标本; 5. 根据评估结果,实施所需的护理措施并记录

续表

情景	模拟人的参数设置和台词设计	护理实践操作内容
场景一: 儿科病房 入院时	台词(患儿家属主诉):护士,我孩子发烧、咳嗽很厉害,怎么办啊?	
场景二: 儿科病房 住院第二天	模拟人表现:T=38.2℃,P=140次/分,R=50次/分,HR=140次/分,Bp=105/60mmHg;呼吸稍促,鼻翼扇动,吸气三凹征阳性,口唇略发绀,咽充血,双肺呼吸音粗,可闻及中粗湿啰音及大量哮鸣音,肝右肋下3cm,质软。 台词(患儿家属主诉):护士,我孩子咳嗽、气急还是很厉害,吃也吃不下,昏昏沉沉,精神很差	1. 病情观察及处理; 2. 给予胸部物理疗法; 3. 给予物理降温方法; 4. 向患儿家属讲解肺炎的相关知识

医嘱:①监测生命体征、血氧饱和度、记24小时出入量,鼻导管吸氧,根据氧饱和度调节氧流量,保持呼吸道通畅,必要时吸痰;②0.9%氯化钠注射液50ml+头孢曲松钠0.25g静滴,每日2次;4:1液50ml+甲强龙10mg,静滴,每12小时1次;③西地兰0.1mg首次静注负荷,0.07mg静注维持,每12小时1次;④呋塞米5mg静推,每8小时1次;⑤多巴胺42mg+酚妥拉明21mg+4:1液至50ml,微泵维持[多巴胺速度5μg/(kg·min),酚妥拉明2.5μg/(kg·min)],同时监测尿量及血压

| 场景三:
儿科病房
出院时 | 模拟人表现:T=37.2℃;P=130次/分;R=40次/分;HR=130次/分;Bp=105/60mmHg;双肺呼吸音粗,肝脾肋下未及。
台词(患者家属主诉):我孩子烧退了,气也不急了,就是还有些咳嗽。胃口也一般 | 1. 评估病情;
2. 介绍出院手续办理程序;
3. 出院指导 |

医嘱:出院带药:小儿平喘合剂2ml口服,每日3次。注意休息,避免感染,不适随诊

【模拟实训案例题1】

一、入院时

1. 诊疗情况 患儿杨乐乐,男,1岁2个月。因"咳嗽伴气喘10天,发热4天,气促4小时"收住入院。患儿10天前无明显诱因下出现咳嗽,为阵发性咳嗽,每次5~6声,次数较频,白天较夜间明显,无犬吠样咳嗽,伴气喘,活动及哭闹后加重,无发绀。4天前患儿出现发热,体温最高40℃,口服"布洛芬混悬滴剂(美林)"后热可退,5~6小时后体温又复升,无寒战、抽搐,无呕吐、腹泻,无皮疹,至当地医院就诊,诊断"支气管肺炎",予"阿洛西林0.5g每日2次及头孢呋辛0.5g每日2次(3天)、哌拉西林0.625g、头孢曲松钠(罗氏芬)0.8g每日1次(2天)"等药物静滴治疗5天,仍发热,体温未控制,咳嗽无好转,近4小时气促明显,伴呻吟,予吸氧及120急救车护送至我院急诊,为进一步检查治疗,急诊拟"重症肺炎"收住入院。患儿病来神志清,精神软,胃纳欠佳,睡眠欠安,大小便无殊,病后体重无明显增减。否认异物吸入史。

既往史:患儿平素体质可,否认心、脑、肝、肾等其他重要脏器疾病史。否认肝炎、结核等传染病史。否认食物及药物过敏史。否认手术、外伤、输血及血制品使用史。

家族史:父母体健,否认近亲结婚。家人否认近期类似有"咳嗽"病史。否认遗传病史和传染病史。

个人史：出生史：G_1P_1足月平产，出生体重3300g，无产伤及窒息史，Apgar评分10分。出生后母乳喂养6个月添加辅食。生长发育与正常同龄儿童相仿。按时接种，否认接种后不良反应。

体格检查：T37.8℃，P174次/分（哭闹），R58次/分，Bp99/51mmHg，体重11kg。神志清，精神软，面色苍白，全身皮肤黏膜无黄染、皮疹及出血点，呼吸急促，口周无发绀，咽红，双肺呼吸音粗，可闻及湿啰音及哮鸣音，心律齐，无杂音，腹软，肝脾肋下未及肿大，神经系统检查正常。

辅助检查：血常规：白细胞4.7×10^9/L，中性粒细胞占64.9%，淋巴细胞占33.2%，血红蛋白97g/L，血小板203×10^9/L，超敏C反应蛋白8mg/L。血气分析：pH7.29，$PaO_2$48mmHg，$PaCO_2$52mmHg，BE^-5mmol/L，Na^+133mmol/L，K^+3.9mmol/L。

2. 模拟实训问题

（1）急诊室护士将患儿送入病房，你作为责任护士应该如何做好交接和护理工作？（角色扮演）

（2）患儿入院后，请对其进行护理体检。（角色扮演）

（3）模拟患儿入院后的急救护理处置。（角色扮演）

二、住院过程中

1. 诊疗情况　入院后诊断：急性重症肺炎，Ⅱ型呼吸衰竭，代谢性酸中毒合并呼吸性酸中毒，轻度贫血。入院后医嘱：①特级护理，病危，心电监护；②面罩吸氧；③完善各项辅助检查；④0.9%氯化钠注射液50ml+特治星1.0g静滴，每8小时1次；丙种球蛋白5g静滴；4∶1液100ml+甲强龙20mg静滴，每12小时1次；吸入用布地奈德混悬液（普米可令舒）2ml+异丙托溴铵气雾剂（爱全乐）1ml+硫酸沙丁胺醇吸入气雾剂（万托林）0.5ml雾化平喘；硫酸沙丁胺醇吸入气雾剂（美林）4ml口服退热（自备，必要时用）；必要时转入重症监护室。

患儿入院后经面罩吸氧、抗感染、雾化平喘等对症治疗后，晚7点，体温39.1℃，给予美林4ml口服，手足温暖，监测体温，观察病情变化。晚10点，患儿体温37.4℃，咳嗽，有痰，伴气喘，$SpO_2$85%~93%之间。体格检查：睡眠状态，呼吸32次/分，面色白，口周轻度发绀，鼻扇及三凹征阳性，双肺呼吸音粗，可闻及湿啰音及少许哮鸣音，心音较有力，心率90~130次/分，律齐，无杂音，腹软，脾肋下未及肿大，四肢温暖，二便正常。患儿血氧饱和度持续偏低，面罩吸氧提高到4升/分。肺部CT：两肺感染性病变，肺炎首先考虑。超敏CRP测定11mg/L，支持细菌感染。呼吸道病毒免疫荧光法：腺病毒阳性，提示腺病毒感染。密切观察病情变化。

2. 模拟实训问题

（1）请为患儿进行氧疗、雾化吸入、叩背、静脉输液操作。（角色扮演）

（2）请为患儿进行物理降温。（角色扮演）

（3）重症肺炎护理观察的重要内容及常见并发症有哪些？（小组讨论）

三、出院时

1. 诊疗情况　经过综合治疗，患儿病情好转，神志清，精神软，咳嗽咳痰较前好转，T36.8℃，P100次/分，R30次/分，无气喘，无发绀，咽红，双肺呼吸音粗，未闻及湿啰音和哮鸣音，腹软，肝脾肋下未及，神经系统检查正常。各项实验室指标基本正常，肺部感染控制，生命体征平稳，准备出院。

2. 模拟实训问题　请你对患儿家属进行出院健康指导。（角色扮演）

【模拟实训案例题2】

一、入院时

1. 诊疗情况　患儿王毛毛,女,8岁。"反复咳嗽、喘息2月,加重1周"入院。患儿2个月前因受凉后出现咳嗽,阵发性发作,呈痉挛性干咳,无犬吠样咳嗽,伴喘息,无呕吐,无发热,常于夜间和清晨发作,活动后加剧,无明显呼吸困难。于当地医院治疗,给予头孢曲松等药物静滴抗感染,普米克令舒、爱全乐雾化平喘等治疗后,咳嗽、喘息症状明显缓解。一周前,无明显诱因下患儿咳嗽、喘息加重,痰多,不易咳出,伴明显气急、胸闷,夜间有3次憋醒,自述有呼吸困难。为进一步检查治疗,门诊拟"支气管哮喘"收住入院。患儿病来神志清,精神软,胃纳欠佳,睡眠欠安,大小便无殊。否认异物吸入史。

既往史:患儿既往有咳嗽、喘息病史3次,曾于外院疑是诊断"支气管哮喘",未按哮喘规范治疗。否认心、脑、肝、肾等其他重要脏器疾病史。否认肝炎、结核、湿疹、荨麻疹等病史。否认食物及药物过敏史。

家族史:父母体健,否认近亲结婚。家人否认有哮喘病史。否认遗传病史和传染病史。

个人史:出生史:G_2P_1足月平产,出生体重3800g,无产伤及窒息史,Apgar评分10分。出生后人工喂养,按时添加辅食。现为普食,无偏食挑食。生长发育与正常同龄儿童相仿。按时接种,否认接种后不良反应。

体格检查:T36.8℃,P112次/分,R38次/分,Bp98/78mmHg,体重25kg。神志清,精神软,痛苦面容,呼吸急促,皮肤黏膜无皮疹,全身浅表淋巴结未及肿大,口周发绀,咽红,扁桃体无肿大,胸廓对称,略呈桶状,三凹征(+),双肺呼吸音粗,可闻及弥漫性哮鸣音,呼气相延长,心音中等,心率112次/分,律齐,无杂音,腹软,肝脾肋下未及,神经系统检查正常。

辅助检查:血常规:白细胞$4.6×10^9$/L,中性粒细胞占48.1%,嗜酸性粒细胞$0.34×10^9$/L,超敏C反应蛋白2mg/L。胸片:未见异常。过敏原检测:总IgE(++),尘螨强阳性,虾蟹弱阳性。肺功能:肺通气基本正常,支气管舒张试验阳性。

2. 模拟实训问题

(1)哮喘发作时,你作为责任护士应该如何配合医师处理患儿?(角色扮演)

(2)患儿入院后,请对其进行护理体检,重点是肺部体检。(角色扮演)

二、住院期间

1. 诊疗情况　入院后诊断:支气管哮喘急性发作。入院后医嘱:①吸氧,心电监护;②异丙托溴铵气雾剂(爱全乐)2ml+吸入用布地奈德混悬液(普米克令舒)2ml+硫酸沙丁胺醇吸入气雾剂(万托林)0.5ml雾化吸入,4:1液100ml+甲泼尼龙50mg静滴,每日2次;③4:1液250ml+病毒唑(利巴韦林注射液)250mg静滴,每日1次。

患儿入院后经过吸氧、雾化平喘,甲泼尼龙静滴3天,咳嗽明显减轻,无喘息、气促及胸闷。体格检查:自动体位,呼吸平稳,口周无发绀,无三凹征,双肺闻及少量哮鸣音。继续密切观察病情变化。

2. 模拟实训问题

(1)请指导患儿及家属如何正确使用雾化吸入。(角色扮演)

（2）指导家属有关哮喘突然发作的正确处置方法。（角色扮演）

三、出院时

1. 诊疗情况　经过综合治疗,患儿病情好转,咳嗽明显减轻,无喘息、气促及胸闷,呼吸平稳,口唇无发绀,无三凹征,双肺未闻及哮鸣音。生命体征平稳,准备出院,医嘱出院后继续雾化吸入,门诊随访。

2. 模拟实训问题　请你对患儿及其家属进行出院健康指导。（角色扮演）

【综合性课后思考题】

1. 简述支气管肺炎的病理生理。
2. 请查阅文献资料,简述肺炎常用抗生素及其副作用。
3. 比较不同肺炎病情观察的重点。
4. 如何对肺炎患儿实施胸部物理疗法?
5. 简述肺炎合并心衰洋地黄制剂使用时的注意事项。
6. 如何指导哮喘患儿及家属认识哮喘规范治疗的重要性?

（陆旭亚）

第三节　消化系统疾病患儿护理情景模拟训练

【学习目标】

知识目标: 1. 了解小儿腹泻的病因和发病机制。
2. 熟悉小儿腹泻的主要治疗方法。
3. 掌握腹泻患儿的临床表现、入院护理评估内容。
4. 掌握腹泻患儿液体疗法和饮食护理。

能力目标: 1. 能对腹泻患者进行护理评估。
2. 能遵医嘱正确补液和进行病情观察及健康教育。
3. 能对腹泻患儿实施整体护理。

情感目标: 1. 对患儿关心,有耐心和同理心。
2. 有慎独精神,工作责任心强。

【模拟实训演示1】

一、入院时

1. 诊疗情况　患儿科科,男,8个月,因"腹泻伴发热2天"收住入院。患儿于2天前无明显诱因下出现腹泻,大便每日10~20次,呈黄色蛋花汤样。伴有发热,体温波动于38.5~39℃之间,进食易吐,非喷射状。发病后患儿精神差,食少,口干,近1天来尿少,6小时来无尿。患儿出生后母乳喂养至今,4个月开始添加辅食,目前每天三顿主食以粥、面条、馄饨等为主。

体格检查:T39.5℃,P130次/分,R40次/分,Bp60/40mmHg,体重7.2Kg。精神萎靡、嗜睡,皮肤干,弹性差,四肢厥冷,皮肤花斑。前囟明显凹陷,眼眶凹陷,口唇及口腔黏膜干燥,咽红;双肺呼吸音清,HR120次/分,律齐,肝脾肋下未及。肛周皮肤发红。

辅助检查:血常规正常,血清钠128mmol/L,血清钾3.0mmol/L,血钙2.4mmol/L,pH7.30,HCO_3^-15mmol/L。粪常规:稀便,白细胞少许,脓球(－),粪轮状病毒抗原(＋＋),粪细菌培养:(－)。

2.护理要点

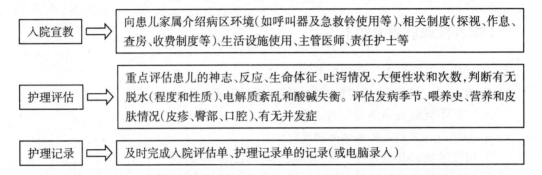

入院宣教	→	向患儿家属介绍病区环境(如呼叫器及急救铃使用等)、相关制度(探视、作息、查房、收费制度等)、生活设施使用、主管医师、责任护士等
护理评估	→	重点评估患儿的神志、反应、生命体征、吐泻情况、大便性状和次数,判断有无脱水(程度和性质)、电解质紊乱和酸碱失衡。评估发病季节、喂养史、营养和皮肤情况(皮疹、臀部、口腔)、有无并发症
护理记录	→	及时完成入院评估单、护理记录单的记录(或电脑录入)

二、住院过程中

1.诊疗情况　患儿入院后医师根据其临床表现及辅助检查,诊断为:轮状病毒肠炎,重度等渗性脱水,低钾血症,轻度酸中毒。入院时给予0.9%氯化钠注射液50ml+拉氧头孢0.25g静滴,每日2次;2∶3∶1液700ml+10%KCl20ml静滴补液;ORS液口服补液;布洛芬混悬滴剂(美林)1.25ml口服退热(必要时);枯草杆菌二联活菌颗粒(妈咪爱)半袋口服,每日2次。住院第5天,患儿神志清,T37℃,P110次/分,R30次/分,Bp85/60mmHg。

2.护理要点

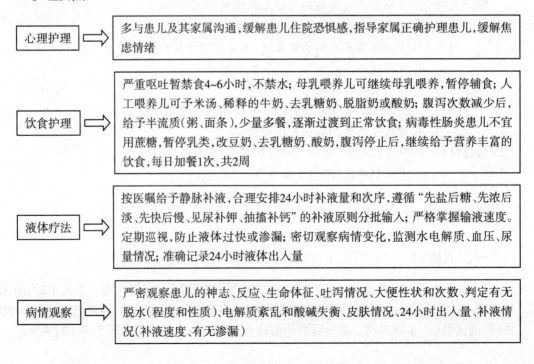

心理护理	→	多与患儿及其家属沟通,缓解患儿住院恐惧感,指导家属正确护理患儿,缓解焦虑情绪
饮食护理	→	严重呕吐暂禁食4~6小时,不禁水;母乳喂养儿可继续母乳喂养,暂停辅食;人工喂养儿可予米汤、稀释的牛奶、去乳糖奶、脱脂奶或酸奶;腹泻次数减少后,给予半流质(粥、面条),少量多餐,逐渐过渡到正常饮食;病毒性肠炎患儿不宜用蔗糖,暂停乳类,改豆奶、去乳糖奶、酸奶,腹泻停止后,继续给予营养丰富的饮食,每日加餐1次,共2周
液体疗法	→	按医嘱给予静脉补液,合理安排24小时补液量和次序,遵循"先盐后糖、先浓后淡、先快后慢、见尿补钾、抽搐补钙"的补液原则分批输入;严格掌握输液速度。定期巡视,防止液体过快或渗漏;密切观察病情变化,监测水电解质、血压、尿量情况;准确记录24小时液体出入量
病情观察	→	严密观察患儿的神志、反应、生命体征、吐泻情况、大便性状和次数,判定有无脱水(程度和性质)、电解质紊乱和酸碱失衡、皮肤情况、24小时出入量、补液情况(补液速度、有无渗漏)

皮肤护理	加强皮肤护理,观察有无口腔溃疡、鹅口疮、臀部皮肤有无红肿发炎、脓肿形成,预防尿布疹的发生。指导家长正确护理,局部用5%鞣酸软膏、40%氧化锌油涂抹或用烤灯照射及暴露疗法
消毒隔离	做好床边隔离、洗手、防止交叉感染。食具要加热消毒,妥善处置粪便和便盆,以防交叉感染

知识拓展 ···

儿科常用混合溶液的简便配制方法

混合溶液	张力	加入溶液(ml)		
		5%或10%葡萄糖	10%氯化钠	5%碳酸氢钠(11.2%乳酸钠)
2:1含钠液	1	加至500	30	47(30)
1:1含钠液	1/2	加至500	20	—
1:2含钠液	1/3	加至500	15	—
1:4含钠液	1/5	加至500	10	—
2:3:1含钠液	1/2	加至500	15	24(15)
4:3:2含钠液	2/3	加至500	20	33(20)

三、出院前

1. 诊疗情况　入院后第5天,患儿腹泻次数减少,每天3~4次,黄色糊状便,无呕吐,食欲好转。生命体征平稳,计划明天出院。

2. 护理要点

护理评估	评估家属对疾病、饮食调护、用药护理等相关知识的掌握程度;评估患儿的心理状况和社会支持程度
出院指导	指导饮食调护和口服补液的方法,指导小儿腹泻的预防方法。宣传母乳喂养的优点,指导合理喂养;气候变化时防止患儿受凉或过热;注意饮水卫生、食物新鲜、清洁和食具消毒;加强患儿适当户外活动,避免长期滥用广谱抗生素

知识拓展 ···

小儿腹泻的中医护理

小儿腹泻属于中医"泄泻"范畴,其病位在脾胃,病机关键在于脾虚湿盛。小儿脾胃虚弱,易于受损,若脾胃受伤,则水谷不化,精微不布,清浊不分,合污而下,而成泄泻。治疗以运脾化湿为基本原则,配合推拿、外治等方法。

1. 中药敷贴法　常用穴位：中脘、神阙、天枢、脾俞等；常用药物：五倍子、干姜、吴茱萸、丁香、肉桂等，研细末，调成糊状，敷贴脐部，每日1次。

2. 推拿疗法　清大肠、清板门、清补脾土，退六腑、拿肚角，推上七节骨、按揉足三里，治疗实证泄泻；补脾土、补大肠，推上三关、摩腹，推上七节骨、捏脊，治疗虚证泄泻。

【综合模拟人模拟场景设置】

情景	模拟人的参数设置和台词设计	护理实践操作内容
场景一： 儿科病房 入院时	模拟人表现：T=39.5℃；P=130次/分；R=40次/分；HR=130次/分；Bp=60/40mmHg；体重7.2Kg前囟明显凹陷，眼眶凹陷；双肺呼吸音清，HR=130次/分，律齐，肝脾肋下未及。肛周皮肤发红。 台词（患者家属主诉）：孩子发烧、拉肚子	1. 向患者家属进行自我介绍，核对患者身份； 2. 病史询问； 3. 身体评估； 4. 评估脱水性质、程度、有无并发症； 5. 正确留取各种化验标本； 6. 根据评估结果，实施所需的护理措施并记录
场景二： 儿科病房 住院过程 （第二天）	模拟人表现：T=38.5℃；P=120次/分；R=40次/分；HR=120次/分；Bp=80/58mmHg；前囟略凹陷，眼眶略凹陷；双肺呼吸音清，HR=120次/分，律齐，肝脾肋下未及。肛周皮肤发红。 台词（患者主诉）：孩子还是有发烧，胃口不太好，拉肚子次数有减少，现在7~8次/日	1. 病情评估； 2. 液体疗法； 3. 做好用药护理； 4. 指导家属做好腹泻患儿饮食调护； 5. 指导家属做好腹泻患儿臀部皮肤护理
医嘱：①0.9%氯化钠注射液50ml+拉氧头孢0.25g静脉滴注，每日2次；②2：3：1液700ml+10%KCl20 ml静滴补液；ORS液口服补液；③枯草杆菌二联活菌颗粒（妈咪爱）半袋口服，每日2次；④布洛芬混悬滴剂（美林）1.25ml必要时口服退热（自备）		
场景三： 儿科病房 住院过程 （第二天）	模拟人表现：T=38.5℃；P=120次/分；R=40次/分；HR=120次/分；Bp=80/58mmHg；下午4点突然出现抽搐。 台词（患者主诉）：医生，我孩子抽筋啦，怎么办？	1. 病情评估； 2. 留取监测血电解质的标本； 3. 低血钙处理； 4. 讨论患者出现低血钙的可能原因
医嘱：5%葡萄糖注射液10ml+10%葡酸钙10ml缓慢静推，立即执行。监测血钙，继续观察		
场景四： 儿科病房 出院时	模拟人表现：T=37℃，P=110次/分，R=30 次/分，Bp=85/60mmHg。 台词（患者主诉）：孩子今天烧也退了，胃口也好了点，大便每天3~4次，有点烂。现在精神也好多了	1. 评估病情； 2. 介绍出院手续办理程序； 3. 出院指导
医嘱：出院带药：枯草杆菌二联活菌颗粒（妈咪爱）半袋口服，2次/日；ORS口服补液（必要时）		

【模拟实训案例题1】

一、入院时

1. 诊疗情况　患儿李毛毛,女,2岁半,因"腹泻3天"入院。其母代述病史,可靠。患儿于入院前3天开始腹泻,病初为黄色稀水样便,后为黏冻样,有时带脓血,每日10余次,量少,伴腹痛,里急后重。进食差,时有恶心、呕吐,每日2~3次,为胃内容物。高热,体温39℃左右,精神差,尿量减少。病后曾静滴"头孢类药物"5天,效果不佳。平日常患"感冒",未患过其他疾病。患儿系足月顺产,生后一般情况好,混合喂养。8个月添加辅食,1岁半断奶。6个月会坐,1岁会走。预防接种按时进行。

体格检查: T39℃,P160次/分,R37次/分,体重12kg,发育正常,营养稍差。神志清,精神差。全身皮肤未见皮疹。两眼窝轻度凹陷,口唇黏膜干燥,呼吸稍促,胸廓无畸形,双肺呼吸音粗,未闻及干湿性啰音。心率160次/分,律齐,有力,未闻及杂音。腹稍胀,脐周压痛,无反跳痛。肝脾未触及。肠鸣音活跃。四肢肌张力正常,肢体活动好。辅助检查: 血常规: 白细胞15.8×10^9/L;中性粒细胞89%;淋巴细胞11%;大便常规: 呈黏液脓性,白细胞(++),脓细胞(+),红细胞(+)。大便培养: 大肠杆菌生长。血生化: Na^+135mmol/L;K^+4mmol/L;Cl^-106mmol/L;Ca^{2+}2.4mmol/L。

2. 模拟实训问题

(1)接到急诊室的入院通知后,你作为王小毛的责任护士在病房应做好哪些准备工作?并完成病史收集。(角色扮演)

(2)患者入院后请对其进行护理体检。(角色扮演)

(3)对于该患儿,病情观察的重点是什么?(口述、角色扮演)

(4)请简述患儿补液的方法(补液量的计算、溶液的选择、速度)。(小组讨论)

(5)请简述患儿的饮食调护和消毒隔离措施。(口述)

二、住院过程中

1. 诊疗情况　患儿入院后医师根据其临床表现及辅助检查,诊断为: 大肠杆菌肠炎,中度等渗性脱水。入院后医嘱: 一级护理;监测生命体征;记24小时出入量;0.9%氯化钠注射液50ml+头孢噻圬钠0.6g静滴,每日2次;2∶3∶1液600ml静滴补液;ORS液口服补液治疗;布洛芬混悬滴剂(美林)2.5ml退热(必要时);蒙脱石散(思密达)1袋口服,每日3次,改善肠道功能。

入院后遵医嘱予抗炎补液治疗,入院2小时后,患儿突然出现抽搐,表现为双眼上翻,颈后仰,四肢抖动,无口吐泡沫及大小便失禁。当时测体温为39.9℃。持续约1分钟后缓解,缓解后精神可。

2. 模拟实训问题

(1)请为患儿配制2∶3∶1液600ml,并完成输液操作。(角色扮演)

(2)分析患儿为什么会突然出现抽搐?针对该症状的护理要点是什么?并完成吸氧操作。(角色扮演)

三、出院前

1. 诊疗情况　1周后，患儿病情稳定准备出院，出院带药：蒙脱石散（思密达）口服，1袋，3次/日。

2. 模拟实训　请你对患儿及其家属进行出院健康指导。（角色扮演）

【模拟实训案例题2】

一、入院时

1. 诊疗情况　患儿李毛毛，女，1岁半，因"腹泻20天，加重1天"收住入院。患儿入院前20天在无明显诱因下出现腹泻，为黄色稀水便，每日6~7次，量中等，伴进食后呕吐，每日2~3次，量不多，无发热、咳嗽，于当地医院治疗，具体不详，效果不佳，日渐消瘦，精神差，易烦躁哭吵。入院前1天腹泻加重，达10余次左右，量多，性质同前。出现口渴，尿量减少，尿色深，急来我院就诊，门诊拟"小儿腹泻"收入院。患儿系第一胎第一产，8个月早产，平产，母乳喂养，6个月添加辅食，以饼干、面糊为主，不吃肉类和牛奶。8个月出牙，1岁会走。按时接种疫苗。

体格检查：T36.5℃，P140次/分，R35次/分，体重8kg，身高80cm，发育正常，营养较差。神志清，精神差。面色苍白，呼吸稍促，眼窝凹陷，口唇、皮肤干燥，弹性较差，腹部皮下脂肪厚度0.3cm。双肺呼吸音粗，未闻及干湿性啰音。心率140次/分，律齐，未闻及杂音。腹稍胀，肝脾未触及。肠鸣音活跃。四肢肌张力稍低，病理反射未引出。

辅助检查：血常规：WBC7.8×10^9/L，中性粒细胞44%，淋巴细胞55%，血红蛋白95g/L。大便常规：黄色稀水便，白细胞（++），无脓细胞。血生化：Na^+125mmol/L；K^+3.3mmol/L；Cl^-98mmol/L。血气分析：pH7.30，HCO_3^-14.9mmol/L。

2. 模拟实训问题

（1）请评估患儿脱水的情况。（角色扮演）

（2）请评估患儿营养情况。（角色扮演）

（3）请采集患儿的具体病史。（角色扮演）

（4）请指导家属配制ORS液。（口述）

二、住院过程中

1. 诊疗情况　入院诊断：迁延性腹泻合并中度低渗性脱水，代谢性酸中毒，低钾血症，营养不良，轻度贫血。入院后医嘱：①监测T、P、R、Bp、血氧饱和度（SaO_2），记24小时出入量。②4∶3∶2液500ml+10%氯化钾15ml静滴补液；ORS液口服补液；0.9%氯化钠注射液50ml+头孢曲松0.8g静滴，每日1次；双歧杆菌三联活菌片2片口服，每日3次；琥珀酸亚铁1片口服，每日3次；5%葡萄糖注射液50ml+小儿复方氨基酸注射液50ml静脉滴注，每日1次。③完善各项辅助检查。

患者入院后经对症治疗，目前病情逐渐好转，大便次数3~4次，黄色稀便，无黏液脓血，无畏寒发热，无恶心呕吐，胃纳欠佳，继续对症补液，指导合理喂养。

2. 模拟实训

（1）请为患儿配制4∶3∶2液500ml，并完成输液操作。（角色扮演）

（2）分析患儿营养不良与迁延性腹泻之间的关系。（小组讨论）

（3）请简述补钾的注意事项。（口述）

（4）请指导患儿家属小儿喂养的方法。（角色扮演）

三、出院前

1. 诊疗情况　1周后,患儿病情稳定准备出院,出院带药:双歧杆菌三联活菌片2片口服,每日3次;赖氨葡锌颗粒1袋口服,每日2次;琥珀酸亚铁1片,每日3次。

2. 模拟实训　请你对患儿及其家属进行出院健康指导。（角色扮演）

【综合性课后思考题】

1. 小儿时期为什么容易发生腹泻? 如何预防?

2. 轮状病毒肠炎有何特点? 饮食调护的要点?

3. 腹泻患儿如何补钾、纠酸、补钙?

4. 请为案例中的腹泻患儿制订一份饮食护理计划。

5. 如何指导家长做好腹泻患儿臀部皮肤的观察和护理。

（陆旭亚）

第四节　循环系统疾病患儿护理情景模拟训练

【学习目标】

知识目标: 1. 了解先天性心脏病和病毒性心肌炎的病因和治疗要点。

2. 熟悉先天性心脏病(室间隔缺损、房间隔缺损、动脉导管未闭、法洛四联症)血液动力学、辅助检查的改变;熟悉病毒性心肌炎各辅助检查结果及意义。

3. 掌握先天性心脏病和病毒性心肌炎的临床表现、预防措施及入院护理评估内容。

能力目标: 1. 能对先天性心脏病和病毒性心肌炎患儿进行护理评估。

2. 能指导先天性心脏病和病毒性心肌炎患儿家长进行并发症的观察和处理。

3. 能与先天性心脏病和病毒性心肌炎患儿及家长进行有效沟通。

4. 能对先天性心脏病患儿家长进行检查前后、手术前后的心理疏导,取得家长的理解和配合;能对病毒性心肌炎患儿及家长进行休息和用药护理的指导及心理护理。

5. 能制订先天性心脏病和病毒性心肌炎患儿的护理计划,并提供良好的出院指导。

情感目标: 1. 能理解先天性心脏病和病毒性心肌炎患儿及家长承受的压力,力所能及地关心、帮助他们解决实际困难。

2. 工作责任心强,观察全面、仔细,处理果断。

【模拟实训演示】

一、入院时

1. 诊疗情况　患儿冰冰,男,10个月。因"发热,咳嗽2天伴气促1天"入院。患儿2天前发热,体温持续在39~40℃之间,咳嗽较剧,无痰,无抽搐。曾去当地医院就诊,先后用氨苄青霉素、头孢拉定静滴2天,无效。今起咳嗽加重并出现气急,哭吵不安,时有口周发绀,故转本院。病来纳差,有咳嗽后呕吐,大便无殊,尿量偏少。

既往常有"感冒"。第一胎第一产足月顺产,出生体重3000g,无产伤、窒息史,Apgar评分10分。母亲妊娠4个月时感冒、发热1次。无药物过敏及外伤等病史。人工喂养,3月会抬头,6月会坐,现不能扶站。

体格检查: T38.9 ℃,P142次/分,R54次/分,Bp80/60mmHg,体重6.5kg,身长70cm,头围45cm,前囟1cm×2cm,平,乳牙未萌。面色青灰,唇绀,精神萎靡,点头呼吸,鼻翼扇动,三凹征明显。心率142次/分,律齐,心音低钝,胸骨左缘3~4肋间闻及Ⅲ度SM杂音,向左背腋下传导,可触及震颤。两肺呼吸音对称,背部闻及中、小湿啰音。腹平软,腹壁皮下脂肪0.8cm,肝右肋下3cm,剑突下4cm,质软,边缘钝,脾未及。未见杵状指(趾)。颈软,布氏征(－),巴氏征(－)。

辅助检查: 血常规: 白细胞(WBC)8.2×10⁹/L,中性粒细胞占28%,淋巴细胞占70%,红细胞(RBC)5.88×10¹²/L,血红蛋白(Hb)112g/L,血小板(PLT)140×10⁹/L。胸部X线片示: 双肺纹理增粗,肺血增多,肺动脉段凸出,搏动增强,肺门阴影扩大,心影稍增大。彩超示先天性心脏病,左心室、右心室内径增大,主动脉内径缩小,室间隔缺损嵴下型,缺损处直径11mm。ECG示: 左右心室肥厚。

2. 护理要点

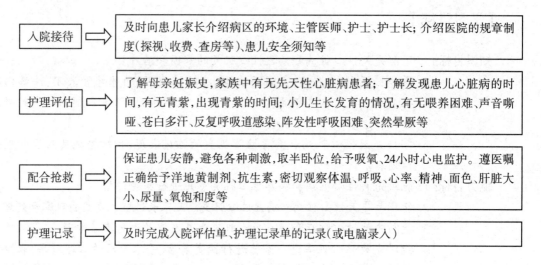

知识拓展 ···

小儿心衰程度的临床评估

依据纽约心脏病学会(NYHA)提出的一项儿童心脏病患者心功能分级方案可评价心衰程度,主要按患儿症状和活动能力分为4级。Ⅰ级: 体力活动不受限制。学龄期儿童能够参加体育课,并且能和同龄儿童一样活动。Ⅱ级: 体力活动轻度受限。休息时无任何不适,但一般活动可引起疲乏、心悸或呼吸困难。学龄期儿童能够参加体育课,但活动量比同龄儿童小。可能存在继发性生长障碍。Ⅲ级:体力活动明显受限。少于平时一般活动即可出现症状,例如步行15分钟,就可感到疲乏、心悸或呼吸困难。学龄期儿童不能参加体育活动,存在继发性生长障碍。Ⅳ级:不能从事任何体力活动,休息时亦有心衰症状,并在活动后加重。存在继发性生长障碍。

二、住院过程中

1. 诊疗情况　患儿入院后医师根据其临床表现及辅助检查,诊断为:重症肺炎合并心力衰竭、先天性心脏病—室间隔缺损。综合治疗方案为:镇静、吸氧、控制液量、强心、利尿、扩血管、抗病原治疗等。立即予吸痰,吸氧,加强气道管理,密切观察病情变化,哭闹明显时可给予镇静。5%葡萄糖注射液20ml+西地兰100μg缓慢静脉推注,8小时后改5%葡萄糖注射液20ml+西地兰50μg缓慢静脉推注,再过8小时后改5%葡萄糖注射液20ml+西地兰50μg缓慢静脉推注;0.9%氯化钠注射液5ml+呋塞米(速尿)10mg缓慢静推,每日1次;20%葡萄糖注射液50ml+酚妥拉明1mg静滴,每日1次;10%葡萄糖注射液50ml+多巴胺10mg静滴,每日1次,滴速每分钟50μg,维持水、电解质、酸碱平衡,减轻心脏前后负荷。注意房间通风换气,少量多次喂奶,避免呛咳。予5%葡萄糖氯化钠注射液100ml+头孢哌酮325mg静滴,每日2次;5%葡萄糖注射液250ml加甲基强的松龙130mg静滴,每日1次;雾化抗炎平喘、退热止咳等对症治疗。进一步完善血、尿、粪常规、痰培养等病原学检查。

2. 护理要点

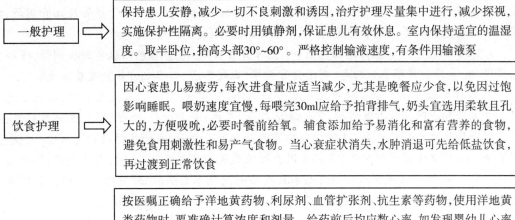

一般护理	保持患儿安静,减少一切不良刺激和诱因,治疗护理尽量集中进行,减少探视,实施保护性隔离。必要时用镇静剂,保证患儿有效休息。室内保持适宜的温湿度。取半卧位,抬高头部30°~60°。严格控制输液速度,有条件用输液泵
饮食护理	因心衰患儿易疲劳,每次进食量应适当减少,尤其是晚餐应少食,以免因过饱影响睡眠。喂奶速度宜慢,每喂完30ml应给予拍背排气,奶头宜选用柔软且孔大的,方便吸吮,必要时餐前给氧。辅食添加给予易消化和富有营养的食物,避免食用刺激性和易产气食物。当心衰症状消失,水肿消退可先给低盐饮食,再过渡到正常饮食
药物护理	按医嘱正确给予洋地黄药物、利尿剂、血管扩张剂、抗生素等药物,使用洋地黄类药物时,要准确计算浓度和剂量。给药前后均应数心率,如发现婴幼儿心率低于90~100次/分,并有恶心,视力改变,头痛、头昏等,应暂停使用。如出现二联率或三联率、突发心动过速或过缓,应立即抢救。使用利尿剂时,应观察有无水、电解质紊乱症状,如出现恶心、呕吐、腹胀、肌肉软弱无力、嗜睡、心律不齐等低钾症状,可指导患儿饮用橘汁,必要时补钾
呼吸道护理	患儿口鼻部有分泌物应及时擦净,给予翻身,轻轻拍击胸背部和雾化吸入、吸痰等处理;给予氧气吸入治疗,并根据缺氧程度调节氧流量,以改善缺氧状态

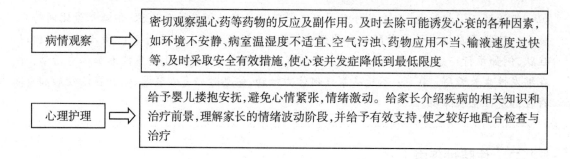

病情观察 ⇒ 密切观察强心药等药物的反应及副作用。及时去除可能诱发心衰的各种因素，如环境不安静、病室温湿度不适宜、空气污浊、药物应用不当、输液速度过快等，及时采取安全有效措施，使心衰并发症降低到最低限度

心理护理 ⇒ 给予婴儿搂抱安抚，避免心情紧张，情绪激动。给家长介绍疾病的相关知识和治疗前景，理解家长的情绪波动阶段，并给予有效支持，使之较好地配合检查与治疗

知识拓展

心导管检查术及其护理

心导管检查术是一种从周围血管插入导管至心腔及大血管各处的技术，用以获取信息，达到检查、诊断目的，还可进行某些治疗措施。心导管检查包括右心导管检查与选择性右心造影，左心导管检查与选择性左心造影，其目的是明确诊断心脏和大血管病变的部位与性质，病变是否引起了血流动力学改变及其程度，为采用介入性治疗或外科手术提供依据。

1. 术前护理包括　①术前指导及健康教育：术前主动与患儿及家长交谈，讲解手术目的、过程、要求，取得他们的配合。指导家长术后按压患儿腹股沟穿刺处的方法，做好皮肤的清洁护理。术前禁食8小时，禁饮4小时，保证充足睡眠。②术前辅助检查：术前测体重，行血尿常规、肝肾功能、电解质、血型及凝血功能、心电图、胸片、心脏彩超等。了解药物过敏史，做青霉素、碘过敏试验。必要时备同型血。③术日准备：监测患儿生命体征、经皮血氧饱和度，嘱患儿排空大小便。行浅静脉留置针，连接三通管，维持静脉通路，保证抢救药物能及时输入。④床位准备：置患儿于非感染病室，床边备吸氧、吸痰用物，气管插管及切开用物，抢救车及心电监护仪等。⑤术前用药：术前半小时给予抗生素以预防感染。

2. 术中护理包括　①持续心电监护；②鼻导管吸氧；③全麻患儿取仰卧头侧位，保持呼吸道通畅；④严密观察患儿面色，有无血管痉挛、血栓形成、心律失常等并发症发生。

3. 术后护理包括　①全麻患儿去枕平卧头侧位，禁食，鼻导管吸氧至清醒，防止窒息发生。②术后24小时持续心电监护，密切观察尿量、尿色，有无出血、血肿、呕吐等并发症发生。③常规使用抗生素预防感染。④密切观察穿刺局部有无渗血，术侧足背动脉搏动情况、颜色、温度等。⑤严格管理术侧肢体，嘱家长用手按压腹股沟穿刺处2~3小时，力度适宜，防止缺血坏死。取外展伸直位并制动6小时，无不良反应的患儿术后6~8小时可缓慢坐起。穿刺部位用弹力绷带加压包扎24小时，拆除绷带后，无异常情况，可逐渐增加活动量。

三、出院时

1. 诊疗情况　经过10天的治疗与护理，患儿咳嗽明显好转，呼吸平顺，节律尚可，无发绀、发热、恶心、呕吐等不适。T37.0℃，P90次/分，R25次/分，Bp100/65mmHg。肺部听诊未闻及啰音。心音低钝，胸骨左缘3~4肋间闻及Ⅲ度SM杂音，向左背腋下传导，可触及震颤。彩超示：先天性心脏病，室间隔缺损，左心室、右心室内径增大，心电图示左右心室肥厚。患儿先天性心脏病，室间隔缺损诊断明确，现无心力衰竭表现，一般情况尚可，仍有少量咳嗽，今日停雾化,予续观病情,若未见特殊情况,准备明日出院。建议门诊随诊,择期行心导管检查及体外循环下行室间隔缺损修补术。出院带药:小儿咳喘灵口服液5ml,每日3次。

2.护理要点

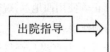

指导患儿家长掌握先天性心脏病的日常护理,细心照料,随天气及时增减衣物,预防感染和并发症,一旦感染立即治疗。定期复查,调整心功能到最佳状态,为手术做好准备,安全度过手术关

知识拓展

小儿心力衰竭的中医护理

中医学认为,本病内因缘于素体虚弱,正气不足,外因缘于感受六淫,饮食劳倦。痰浊阻肺,心气虚衰及心肾阳虚,气阴两亏等均可导致本病。病位主要在心,并与肺、肾关系密切,病情严重时则见五脏俱损之危候。病性属本虚标实,在本为心肾阳虚,血脉无力,在标为痰饮、瘀血阻滞于内。该病属急症,治疗抢救应及时果断,辨证准确。一般本病初起治宜清热化痰,益气养心。后期见心肾阳虚时,治宜温阳利水。出现阳气虚脱,阴阳离绝之变时,则应回阳固脱。

痰热壅肺者,宜选用麻杏石甘汤合葶苈大枣泻肺汤加减以清热化痰,泻肺行水;心肺气虚者,宜选用养心汤加减以益肺养心,补气扶正;气阴两虚者,宜选用生脉散合炙甘草汤加减以益气养阴,宁心安神;阳虚水泛者,宜选用真武汤合桂枝甘草龙骨牡蛎汤加减以温肾补心,温阳利水;阳气虚脱者,宜选用参附汤来回阳固脱,益气复脉。

【综合模拟人模拟场景设置】

情景	模拟人的参数设置和台词设计	护理实践操作内容
场景一: 儿科心血管病房 入院急救	模拟人表现:T=38.9℃,P=142次/分,R=54次/分,Bp=80/60mmHg,HR=142次/分,面色青灰,唇绀,精神萎靡,点头呼吸,鼻翼扇动,三凹征明显,胸骨左缘3~4肋间闻及Ⅲ度SM杂音,可触及震颤。两肺闻及中、小湿啰音,肝右肋下3cm,剑下4cm;胸部X线示双肺纹理增粗,肺血增多。 台词(患儿家长主诉):宝宝脸色很差,头一点一点的,嘴唇紫色,气很急,叫他也不太有反应	1.向患儿家长进行自我介绍,核对患儿身份; 2.病史询问; 3.身体评估; 4.心力衰竭急救护理; 5.根据评估结果,实施其他所需的护理措施并记录

医嘱:吸痰、鼻导管吸氧;西地兰100μg加入5%葡萄糖注射液20ml中缓慢静脉推注;呋塞米(速尿)10mg加0.9%氯化钠注射液5ml稀释后缓慢静推以利尿,每日1次;酚妥拉明1mg加入20%葡萄糖溶液50ml静滴,每日1次;多巴胺10mg加入10%葡萄糖注射液50ml静滴,每日1次,滴速每分钟50μg;5%葡萄糖氯化钠注射液100ml加头孢哌酮325mg静滴抗肺部感染,每日2次;5%葡萄糖注射液250ml加甲基强的松龙130mg静滴,每日1次

续表

情景	模拟人的参数设置和台词设计	护理实践操作内容
场景二： 儿科心血管病房 住院过程 （入院后7小时）	模拟人表现：T=38.1℃，P=136次/分，R=45次/分，Bp=78/60mmHg，HR=130次/分；咽部稍充血，三凹征（−），双肺可闻及散在中小水泡音及少许哮鸣音，胸骨左缘3~4肋间闻及Ⅲ度SM杂音，可触及震颤；肝右肋下2cm，剑下2cm；肺炎支原体抗体IgM、IgG阴性；肺炎衣原体IgM阳性、IgG弱阳性。 台词（患儿家长主诉）：宝宝脸色稍好一些，精神还是不太好，胃口也不太好，气急好一些，安静一些	1. 病情评估； 2. 按医嘱正确使用西地兰，观察疗效与副作用； 3. 观察患儿心力衰竭是否得到控制； 4. 遵医嘱吸氧； 5. 做好抗生素、利尿剂、血管扩张剂等的用药护理； 6. 对患儿家长进行肺炎合并心力衰竭的预防指导

医嘱：吸氧、雾化；红霉素0.125g加入5%葡萄糖注射液150ml静滴，每日2次，0.9%氯化钠注射液100ml加注射用炎琥宁30mg静滴，每日2次；5%葡萄糖注射液250ml加甲基强的松龙130mg静滴，每日1次；西地兰50μg加入5%葡萄糖注射液20ml中缓慢静脉推注；10%葡萄糖注射液50ml加多巴胺10mg静滴，每日1次。
继续观察病情变化

| 场景三：
儿科心血管病房
住院过程
（入院后18小时） | 模拟人表现：晚上8时，T=38.0℃，P=90次/分，R=32次/分，Bp=78/58mmHg，HR=130次/分；双肺可闻及散在中小水泡音；胸骨左缘3~4肋间闻及Ⅲ度SM杂音，可触及震颤；肝右肋下2cm，剑突下2cm；彩超示先天性心脏病，左心室、右心室内径增大，主动脉内径缩小，室间隔缺损嵴下型，缺损处直径11mm。ECG示左右心室肥厚。
台词（患儿家长主诉）：宝宝安静了很多，情绪也平稳一些。哭闹后仍有气急，喉咙里有痰，仍有发热 | 1. 讨论患儿出现心率下降较快的可能原因；
2. 西地兰的用药护理；
3. 观察心力衰竭是否控制；
4. 监测心率、心律及有无胃肠道及神经系统的副作用 |

医嘱：监测脉搏、心率、心律，4小时1次，停用西地兰，继续观察有无药物副作用。红霉素0.125g加入5%葡萄糖注射液150ml静滴，每日2次，0.9%氯化钠注射液加注射用炎琥宁30mg静滴，每日2次；5%葡萄糖注射液250ml加甲基强的松龙130mg静滴，每日1次；10%葡萄糖注射液50ml加多巴胺10mg静滴，每日1次。雾化吸入，每日2次

| 场景四：
儿科心血管病房
出院时 | 模拟人表现：T=36.9℃，P=112次/分，R=30次/分，Bp=75/60mmHg，HR=112次/分。肺部听诊未闻及啰音，胸骨左缘3~4肋间闻及Ⅲ度SM杂音，可触及震颤；肝右肋下2cm，剑突下未及；胸部X线片示心影稍增大。彩超示室间隔缺损嵴下型。
台词（患儿家长主诉）：宝宝体温正常，仍有少量咳嗽，精神、食欲还可以 | 1. 评估病情；
2. 介绍出院手续办理程序；
3. 出院指导 |

医嘱：定期门诊随访；注意保暖、预防上呼吸道及肺部感染；合理喂养，供给充足营养；择期行心导管检查及室间隔缺损修补术。出院带药：小儿咳喘灵口服液5ml口服，每日3次

【模拟实训案例题1】

一、入院时

1. **诊疗情况** 患儿健健,男,3岁,因发现心脏杂音3年来本院就诊。患儿出生后检查发现有心脏杂音。婴儿期吃奶、哭闹时可见口唇青紫、呼吸急促,有鼻翼扇动,6个月时青紫逐渐明显。患儿自幼体格较同龄儿童瘦小,3个月抬头,8个月会坐,1岁会叫"妈妈",2岁能走,不喜欢活动,轻微活动后易疲劳、易出汗。稍快行走或游戏时,患儿常常主动下蹲片刻后再行走。既往体质差,经常感冒。无双下肢水肿,无抽搐发作史。

体格检查: T36.7℃,身高85cm,体重9kg,经皮血氧饱和度为93%,HR130次/分,心律齐。口唇,指、趾甲青紫,杵状指、趾,营养中等,神志清楚,双肺听诊(−)。心前区略隆起,心尖搏动位于左第5肋间锁骨中线外0.5cm,心尖搏动弥散,胸骨左缘第2、3肋间可闻及Ⅲ~Ⅳ级收缩期喷射性杂音,以第三肋最响,伴收缩期震颤,$P_2<A_2$心脏相对浊音界向左扩大。腹软,肝肋下2cm,质偏韧,无触痛,脾肋下未及。

辅助检查: 血常规:白细胞(WBC)5.3×10^9/L;中性粒细胞占33%;淋巴细胞占57%;红细胞(RBC)5.98×10^{12}/L;血红蛋白(Hb)153g/L;血小板(PLT)140×10^9/L;胸部X线片示两肺纹理减少,透亮度增加,心影稍增大,呈"靴形"。彩超示先天性心脏病,主动脉内径增宽,骑跨于室间隔之上,室间隔缺损(嵴下型,缺损处直径8mm),肺动脉狭窄,右心室、右心房内径增大。心电图示电轴右偏,右心室肥大。

入院诊断: 先天性心脏病(法洛四联症)。

目前治疗: 阿莫西林克拉维酸钾片半片口服,每日2次,预防感染,加强营养,纠正营养不良状况,择期行手术治疗。

2. **模拟实训问题**

(1)该患儿3个月抬头,8个月会坐,1岁会叫"妈妈",2岁能走,其运动发育属正常范围内吗?患儿3岁,身高85cm,体重9kg,其体格发育属正常范围内吗?(小组讨论)

(2)当患儿稍快行走或游戏时,常常主动下蹲片刻后再行走。这是什么现象?怎么会发生的?是否要将患儿这个行为尽快矫正?为什么?(小组讨论)

(3)作为患儿的责任护士,你打算如何接待好该新病儿及家长,并进行全面的护理评估?(角色扮演)

(4)请简述对该患儿的护理要点。(口述)

二、住院过程中

1. **诊疗情况** 患儿入院后经过阿莫西林克拉维酸钾片半片口服,每日2次,预防感染治疗后,给予心导管检查。心导管检查后第三天,开始逐渐增加活动,期间哭闹后突然出现晕厥,口周青紫明显,持续几分钟后醒过来。

2. **模拟实训问题**

(1)请告知患儿家长,行心导管检查术前、术后应做好哪些护理?(角色扮演)

(2)患儿哭闹后突然晕厥可能出现了什么情况?(小组讨论)

(3)如果患儿不醒过来,你应该如何急救处理?(角色扮演)

（4）该患儿容易发生哪些并发症？（口述）

（5）患儿拟在全麻体外循环下行心内直视手术,切除流出道肥厚部分,修补室间隔缺损,矫正主动脉骑跨。术前须做好哪些护理？（小组讨论）

三、出院时

1. 诊疗情况　外科根治手术顺利,术毕转入儿童重症监护病房,6天后病情平稳转入普通胸外科病房,术后加强肺部护理,继续给予强心、利尿、抗感染、适当补液维持内环境稳定等治疗28天后,患儿T37.0℃,P95次/分,R22次/分,Bp85/55mmHg。双肺呼吸音清,未闻及干湿啰音,心音有力、律齐,各瓣膜听诊区未闻及病理性杂音。无双下肢水肿,无不适症状,切口愈合良好,准予出院。嘱患儿注意休息,低盐饮食半年,多吃含钾丰富的水果和蔬菜。防止暴饮暴食、过量饮水,避免剧烈运动,预防感冒。出院后两周内,每天上、下午各测体温1次。术后三个月到医院复查心脏彩超等,评价手术后恢复情况。如患儿活动时有胸闷、气促、皮肤发绀等症状应及时就诊。

2. 模拟实训问题　请你对患儿及家属进行出院健康指导。（角色扮演）

【模拟实训案例题2】

一、入院时

1. 诊疗情况　患儿霆霆,男,6岁。因反复胸闷、心悸10天,加剧1天入院,患儿入院前10天起因受凉感冒后反复出现胸闷、不适,有时伴头晕、头痛,无恶心、呕吐。每次持续约30分钟,休息后可缓解。病初每日发作1~2次,多出现在活动后,喜叹气,体育课时尤其明显。无气促,无晕厥。入院前一天在放学路上出现类似发作,心前区不适加重,伴头晕、大汗、四肢乏力、恶心,呕吐1次,呕吐物为胃内容物,无腹痛、腹泻。

体格检查: T36.8℃,P100次/分,R22次/分,Bp110/75mmHg。神志清楚,面色略苍白,口唇无发绀,舌质淡红,苔白腻。皮肤未见皮疹及瘀点。心前区无隆起,无震颤,心尖搏动位于第五肋间隙左锁骨中线,稍显弥散,心浊音界向左扩大,第一心音低钝,心率100次/分,律齐,心尖区可闻及2/6级收缩早期吹风样杂音。两肺呼吸音清,腹部平软,肝脾肋下未及,腹部静脉无显露,下肢无浮肿,关节无红肿、畸形,无杵状指、趾。

辅助检查: 血常规: 红细胞（RBC）3.24×10^{12}/L,血红蛋白（Hb）116g/L,白细胞（WBC）5.5×10^9/L,血小板（PLT）230×10^9/L;心肌酶谱: 丙氨酸氨基转移酶（AST）46.8U/L（0~37U/L）,乳酸脱氢酶（LDH）295U/L（100~190U/L）,乳酸脱氢酶同工酶（LDH_1）0.36U/L（0.24~0.34U/L）,磷酸肌酸激酶（CPK）365U/L（35~232U/L）,肌酸激酶同工酶（CK-MB）56U/L（0~6U/L）;心肌肌钙蛋白（cTnT）0.3ng/ml（<0.1ng/ml）;柯萨奇病毒IgM抗体阳性。心电图（EKG）: 窦性心律,心率102次/分,P-R间期0.14s,QRS时间0.12s,Q-T间期0.32s,频发室早,部分呈三联律,Ⅱ、Ⅲ、AVF、V_5、V_6导联T波降低;胸片: 心影轻度增大（心胸比例0.55）,肺野无充血。

2. 模拟实训问题

（1）患儿入院后,请对其进行护理体检。（角色扮演）

（2）请告知家长评估患儿病情的常用辅助检查项目及其检查的意义。（角色扮演）

（3）对于该患儿,你当天的病情观察要点是什么?（口述、角色扮演）

二、住院过程中

1. 诊疗情况　入院诊断: 病毒性心肌炎。综合治疗方案: 卧床休息,监测呼吸、脉搏、血压。维生素E100mg口服,每日3次;10%葡萄糖注射液40ml+青霉素80万单位静滴,每日2次;10%葡萄糖注射液100ml+利巴韦林200mg静滴,每日1次;10%葡萄糖注射液250ml+三磷酸腺苷20mg+辅酶A100U+维生素C3g静滴,每日1次;10%葡萄糖注射液100ml+丹参注射液6ml静滴,每日1次;黄芪生脉饮口服液10ml口服,每日3次;盐酸普罗帕酮片（心律平片）100mg口服,每日3次。完善各项检查,如心脏超声等,7天复查血清心肌酶。密切观察患儿呼吸频率、节律,心率、心律、尿量、血压,及早发现有无心功能不全、心律失常、心源性休克等并发症发生,并备好抢救用物及药品。

2. 模拟实训问题

（1）如何观察和避免患儿心功能不全的发生?（小组讨论）

（2）请为患儿完成大剂量维生素C和能量合剂静脉输液的操作,并进行滴速的调节。（角色扮演）

（3）该患儿为学龄儿童,因为住院影响了原来的学习、生活,所以孩子近日情绪不高。你作为他的责任护士,如何根据其心理反应进行合适的心理护理?（小组讨论,角色扮演）

（4）当患儿病情稳定被允许活动后,如何监测活动量是否适宜?（口述）

三、出院时

1. 诊疗情况　入院3周后,患儿T36.5℃, P80次/分, R19次/分, Bp90/60mmHg。神志清,精神好,胃纳好,睡眠一般,胸闷、心悸症状消失,无特殊不适主诉,各项化验基本正常,准予出院。嘱注意预防感染,防止复发。进食富含维生素和优质蛋白质的食物,少量多餐,避免过饱。多饮水,保持大便通畅。适当限制体育活动,注意不要过度劳累。根据心功能进行适当锻炼,以不出现心悸、气急为宜。坚持按时、按量服药,定期门诊随访半年。

2. 模拟实训问题　请你对患儿及家属进行出院健康指导。（角色扮演）

【综合性课后思考题】

1. 列举心导管术使用的指征及术前、术后的护理。

2. 请查阅文献资料,简述先天性心脏病介入治疗的适应证。

3. 如果实训案例1中患儿健健在心脏根治手术后恢复欠佳,还须进行第二次手术,你应如何与患儿及家属进行沟通?

4. 若实训案例2中患儿霆霆在病程中突然发生心源性休克,你应如何处理?

5. 请查证5种用丹参或黄芩治疗小儿病毒性心肌炎的验方。

（刘　巍）

第五节　肾脏疾病患儿护理情景模拟训练

【学习目标】

知识目标： 1. 了解小儿泌尿系统的解剖生理特点。

2. 熟悉急性肾小球肾炎、原发性肾病综合征的病因和发病机制。

3. 掌握急性肾小球肾炎、原发性肾病综合征的临床表现、治疗原则和护理。

能力目标： 1. 能对肾炎和肾病综合征患儿进行护理评估。

2. 能指导患儿及家属正确地留置尿标本。

3. 能指导患儿及家属饮食、休息和用药护理。

4. 能与肾炎和肾病综合征患儿进行有效沟通及心理护理。

5. 能对肾炎和肾病综合征患儿及家属进行健康教育。

情感目标： 1. 关心、爱护患儿，有耐心。

2. 有慎独精神，工作责任心强。

【模拟实训演示】

一、入院时

1. 诊疗情况　患儿佳佳，男，9岁。因"颜面浮肿、尿少5天"收住入院。患儿2周前受凉后出现发热、咽痛，当地医院诊断为"急性扁桃体炎"，给予"青霉素、病毒唑"等药物治疗，具体不详。5天前出现颜面浮肿，以双眼睑最为明显，无躯干及四肢浮肿，伴有尿少，尿色呈浓茶色，为求进一步诊治遂来我院，门诊拟"急性肾炎"收住入院。患儿自发病以来神志清，精神可，胃纳一般，睡眠好，尿少，大便无殊。否认肾脏外伤史。

既往史：患儿平素体质可，否认心、脑、肝、肾等其他重要脏器疾病史。否认肝炎、结核等传染病史。否认食物及药物过敏史。否认手术、外伤、输血及血制品使用史。

家族史：父母体健，否认近亲结婚。否认家族中有类似疾病史。否认遗传病史和传染病史。

个人史：G_1P_1足月剖宫产，出生体重3800g，无产伤及窒息史，Apgar评分10分。出生后母乳喂养，按时添加辅食，现普食，否认偏食。生长发育与正常同龄儿童相仿。计划接种，否认接种后不良反应。

体格检查：T36.5℃，P82次/分，R20次/分，Bp120/65mmHg，体重25kg。发育正常，营养中等。神志清楚，查体合作。皮肤无出血及皮疹，浅表淋巴结无肿大。双眼睑浮肿，结膜无黄染，咽红，咽扁桃体Ⅱ度肿大。颈软，双肺呼吸音轻，未闻及啰音。心率82次/分，律齐，未闻及杂音。腹平软，无压痛，肝脾肋下未及。移动性浊音阴性。双肾区无叩痛，四肢脊柱无畸形，双下肢踝关节以下轻度浮肿，非凹陷性。神经系统检查阴性。

辅助检查：血常规正常；血生化及肾功能正常；尿常规：蛋白（++），白细胞3~5个/HP，红细胞满视野；血沉：50mm/h，抗链球菌溶血素"O"＞800U/L，补体C_3＜0.08g/L。

2. 护理要点

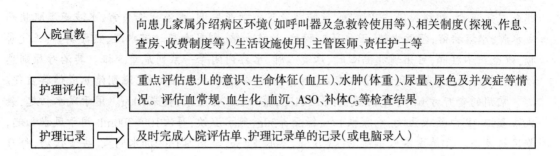

入院宣教	⇒	向患儿家属介绍病区环境(如呼叫器及急救铃使用等)、相关制度(探视、作息、查房、收费制度等)、生活设施使用、主管医师、责任护士等
护理评估	⇒	重点评估患儿的意识、生命体征(血压)、水肿(体重)、尿量、尿色及并发症等情况。评估血常规、血生化、血沉、ASO、补体C_3等检查结果
护理记录	⇒	及时完成入院评估单、护理记录单的记录(或电脑录入)

二、住院过程中

1. 诊疗情况 患儿入院后医师根据其临床表现及辅助检查,诊断为: 急性肾小球肾炎。诊疗方案: ①卧床休息,低盐饮食。②监测血压,测体重,记24小时出入量。③0.9%氯化钠注射液100ml+青霉素250万静滴, 每日2次; 呋塞米25mg静推, 每日1次; 阿魏酸哌嗪片(保肾康)2片口服,每日3次。④根据病情变化随时调整治疗方案,进一步完善各项检查。入院第二天,患儿突然出现头痛难忍,非喷射性呕吐1次,测血压160/100mmHg,给予5%葡萄糖注射液100ml+硝普钠10mg,以1μg/(kg·min)微泵维持; 卡托普利25mg口服, 每日3次; 氢氯噻嗪25mg口服,每日2次。

2. 护理要点

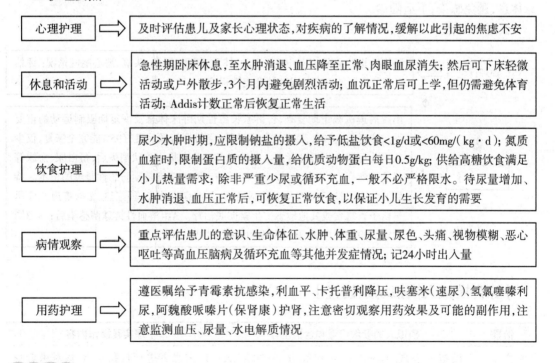

心理护理	⇒	及时评估患儿及家长心理状态,对疾病的了解情况,缓解以此引起的焦虑不安
休息和活动	⇒	急性期卧床休息,至水肿消退、血压降至正常、肉眼血尿消失; 然后可下床轻微活动或户外散步,3个月内避免剧烈活动; 血沉正常后可上学,但仍需避免体育活动; Addis计数正常后恢复正常生活
饮食护理	⇒	尿少水肿时期,应限制钠盐的摄入,给予低盐饮食<1g/d或<60mg/(kg·d); 氮质血症时,限制蛋白质的摄入量,给优质动物蛋白每日0.5g/kg; 供给高糖饮食满足小儿热量需求; 除非严重少尿或循环充血,一般不必严格限水。待尿量增加、水肿消退、血压正常后,可恢复正常饮食,以保证小儿生长发育的需要
病情观察	⇒	重点评估患儿的意识、生命体征、水肿、体重、尿量、尿色、头痛、视物模糊、恶心呕吐等高血压脑病及循环充血等其他并发症情况; 记24小时出入量
用药护理	⇒	遵医嘱给予青霉素抗感染,利血平、卡托普利降压,呋塞米(速尿)、氢氯噻嗪利尿,阿魏酸哌嗪片(保肾康)护肾,注意密切观察用药效果及可能的副作用,注意监测血压、尿量、水电解质情况

知识拓展 ┈┈

小儿急性肾小球肾炎的中医护理

小儿急性肾小球肾炎属于中医"水肿"范畴,并以"阳水"、"风水"、"尿血"多见,其病机可概括为"其标在肺,其制在脾,其本在肾"。小儿禀赋不足,腠理疏松,皮肤薄嫩,易于外感风邪或湿热疮毒,外邪入侵伤及脏腑,致肺脾肾三脏功能失调,水液代谢失常,水液泛溢肌肤而成水肿,水湿潴留,蕴湿化热,湿热蕴结膀胱,灼伤血络,则见血尿。若水湿、热毒炽盛,正气受损,以至正不胜邪,可出现邪陷心肝、水凌心肺、水毒内闭等一系列危重变证。其治疗原则急性期以祛邪为主,宣肺利水,清热凉血,解毒利湿;恢复期扶正兼祛邪,滋阴清热或健脾益气。

常用的食疗方如下:①防风粥:防风15g,葱白(连须)2根,粳米100g。用于风水初起,兼风寒表证。②白菜绿豆饮:白菜头1个,绿豆芽30g,煎水温饮,每次100~200ml。用于风水初起,兼风热表证。③姜皮冬瓜车前汤:姜皮6g,冬瓜皮15g,车前草15g,加水同煮,去渣饮汤,每日2次,用于浮肿明显,身体困重。④冬瓜皮薏苡仁汤:冬瓜皮、薏苡仁各50g,赤小豆100g,玉米须25g,加水适量同煮,食豆饮汤。用于浮肿明显,或伴高血压患者。⑤荠菜粥:荠菜250g,粳米60~90g,适用于急性肾炎水肿血尿。⑥鲤鱼赤小豆汤:鲜鲤鱼250g,赤小豆50g,烧汤,分数次服。适用于肿势渐退,湿热未清者。

三、出院时

1. 诊疗情况　患儿一般情况可,无发热,眼睑及双下肢水肿消退,无头痛呕吐,精神胃纳可,尿量增加(1200ml/d左右)。体格检查:生命体征平稳,血压正常(90/58mmHg),双肺呼吸音稍粗,心腹未见异常。复查补体、抗链球菌溶血素"O"正常,肉眼血尿消失,予以出院。注意休息,避免感染,不适随诊。

2. 护理要点

护理评估	评估患儿的意识、生命体征、水肿、体重、尿量、尿色、头痛、恶心呕吐情况;评估患儿及家属的心理状况和社会支持程度
出院指导	出院后遵医嘱定期复查,告诉家长急性期卧床休息及恢复期限制运动的重要性。注意劳逸结合,逐步增加活动量;急性肾炎预后良好95%能完全恢复,仅少数患儿可演变为慢性肾炎。急性肾炎患儿在临床症状消失后,蛋白尿、血尿等可能仍然存在1年左右,故应定期随访。防治感染是预防急性肾炎的根本。特别要注意预防呼吸道及皮肤感染,对急性扁桃体炎、猩红热、脓疱疮患儿应尽早给予青霉素或其他敏感抗生素彻底治疗。A组溶血性链球菌感染后1～3周内定期检查尿常规,及时发现和治疗急性肾小球肾炎

【综合模拟人模拟场景设置】

情景	模拟人的参数设置和台词设计	护理实践操作内容
场景一: 儿科病房 入院时	模拟人表现:T=36.5℃;P=82次/分;R=20次/分;HR=82次/分;Bp=120/65mmHg;体重25kg。双眼睑浮肿,咽扁桃体Ⅱ度肿大。双肾区无叩痛,双下肢踝关节以下轻度浮肿,非凹陷性。 台词(患者主诉):我感到人容易累,眼皮肿	1. 向患者进行自我介绍,核对患者身份; 2. 病史询问; 3. 身体评估; 4. 根据评估结果,实施所需的护理措施并记录

续表

情景	模拟人的参数设置和台词设计	护理实践操作内容
场景二： 儿科病房 住院过程 （第二天）	模拟人表现：T=36.5℃；P=80次/分；R=20次/分； HR=80次/分；Bp=130/80mmHg。 台词（患者主诉）：我今天有点头痛	1. 病情评估； 2. 做好用药护理； 3. 讨论患者此次患病的可能原因与机制； 4. 对患者进行休息和饮食指导

医嘱：①卧床休息，低盐饮食。②监测血压，测体重，记24小时出入量。③0.9%氯化钠注射液100ml+青霉素250U静滴，每日2次；呋塞米25mg静推，每日1次；阿魏酸哌嗪片（保肾康）2片口服，一日3次。④据病情变化随时调整治疗方案，进一步完善各项检查

场景三： 儿科病房 住院过程 （第三天）	模拟人表现：下午3时，T=36.4℃，P=90次/分， R=20次/分，Bp=160/100mmHg。双眼睑浮肿，双 下肢轻度浮肿。6小时无尿。 台词（患者主诉）：医生，我头好痛啊！呕……	1. 病情询问； 2. 监测血压； 3. 高血压脑病处理； 4. 讨论患者出现高血压脑病的可能原因

医嘱：5%葡萄糖注射液100ml+硝普钠10mg，以1μg/（kg·min）微泵维持；卡托普利25mg口服，每日3次；氢氯噻嗪25mg口服，每日2次

场景四： 儿科病房 出院时	模拟人表现：T=36.5℃；P=80次/分；R=20次/分； HR=80次/分；Bp=90/58mmHg；颜面浮肿消退，双 下肢浮肿消退。 台词（患者主诉）：我感觉还行，头也不痛，眼睛 也不肿，小便颜色正常黄色，没什么不舒服的	1. 评估病情； 2. 介绍出院手续办理程序； 3. 出院指导

医嘱：出院带药：阿魏酸哌嗪片口服2片，一日3次。注意休息，避免感染，不适随诊

【模拟实训案例题1】

一、入院时

1. 诊疗情况　患儿，男，8岁，因"浮肿、尿少、血尿3天"收住入院。患儿3天前晨起后出现双眼睑浮肿，渐及颜面及双下肢，伴尿少、尿色发红，呈洗肉水样，无尿频、尿急、无发热，1天前出现头晕、头痛，无呕吐，遂来我院就诊，门诊拟"急性肾小球肾炎"收住入院。患儿病来神志清，精神可，胃纳欠佳，述乏力，睡眠可。

既往史：患儿平素易"感冒"，但未出现血尿现象。半月前出现发热、咽痛，在当地诊断为"化脓性扁桃体炎"，予以输注"青霉素、地塞米松"5天，症状好转后停药。既往无肾脏病史及家族史。否认心、脑、肝、肺等其他重要脏器疾病史。否认肝炎、结核等传染病史。否认食物及药物过敏史。否认手术、外伤、输血及血制品使用史。

家族史：父母体健，否认近亲结婚；否认家族中类似疾病史；否认遗传病史和传染病史。

个人史：G_2P_1足月平产，出生体重3200g，无产伤及窒息史，Apgar评分10分。出生后母乳喂养，按时添加辅食，现普食，否认偏食。生长发育与正常同龄儿童相仿。计划接种，否认接种后不良反应。

体格检查：T36.8℃，P86次/分，R24次/分，Bp140/100mmHg，体重24kg。发育正常，营养

中等,神志清,精神尚可,呼吸平稳,未见发绀,全身皮肤黏膜无出血点及皮疹,浅表淋巴结无肿大,头颅正常,双眼睑轻度浮肿,巩膜无黄染,结膜无充血,咽红,扁桃体Ⅱ度肿大。颈软,胸部未见三凹征,双肺呼吸音粗糙,无啰音,心率86次/分,律齐,心音有力,未闻及病理性杂音。腹软,无压痛及反跳痛,肝脾无肿大,肾脏未触及,肾区叩击痛(+),双下肢水肿,压之无明显凹陷,活动正常,病理反射未引出。

辅助检查:血常规:白细胞9.90×10^9,中性粒细胞占67%,淋巴细胞占33%,红细胞3.80×10^{12}/L,血红蛋白118g/L;血沉48mm/h;抗链球菌溶血素"O">800U/L。尿常规:潜血(+++),蛋白(++),红细胞计数185个/μl。尿液培养示无细菌生长。肾功能:血肌酐64μmol/L,血尿素氮5.5mmol/L。肾脏B超检查:双肾实质弥漫性炎性改变。

2. 模拟实训问题

(1)患儿入院后,你作为责任护士应该如何做好交接工作?(角色扮演)

(2)患儿入院后,请对其进行病史评估和护理体检。(角色扮演)

二、住院过程中

1. 诊疗情况 入院后诊断:急性肾小球肾炎。入院后医嘱:卧床休息,低盐饮食;监测血压,测体重,记24小时出入量;0.9%氯化钠注射液100ml+青霉素250U静滴,每日2次;呋塞米25mg静推,每日1次;硝苯地平2mg口服,每日3次;保肾康2片口服,每日3次;完善各项辅助检查;根据病情变化随时调整治疗方案。

入院当晚患儿突然意识丧失,伴有四肢抽搐,测血压190/110mmHg。医嘱:吸氧,安定2.5mg肌注,立即执行;5%葡萄糖注射液100ml+硝普钠10mg,以1μg/(kg·min)微泵维持;20%甘露醇注射液100ml静滴,每8小时1次;呋塞米25mg静推,每日2次。治疗后患者神志转清,测血压145/90mmHg。

2. 模拟实训问题

(1)请指导患儿及家属急性期的休息。(口述)

(2)请指导患儿及家属的饮食安排。(角色扮演)

(3)请分析患儿出现突然意识丧失,四肢抽搐的原因。(小组讨论)

(4)请为患儿输注硝普钠和甘露醇。(角色扮演)

三、出院时

1. 诊疗情况 经过综合治疗,患儿病情好转,一般情况可,无发热,眼睑及双下肢水肿消退,无头痛呕吐,精神、胃纳可,尿量增加(1100ml/d左右)。体格检查:生命体征平稳,血压109/60mmHg,双肺呼吸音稍粗,心腹未见异常。复查补体、抗链球菌溶血素"O"正常,肉眼血尿消失,予以出院。注意休息,避免感染,不适随诊。出院带药:保肾康2片口服,每日3次。

2. 模拟实训问题 请你对患儿及患儿家属进行出院健康指导。(角色扮演)

【模拟实训案例题2】

一、入院时

1. 诊疗情况 患儿丁丁,男,6岁,因"浮肿伴排泡沫尿2个月,阴囊水肿2天"收住入院。

患儿2个月前无明显诱因下出现颜面部浮肿伴排泡沫尿,尿量可,色淡黄,无头痛、头晕,在当地医院查尿常规:蛋白(+++),红细胞(+),治疗(具体不详)无好转,2天前全身浮肿加重,出现阴囊水肿、发亮。为求进一步诊治遂来我院,门诊拟"肾病综合征"收住入院。患儿病来神志清,精神软,胃纳欠佳,睡眠欠安,大便无殊。

既往史:患儿平素体质可,既往无肾脏病病史及家族史。否认心、脑、肝、肺等其他重要脏器疾病史。否认肝炎、结核等传染病史。否认食物及药物过敏史。否认手术、外伤及输血、血制品使用史。

家族史:父母体健,否认近亲结婚。否认家族中类似疾病史。否认遗传病史和传染病史。

个人史:G_2P_2足月平产,出生体重3500g,无产伤及窒息史,Apgar评分10分。出生后母乳喂养,按时添加辅食,现普食,否认偏食。生长发育与正常同龄儿童相仿。计划接种,否认接种后不良反应。

体格检查:T36.6℃,P108次/分,R24次/分,Bp117/59mmHg,体重25kg。发育正常,营养中等,神志清楚,面色苍白,心肺无异常,腹部移动性浊音(−),双下肢凹陷性水肿,阴囊明显水肿。双肾区叩痛(−),神经系统检查(−)。

辅助检查:尿常规:尿蛋白(++++),镜下红细胞(+)。血浆总蛋白45g/L,白蛋白10g/L,总胆固醇6.0mmol/L。

2.模拟实训问题

(1)患儿入院后,你作为责任护士应该如何做好交接和护理工作?(角色扮演)

(2)患儿入院后,请对其进行病史评估和护理体检。(角色扮演)

二、住院过程中

1.诊疗情况　入院后诊断:肾病综合征。入院后医嘱:完善各项辅助检查,测血压,记24小时尿量;强的松25mg口服,每日2次;醋酸钙1包口服,每日2次;维生素D滴剂400U口服,每日1次;阿魏酸哌嗪片(保肾康)2片口服,每日3次;低分子肝素钙注射液(速碧林)2500U皮下注射,每日1次;呋塞米25mg口服,每日2次。

患儿入院后经激素、利尿等对症治疗后,症状好转,浮肿消退,尿量增加。复查尿常规:尿蛋白(++),血白蛋白升至32g/L。

2.模拟实训问题

(1)请指导患儿激素治疗的注意事项。(角色扮演)

(2)肾病综合征病情观察的重点及并发症的预防如何?(小组讨论)

三、出院时

1.诊疗情况　经过综合治疗,患儿病情好转,一般情况可,无发热,颜面及双下肢水肿消退,尿量尿色正常,无泡沫尿。各项实验室指标基本正常,尿蛋白转阴,生命体征平稳,血压正常,准备出院。出院带药:甲泼尼龙片(美卓乐)20mg口服,每日2次(2周后减量),醋酸钙1包口服,每日2次;维生素D滴剂400U口服,每日1次;阿魏酸哌嗪片(保肾康)2片口服,每日3次;双嘧达莫片50mg口服,每日3次。

2.模拟实训问题　请你对患儿及患儿家属进行出院健康指导。(角色扮演)

【综合性课后思考题】

1. 请分析小儿急性肾小球肾炎和肾病综合征的病理生理和临床表现、并发症之间的关系。

2. 请指导肾病综合征家属激素的正确用法及副作用的观察和预防。

3. 请为实训案例中的患儿各制订一份饮食护理的计划。

4. 请简述预防感染在肾病综合征患儿中的意义。

（陆旭亚）

主要参考书目

1. 陈朔晖,徐红贞. 儿科护理技术操作及风险防范. 杭州: 浙江大学出版社,2014.

2. 陈伟菊. 内分泌科临床护理思维与实践. 北京: 人民卫生出版社,2013.

3. 崔焱. 儿科护理学. 第5版. 北京: 人民卫生出版社,2014.

4. 葛均波,徐永健. 内科学. 第8版. 北京: 人民卫生出版社,2013.

5. 何志谦. 疾病营养学. 第2版. 北京: 人民卫生出版社,2012.

6. 楼建华. 儿科护理学. 北京: 人民卫生出版社,2012.

7. 马融,许华. 中医儿科学. 北京: 人民卫生出版社,2015.

8. 聂绍通. 中医儿科学. 北京: 人民卫生出版社,2014.

9. 沈翠珍,沈勤. 内外科护理学. 杭州: 浙江科学技术出版社,2013.

10. 万长秀. 急救护理学. 北京: 中国中医药出版社,2012.

11. 汪受传. 中医儿科学. 第7版. 北京: 中国中医药出版社,2015.

12. 王俊宏. 中医儿科临床技能实训. 北京: 人民卫生出版社,2013.

13. 王卫平. 儿科学. 第8版. 北京: 人民卫生出版社,2013.

14. 吴江. 神经病学. 第2版. 北京: 人民卫生出版社,2012.

15. 谢幸,苟文丽. 妇产科学. 第8版. 北京: 人民卫生出版社,2013.

16. 许虹. 急危重症护理学. 北京: 人民卫生出版社,2012.

17. 于席伟. 助产学. 北京: 人民卫生出版社,2011.

18. 虞坚尔. 中西医结合儿科学. 北京: 人民卫生出版社,2012.

19. 章雅青. PBL-情景-模拟综合案例护理教程. 北京: 人民卫生出版社,2015.

20. 郑修霞. 妇产科护理学. 第5版. 北京: 人民卫生出版社,2012.

21. 周霞,唐慧. 儿科护理查房手册. 北京: 化学工业出版社,2014.